JN206167

メディカルスタッフのための**血管内治療シリーズ**

メディカテ ③

イラストと画像でみる血管内治療に必要な全身血管

北里大学医学部 循環器内科学 教授
阿古 潤哉 編

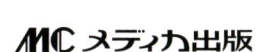
メディカ出版

〈 はじめに 〉

　近年、X線透視やCTなどを見ながら行う侵襲的治療（interventional radiology：IVR）は、大きな発展を遂げてきました。中でも、血管を通してカテーテルを用いて行う低侵襲治療法の進歩にはめざましいものがあります。

　例えば、冠動脈のカテーテル治療は既に冠動脈疾患治療の中心的位置を占めています。また、脳梗塞や脳動脈瘤に対する治療の進歩により、頭蓋内でのIVR手技も大きく増加傾向にあります。もちろん、腹部動脈からの塞栓療法あるいは抗がん剤使用など、IVRの守備範囲はこれまで以上に重要になってきています。また、経カテーテル大動脈弁置換術（TAVI）や経皮的僧帽弁接合不全修復術（MitraClip®）に代表されるような構造的心疾患（structural heart disease：SHD）治療のデバイスも近年多く出てきていますが、そのアクセスに用いられるのも動脈や静脈です。

　さて、このようなIVRの際に欠かせないのが血管の解剖学的知識です。人体の構造は三次元ですので、IVRで本当に必要な情報は、通常の解剖学の知識や勉強だけでは不十分です。そのため、IVRでは正面からだけではなく、いろいろな方向からの透視画像を検証することも必要となります。また、いくつかの枝が重なった状態で造影されるため、目の前の造影画像と解剖のイメージが結びつきにくいと考える方もおられるでしょう。より良いIVR治療を行うためには、IVRに特化した解剖の情報が求められているのです。

　本書は、「造影画像と解剖のイメージが結びつきにくい」などの悩みを抱えている血管内治療にかかわる看護師をはじめとするメディカルスタッフや、血管の造影にかかわるすべての方々のために企画しました。現場で実際にカテーテルを施行している医師が、現場で必要とされる知識について執筆しました。また、血管の走行をイラストで示すのみならず、実際の画像も提示することにより、理解を深めることができるような構成を試みました。中には、疾患症例の写真やイラストも入れてありますので、実際にIVRにかかわるときにすぐにでも活用できると考えています。

　ぜひ、実際の手技の際にも本書を参考にして、検査や治療の流れを理解していただければと思います。看護師、放射線技師、MEをはじめとするメディカルスタッフの皆さま、そしてIVRにかかわるすべての方々のお役に立つことを願ってやみません。

2019年8月20日

北里大学医学部 循環器内科学 教授
阿古 潤哉

メディカルスタッフのための**血管内治療シリーズ**

メディカテ ③

イラストと画像でみる 血管内治療に必要な全身血管

CONTENTS

北里大学医学部 循環器内科学 教授
阿古 潤哉 編

解剖図＆部位別インデックス

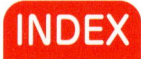

頭部の血管

頭蓋内主幹動脈

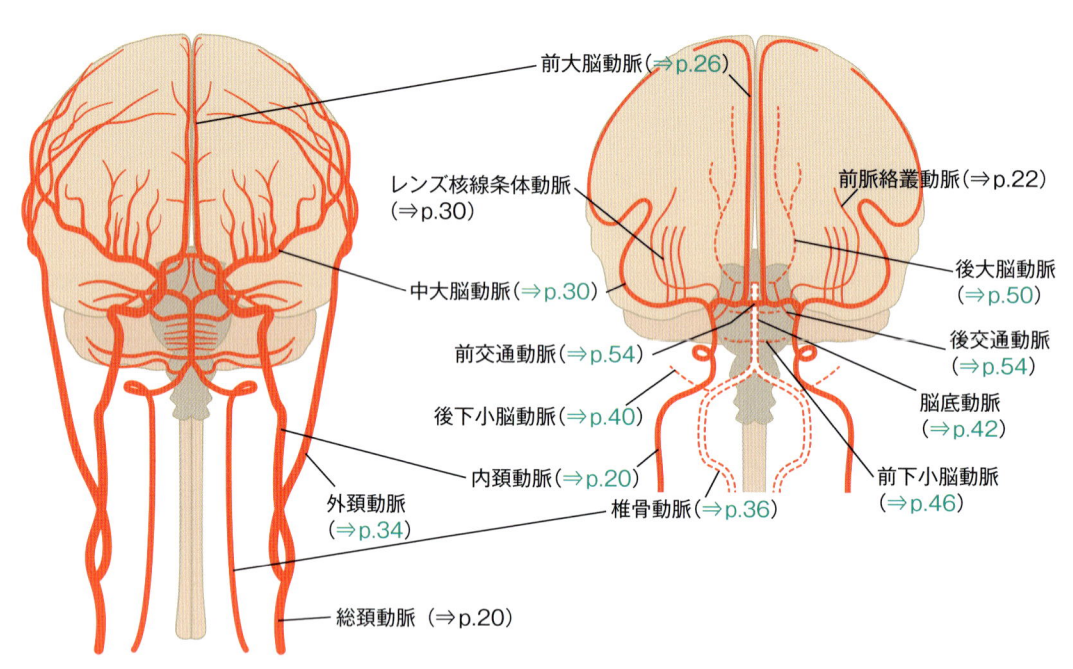

前大脳動脈(⇒p.26)

レンズ核線条体動脈
(⇒p.30)

前脈絡叢動脈(⇒p.22)

後大脳動脈
(⇒p.50)

中大脳動脈(⇒p.30)

前交通動脈(⇒p.54)

後交通動脈
(⇒p.54)

後下小脳動脈(⇒p.40)

脳底動脈
(⇒p.42)

内頚動脈(⇒p.20)

前下小脳動脈
(⇒p.46)

外頚動脈
(⇒p.34)

椎骨動脈(⇒p.36)

総頚動脈（⇒p.20)

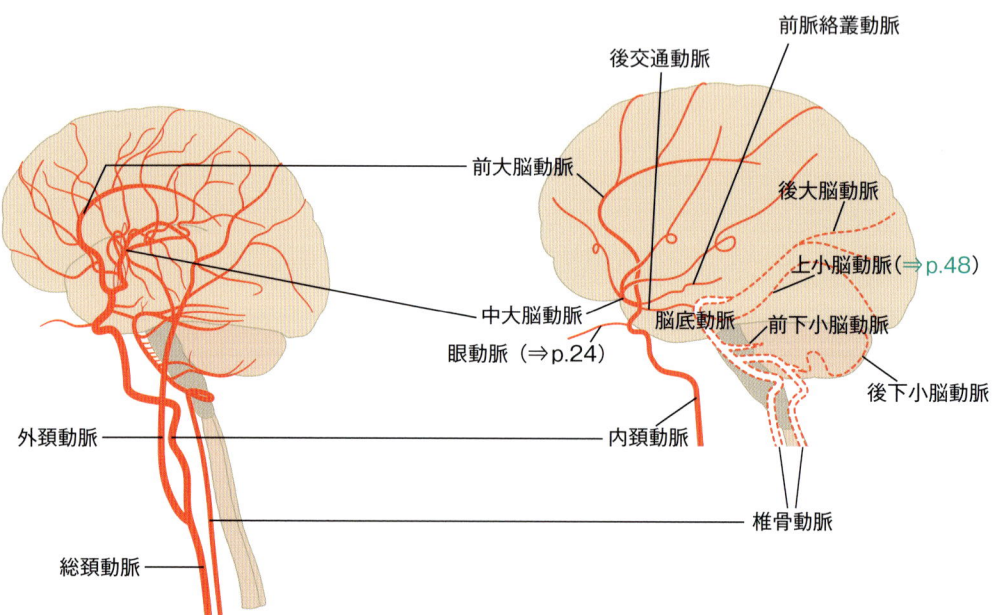

前脈絡叢動脈

後交通動脈

前大脳動脈

後大脳動脈

上小脳動脈(⇒p.48)

中大脳動脈

脳底動脈

前下小脳動脈

眼動脈（⇒p.24)

後下小脳動脈

外頚動脈

内頚動脈

椎骨動脈

総頚動脈

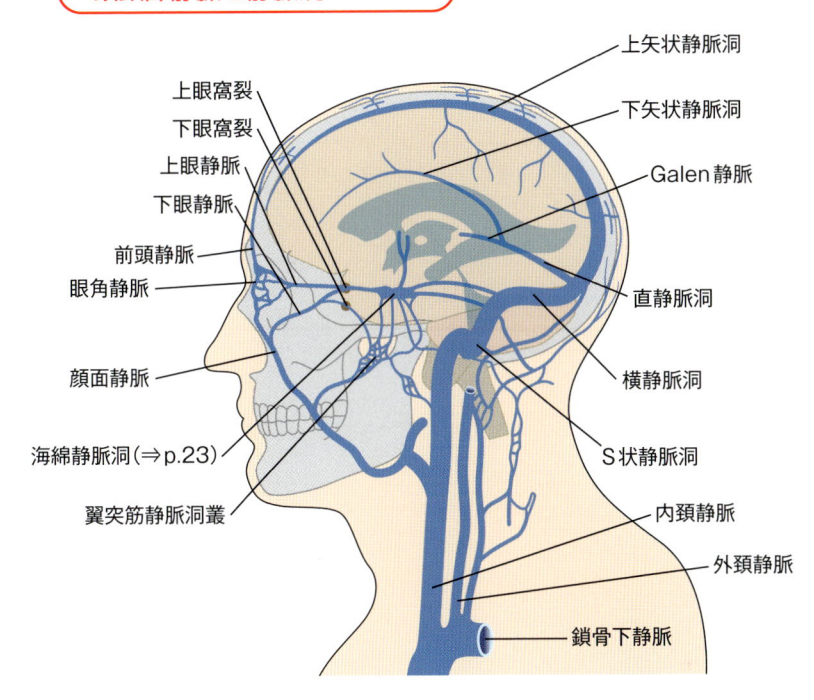

頭頸部静脈と静脈洞 ⇒p.19

- 上眼窩裂
- 下眼窩裂
- 上眼静脈
- 下眼静脈
- 前頭静脈
- 眼角静脈
- 顔面静脈
- 海綿静脈洞(⇒p.23)
- 翼突筋静脈洞叢
- 上矢状静脈洞
- 下矢状静脈洞
- Galen静脈
- 直静脈洞
- 横静脈洞
- S状静脈洞
- 内頸静脈
- 外頸静脈
- 鎖骨下静脈

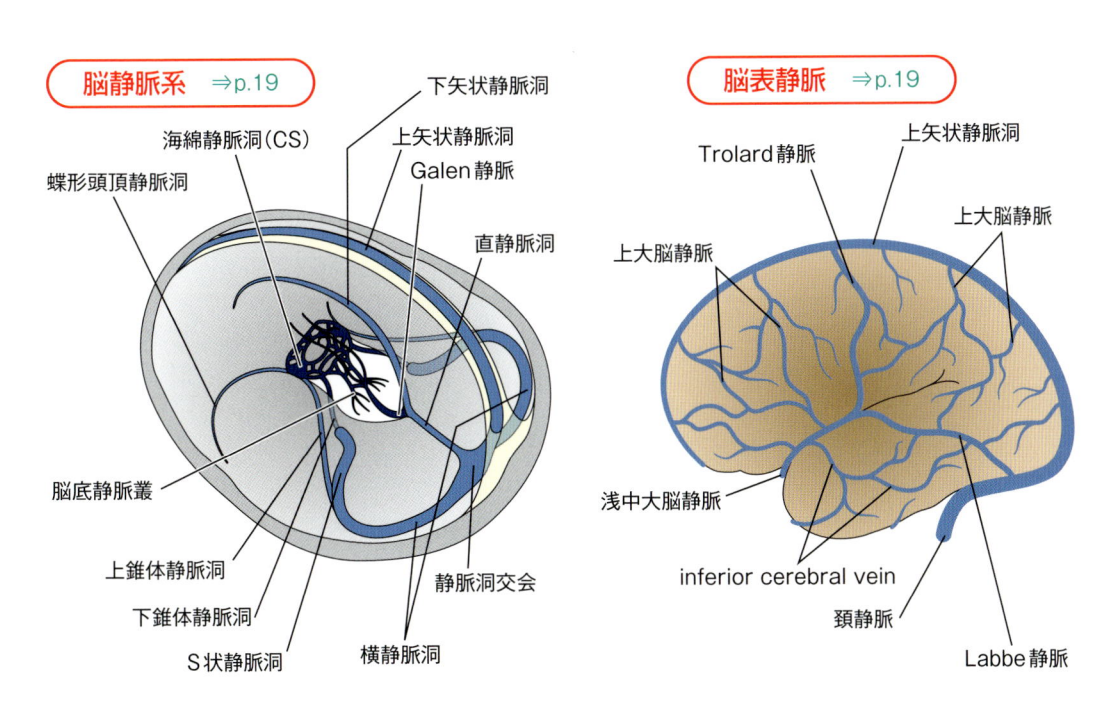

脳静脈系 ⇒p.19

- 海綿静脈洞(CS)
- 蝶形頭頂静脈洞
- 脳底静脈叢
- 上錐体静脈洞
- 下錐体静脈洞
- S状静脈洞
- 下矢状静脈洞
- 上矢状静脈洞
- Galen静脈
- 直静脈洞
- 静脈洞交会
- 横静脈洞

脳表静脈 ⇒p.19

- Trolard静脈
- 上大脳静脈
- 上矢状静脈洞
- 上大脳静脈
- 浅中大脳静脈
- inferior cerebral vein
- 頸静脈
- Labbe静脈

2 心臓および胸腹部主要血管

胸腹部の動脈

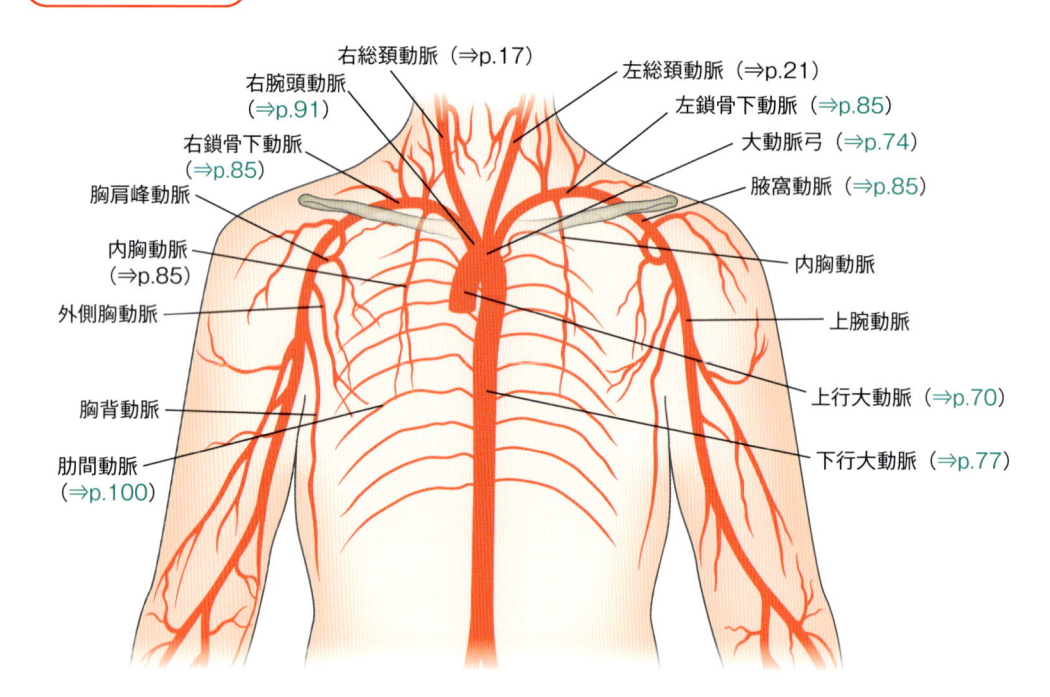

右腕頭動脈（⇒p.91）
右総頸動脈（⇒p.17）
右鎖骨下動脈（⇒p.85）
胸肩峰動脈
内胸動脈（⇒p.85）
外側胸動脈
胸背動脈
肋間動脈（⇒p.100）

左総頸動脈（⇒p.21）
左鎖骨下動脈（⇒p.85）
大動脈弓（⇒p.74）
腋窩動脈（⇒p.85）
内胸動脈
上腕動脈
上行大動脈（⇒p.70）
下行大動脈（⇒p.77）

胸腹部の静脈

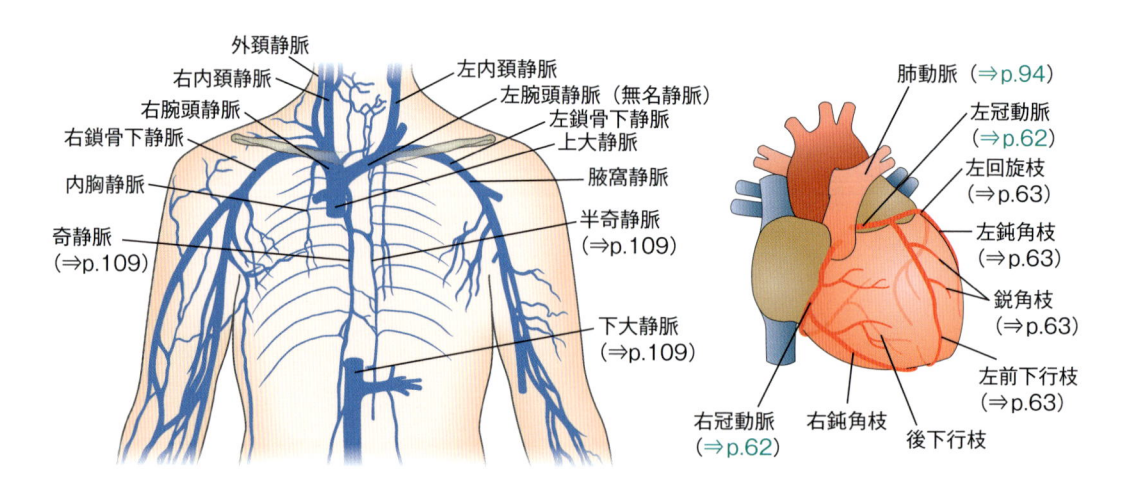

外頸静脈
右内頸静脈
右腕頭静脈
右鎖骨下静脈
内胸静脈
奇静脈（⇒p.109）

左内頸静脈
左腕頭静脈（無名静脈）
左鎖骨下静脈
上大静脈
腋窩静脈
半奇静脈（⇒p.109）
下大静脈（⇒p.109）

冠動脈

肺動脈（⇒p.94）
左冠動脈（⇒p.62）
左回旋枝（⇒p.63）
左鈍角枝（⇒p.63）
鋭角枝（⇒p.63）
左前下行枝（⇒p.63）
右冠動脈（⇒p.62）
右鈍角枝
後下行枝

腹部骨盤血管分枝

腹部の動脈と体循環系静脈

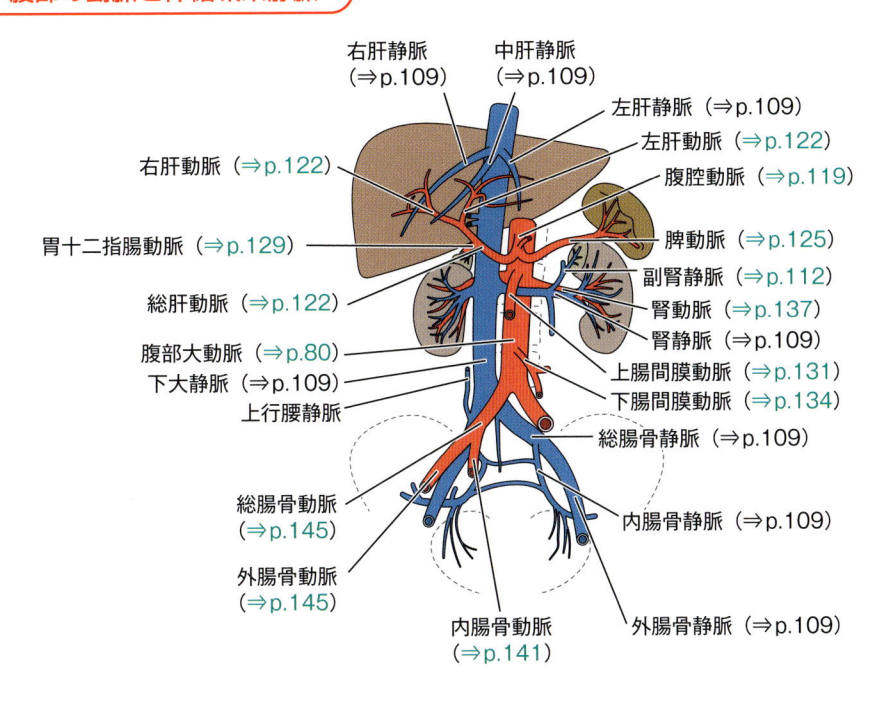

右肝静脈（⇒p.109）　中肝静脈（⇒p.109）
左肝静脈（⇒p.109）
左肝動脈（⇒p.122）
右肝動脈（⇒p.122）
腹腔動脈（⇒p.119）
胃十二指腸動脈（⇒p.129）
脾動脈（⇒p.125）
総肝動脈（⇒p.122）
副腎静脈（⇒p.112）
腎動脈（⇒p.137）
腎静脈（⇒p.109）
腹部大動脈（⇒p.80）
下大静脈（⇒p.109）
上行腰静脈
上腸間膜動脈（⇒p.131）
下腸間膜動脈（⇒p.134）
総腸骨静脈（⇒p.109）
総腸骨動脈（⇒p.145）
内腸骨静脈（⇒p.109）
外腸骨動脈（⇒p.145）
内腸骨動脈（⇒p.141）
外腸骨静脈（⇒p.109）

腹部の動脈と門脈系静脈

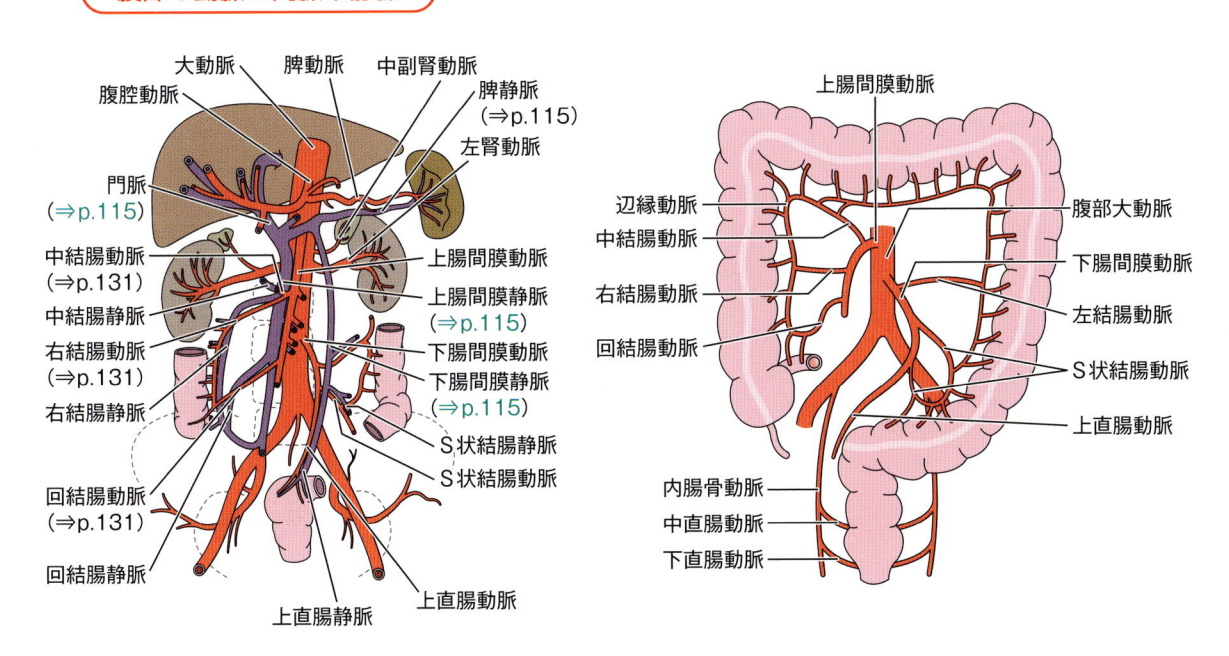

大動脈　脾動脈　中副腎動脈
腹腔動脈
脾静脈（⇒p.115）
左腎動脈
門脈（⇒p.115）
中結腸動脈（⇒p.131）
上腸間膜動脈
中結腸静脈
上腸間膜静脈（⇒p.115）
右結腸動脈（⇒p.131）
下腸間膜動脈
右結腸静脈
下腸間膜静脈（⇒p.115）
S状結腸静脈
S状結腸動脈
回結腸動脈（⇒p.131）
回結腸静脈
上直腸静脈　上直腸動脈

上腸間膜動脈
辺縁動脈
腹部大動脈
中結腸動脈
下腸間膜動脈
右結腸動脈
左結腸動脈
回結腸動脈
S状結腸動脈
上直腸動脈
内腸骨動脈
中直腸動脈
下直腸動脈

十二指腸および膵の動脈

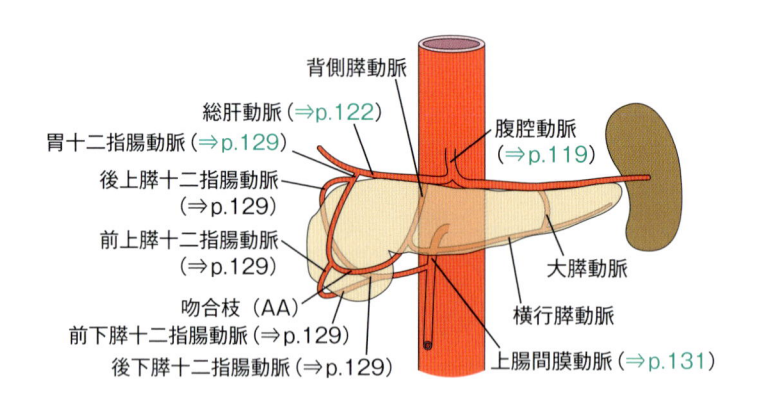

- 背側膵動脈
- 総肝動脈（⇒p.122）
- 胃十二指腸動脈（⇒p.129）
- 後上膵十二指腸動脈（⇒p.129）
- 前上膵十二指腸動脈（⇒p.129）
- 吻合枝（AA）
- 前下膵十二指腸動脈（⇒p.129）
- 後下膵十二指腸動脈（⇒p.129）
- 腹腔動脈（⇒p.119）
- 大膵動脈
- 横行膵動脈
- 上腸間膜動脈（⇒p.131）

腹部の体循環系静脈と門脈系静脈

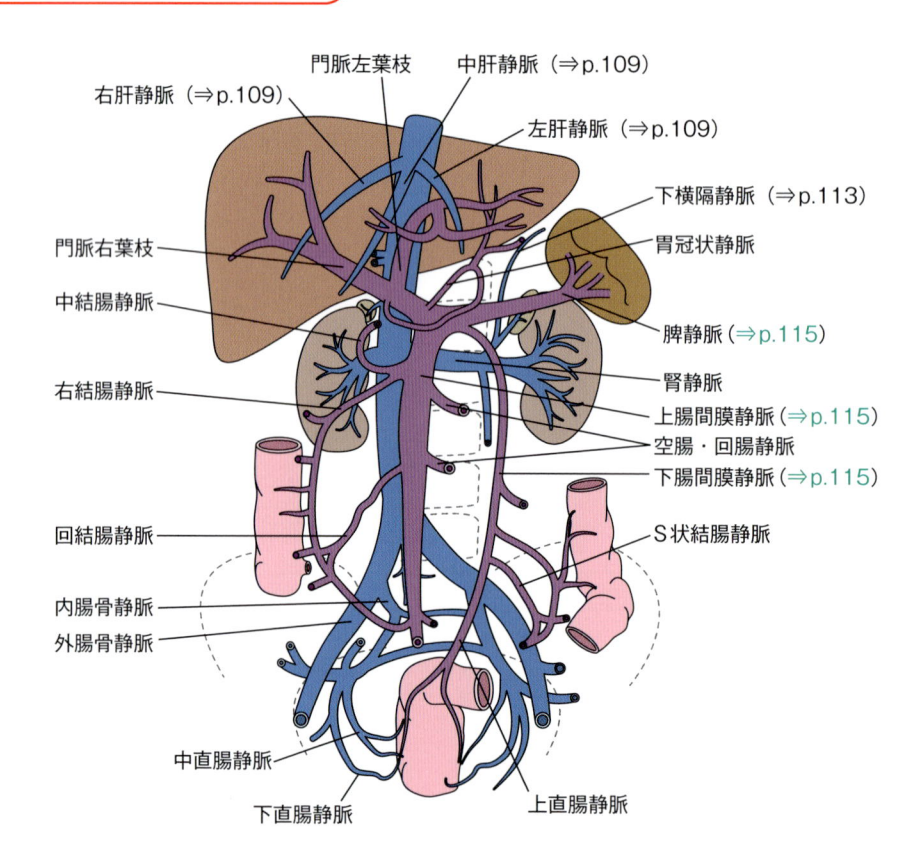

- 門脈左葉枝
- 中肝静脈（⇒p.109）
- 右肝静脈（⇒p.109）
- 左肝静脈（⇒p.109）
- 門脈右葉枝
- 中結腸静脈
- 右結腸静脈
- 回結腸静脈
- 内腸骨静脈
- 外腸骨静脈
- 中直腸静脈
- 下直腸静脈
- 下横隔静脈（⇒p.113）
- 胃冠状静脈
- 脾静脈（⇒p.115）
- 腎静脈
- 上腸間膜静脈（⇒p.115）
- 空腸・回腸静脈
- 下腸間膜静脈（⇒p.115）
- S状結腸静脈
- 上直腸静脈

4 下肢の血管

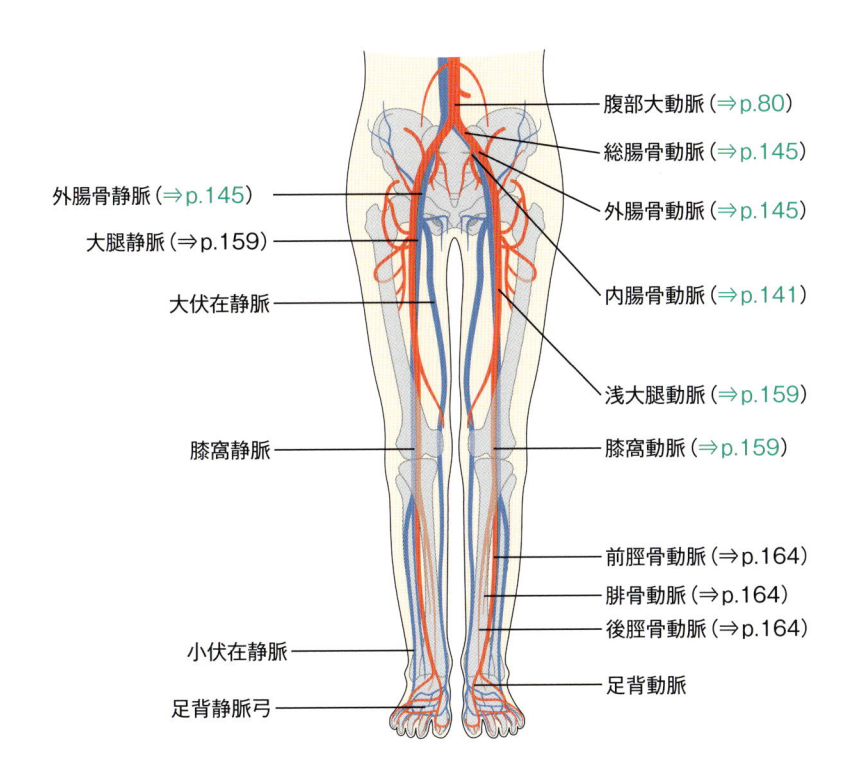

外腸骨静脈（⇒p.145）

大腿静脈（⇒p.159）

大伏在静脈

膝窩静脈

小伏在静脈

足背静脈弓

腹部大動脈（⇒p.80）

総腸骨動脈（⇒p.145）

外腸骨動脈（⇒p.145）

内腸骨動脈（⇒p.141）

浅大腿動脈（⇒p.159）

膝窩動脈（⇒p.159）

前脛骨動脈（⇒p.164）

腓骨動脈（⇒p.164）

後脛骨動脈（⇒p.164）

足背動脈

頭部の血管

1 頭部の血管のしくみと生理

①頭蓋内主幹動脈の解剖

● 安全かつ、効果的に脳血管内治療を行うためには正常な血管の解剖、各血管の走行や支配領域、頭蓋外
- 内吻合や神経栄養血管の存在、穿通枝動脈の存在などを理解する必要がある。本稿では脳血管内治療
において必要と考えられる頭部血管の解剖学的知識をそれぞれの血管系統ごとに概説する。

頭蓋内主幹動脈の名称

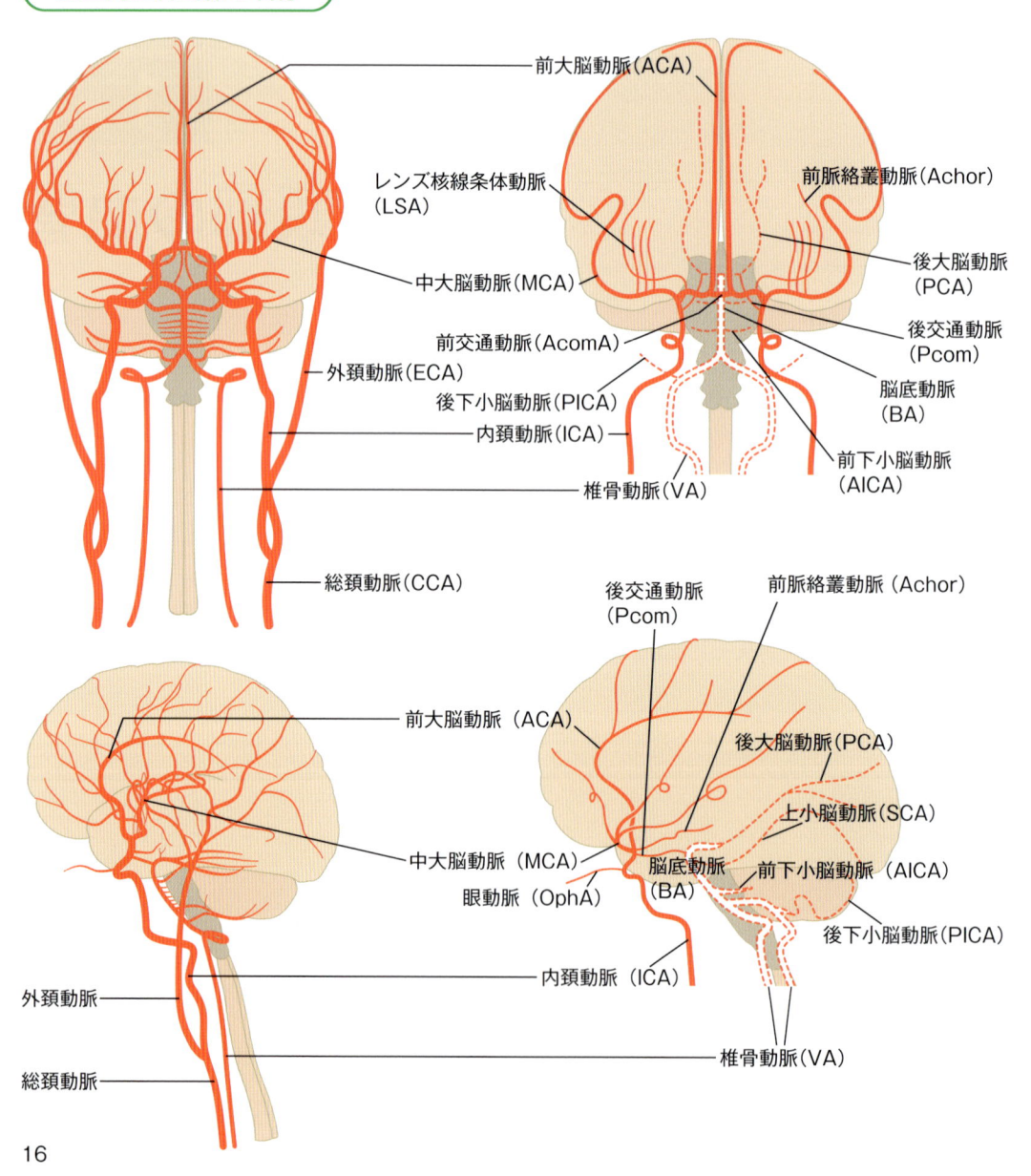

前大脳動脈（ACA）
レンズ核線条体動脈（LSA）
前脈絡叢動脈（Achor）
中大脳動脈（MCA）
後大脳動脈（PCA）
前交通動脈（AcomA）
後交通動脈（Pcom）
外頚動脈（ECA）
脳底動脈（BA）
後下小脳動脈（PICA）
内頚動脈（ICA）
前下小脳動脈（AICA）
椎骨動脈（VA）
総頚動脈（CCA）

後交通動脈（Pcom）
前脈絡叢動脈（Achor）
前大脳動脈（ACA）
後大脳動脈（PCA）
上小脳動脈（SCA）
中大脳動脈（MCA）
脳底動脈（BA）
前下小脳動脈（AICA）
眼動脈（OphA）
後下小脳動脈（PICA）
内頚動脈（ICA）
外頚動脈
椎骨動脈（VA）
総頚動脈

脳動脈の走行

- 脳血管：左右１本ずつの**内頚動脈**と**椎骨動脈**に始まり、大脳には内頚動脈から１対の**前大脳動脈**、**中大脳動脈**、さらに左右の**椎骨動脈**の融合による**脳底動脈**から分岐する１対の**後大脳動脈**が灌流している。
- 小脳：**椎骨動脈**から**後下小脳動脈**、**脳底動脈**から**前下小脳動脈**、**上小脳動脈**が分岐する。
- **頭頚部・顔面を栄養する血管**：左右の総頚動脈から頚部で分岐する内頚動脈、外頚動脈と鎖骨下動脈から分岐する椎骨動脈がある。
- **脳実質を栄養する脳血管**：それぞれ左右１本ずつの内頚動脈と椎骨動脈であり、内頚動脈から１対の前大脳動脈、中大脳動脈、さらに左右の椎骨動脈の融合による脳底動脈から分岐する１対の後大脳動脈が灌流している。
- **外頚動脈**：顔面や口腔などの各臓器を栄養するとともに頭蓋内の硬膜や脳神経にも分布する。

頭蓋内血管に続く大動脈弓とその分岐

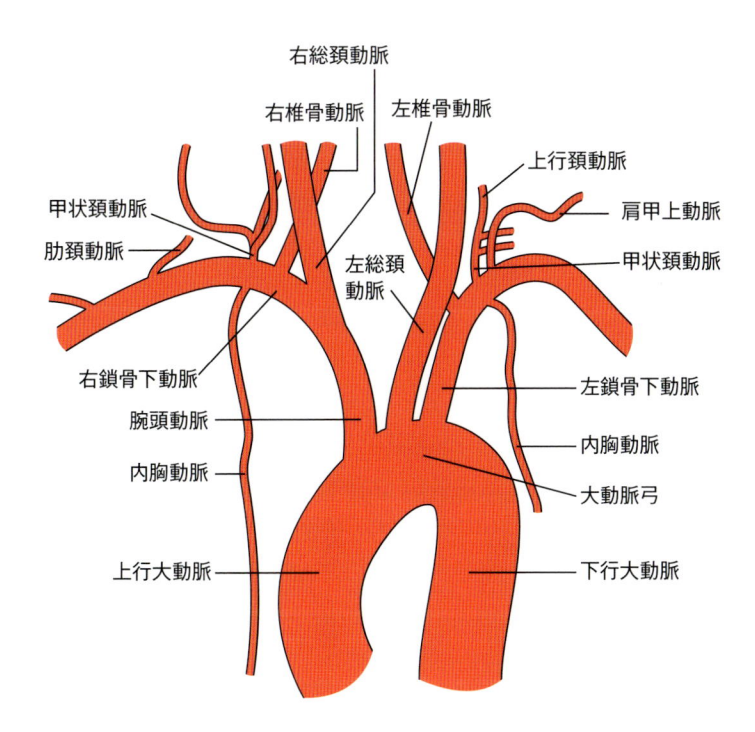

- 基本的事項として、脳血管撮影は大動脈弓でそれぞれの分岐血管をカテーテルで選択して頭蓋内血管を造影するため、**大動脈弓の構造**を理解する必要がある。
- 大動脈弓からは腕頭動脈、左総頚動脈、左鎖骨下動脈の３本が分岐し、内頚動脈、外頚動脈、椎骨動脈へと分岐して頭部へと続いていく。

大動脈弓の分岐形状の分類

- **大動脈弓の分岐形状**：いくつかの分類が存在するが「大動脈弓の最高位から腕頭動脈分岐部までの距離が総頚動脈径の何倍になるか」で**Type Ⅰ～Ⅲ**に分類されている。
- **Type Ⅰ**：大動脈弓の最高位から腕頭動脈分岐部までの距離＜左CCA径
- **Type Ⅱ**：左CCA径≦大動脈弓の最高位から腕頭動脈分岐部までの距離≦左CCA径の2倍
- **Type Ⅲ**：左CCA径の2倍＜大動脈弓の最高位から腕頭動脈分岐部までの距離。TypeⅢになると、「大動脈弓の下位から腕頭動脈が分岐する」ため、大腿動脈アプローチの場合、**大動脈弓で角度が急峻**となりカテーテルの誘導が難しい。

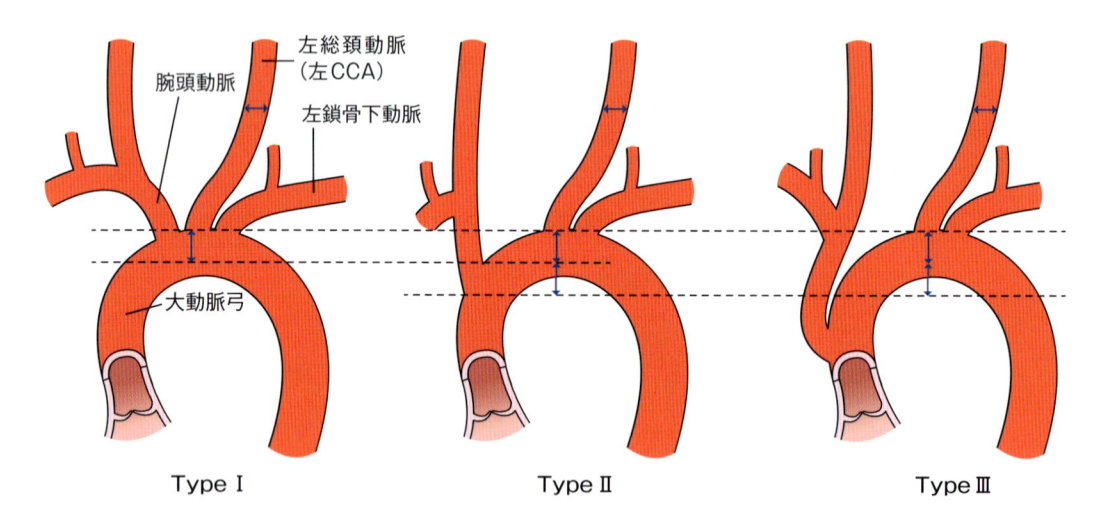

Type Ⅰ　　　　　Type Ⅱ　　　　　Type Ⅲ

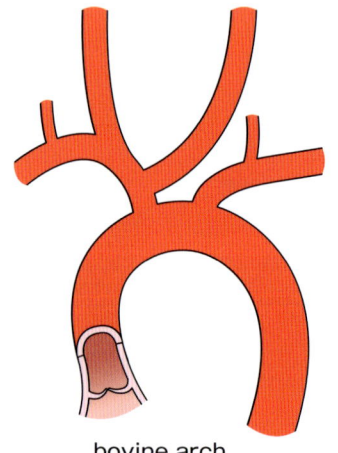

bovine arch

- 左総頚動脈が**「腕頭動脈から起始する」**場合には bovine arch とよばれ、大腿動脈アプローチの場合、カテーテルの誘導が難しいことがあり、橈骨動脈アプローチなどの**腕からのアプローチ**に変更するなどの方法が必要になることもある。

②頭頸部静脈と静脈洞の解剖

頭頸部静脈と静脈洞の名称

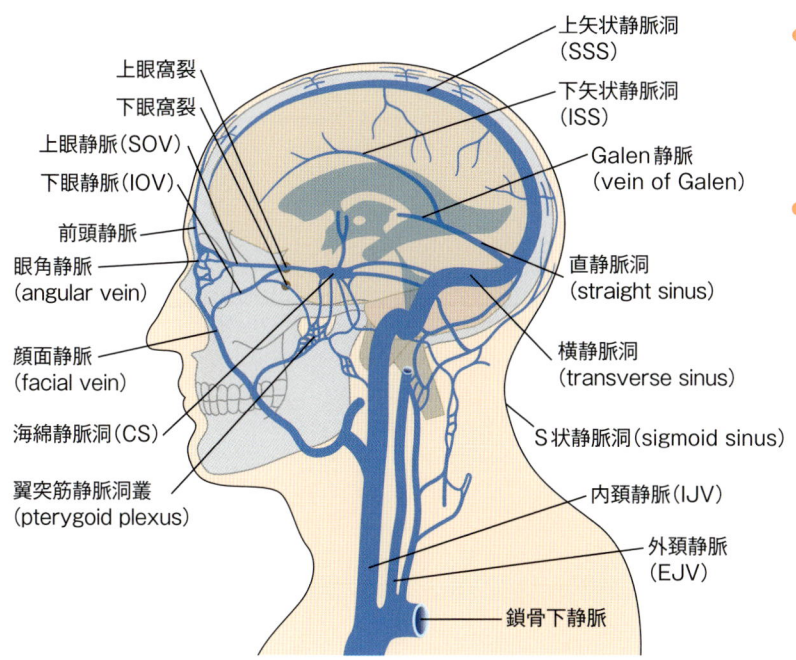

上眼窩裂
下眼窩裂
上眼静脈（SOV）
下眼静脈（IOV）
前頭静脈
眼角静脈
（angular vein）
顔面静脈
（facial vein）
海綿静脈洞（CS）
翼突筋静脈洞叢
（pterygoid plexus）

上矢状静脈洞
（SSS）
下矢状静脈洞
（ISS）
Galen静脈
（vein of Galen）
直静脈洞
（straight sinus）
横静脈洞
（transverse sinus）
S状静脈洞（sigmoid sinus）
内頸静脈（IJV）
外頸静脈
（EJV）
鎖骨下静脈

- 脳静脈の解剖は、硬膜動静脈瘻や脳動静脈奇形などのシャント性疾患で特に重要となる。
- 脳静脈に流れ出た血液は硬膜静脈洞に注ぎ、頸部の静脈へと流出していく。なんらかの原因で**脳静脈の閉塞**や**静脈圧上昇**が起きると、血液の流出路が阻害されることになり、**静脈灌流鬱滞**や**脳浮腫**を引き起こすことになる。

脳静脈系

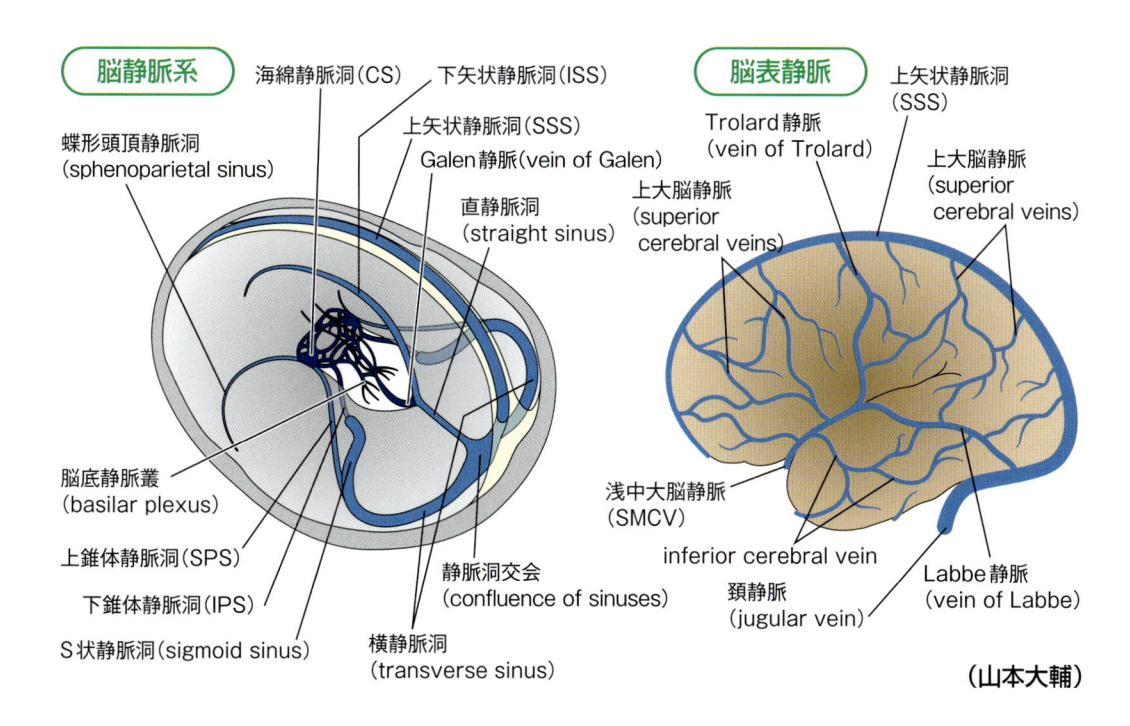

蝶形頭頂静脈洞
（sphenoparietal sinus）
海綿静脈洞（CS）
下矢状静脈洞（ISS）
上矢状静脈洞（SSS）
Galen静脈（vein of Galen）
直静脈洞
（straight sinus）
脳底静脈叢
（basilar plexus）
上錐体静脈洞（SPS）
下錐体静脈洞（IPS）
S状静脈洞（sigmoid sinus）
静脈洞交会
（confluence of sinuses）
横静脈洞
（transverse sinus）

脳表静脈

Trolard静脈
（vein of Trolard）
上大脳静脈
（superior cerebral veins）
上矢状静脈洞
（SSS）
上大脳静脈
（superior cerebral veins）
浅中大脳静脈
（SMCV）
inferior cerebral vein
頸静脈
（jugular vein）
Labbe静脈
（vein of Labbe）

（山本大輔）

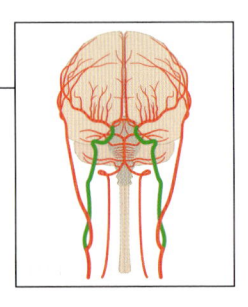

1章 頭部の血管

2 内頚動脈（ICA）

①内頚動脈（ICA）の解剖

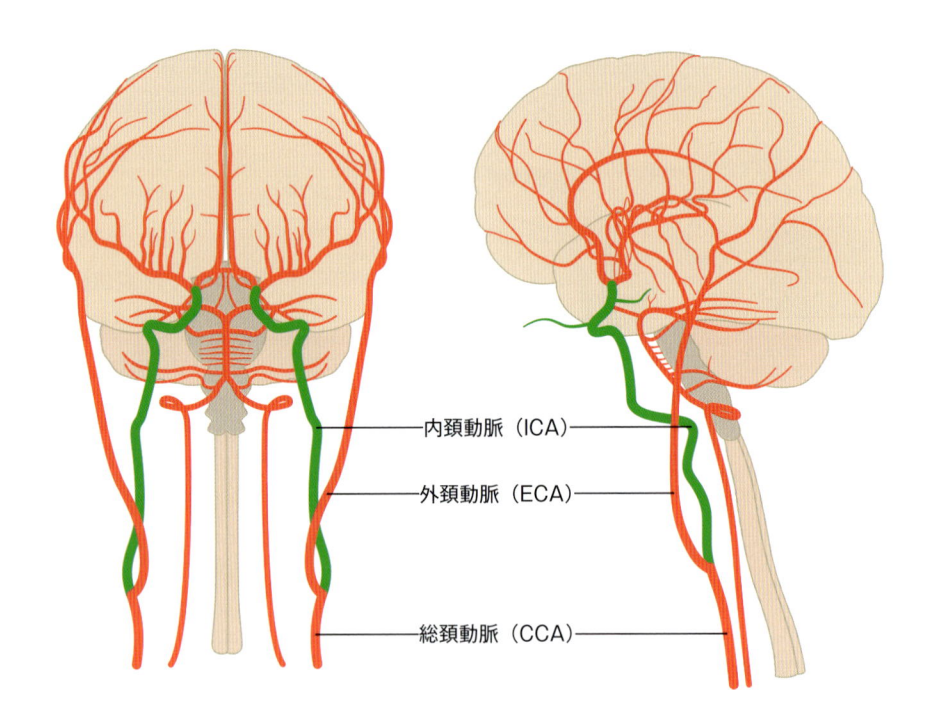

内頚動脈（ICA）

外頚動脈（ECA）

総頚動脈（CCA）

- 内頚動脈（internal carotid artery：ICA）は通常、第4頚椎の高さで**総頚動脈**から分岐している。
- 多くの脳血管内治療の際には、**内頚動脈（ICA）を経由してカテーテルを頭蓋内血管に誘導する**ことになるので、走行や分岐血管を理解する必要がある。

（ 内頚動脈に生じる疾患・狭窄・閉塞 ）

- 内頚動脈狭窄症や内頚動脈瘤などがある。

血管のトラブル

内頚動脈が閉塞した場合
- 内頚動脈は頭蓋内に続く最も中枢側の血管であり、頭蓋内で前大脳動脈と中大脳動脈に分岐する。そのため、内頚動脈閉塞を来すと、**一側の広範な脳虚血を生じる**ことになり、大きな後遺症を残すばかりか、生命危機に瀕することがある。

カテーテル中のトラブル

●総頸動脈から内頸動脈の分岐部には**頸動脈洞**があり、同部位の刺激により**徐脈、低血圧**を生じる。頸動脈ステントや血管拡張を同部位で行うと、徐脈、低血圧がみられるのはこのためである。

②頸部内頸動脈（neck ICA）撮影

左総頸動脈（正面像）

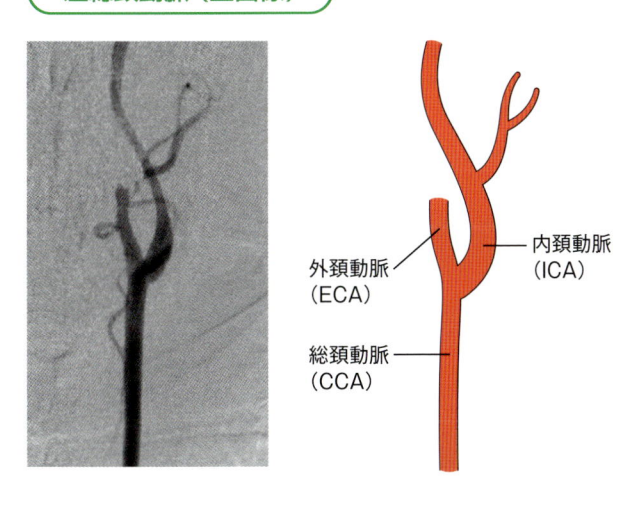

外頸動脈（ECA）
内頸動脈（ICA）
総頸動脈（CCA）

●脳血管の場合、**3D-CTAでは細かい血管が描出されず、主幹動脈のみの評価となるため、脳血管は脳血管撮影の画像を中心に解説する。3D-CTAの解説を本節の最後にまとめた（p.24参照）。**

●通常、内頸動脈は正面像で**外側**に、側面像で**後方**に分岐している。稀に正面像で**内側**に分岐したり、側面像では**外頸動脈と重なる**ように造影されたりすることがあり、分岐部だけでなく**走行の先までみて、血管を同定**する必要がある。

総頸動脈（側面像）

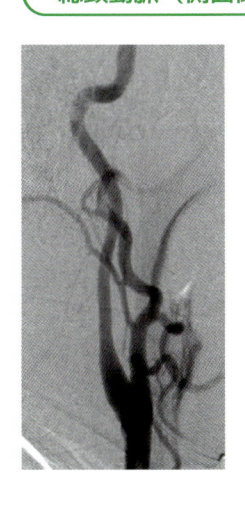

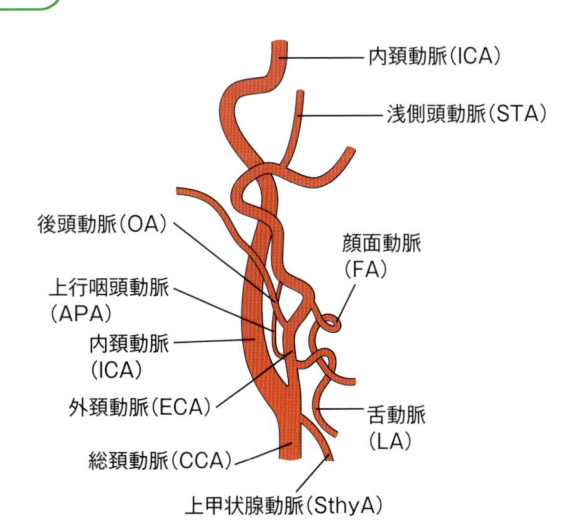

内頸動脈（ICA）
浅側頭動脈（STA）
後頭動脈（OA）
顔面動脈（FA）
上行咽頭動脈（APA）
内頸動脈（ICA）
外頸動脈（ECA）
舌動脈（LA）
総頸動脈（CCA）
上甲状腺動脈（SthyA）

③頭蓋内内頸動脈（intracranial ICA）撮影

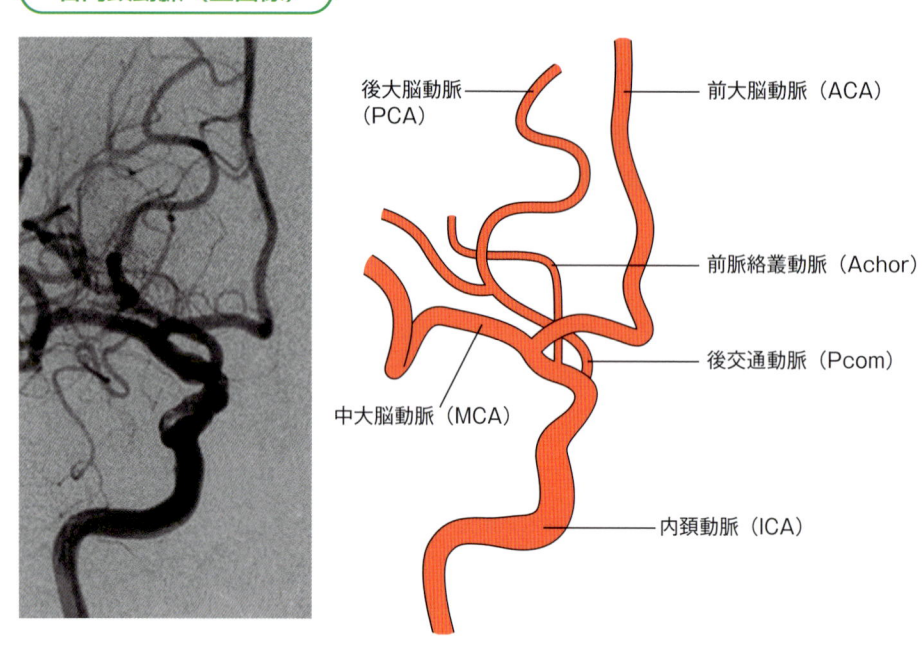

後大脳動脈（PCA）
前大脳動脈（ACA）
前脈絡叢動脈（Achor）
後交通動脈（Pcom）
中大脳動脈（MCA）
内頸動脈（ICA）

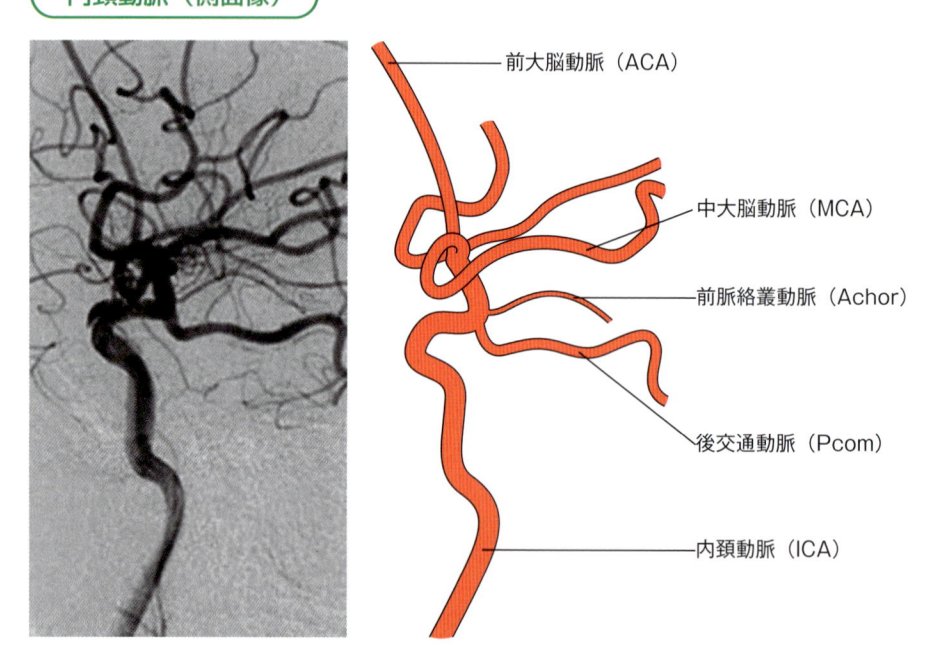

前大脳動脈（ACA）
中大脳動脈（MCA）
前脈絡叢動脈（Achor）
後交通動脈（Pcom）
内頸動脈（ICA）

④内頚動脈から分岐する血管

内頚動脈側面の模式図

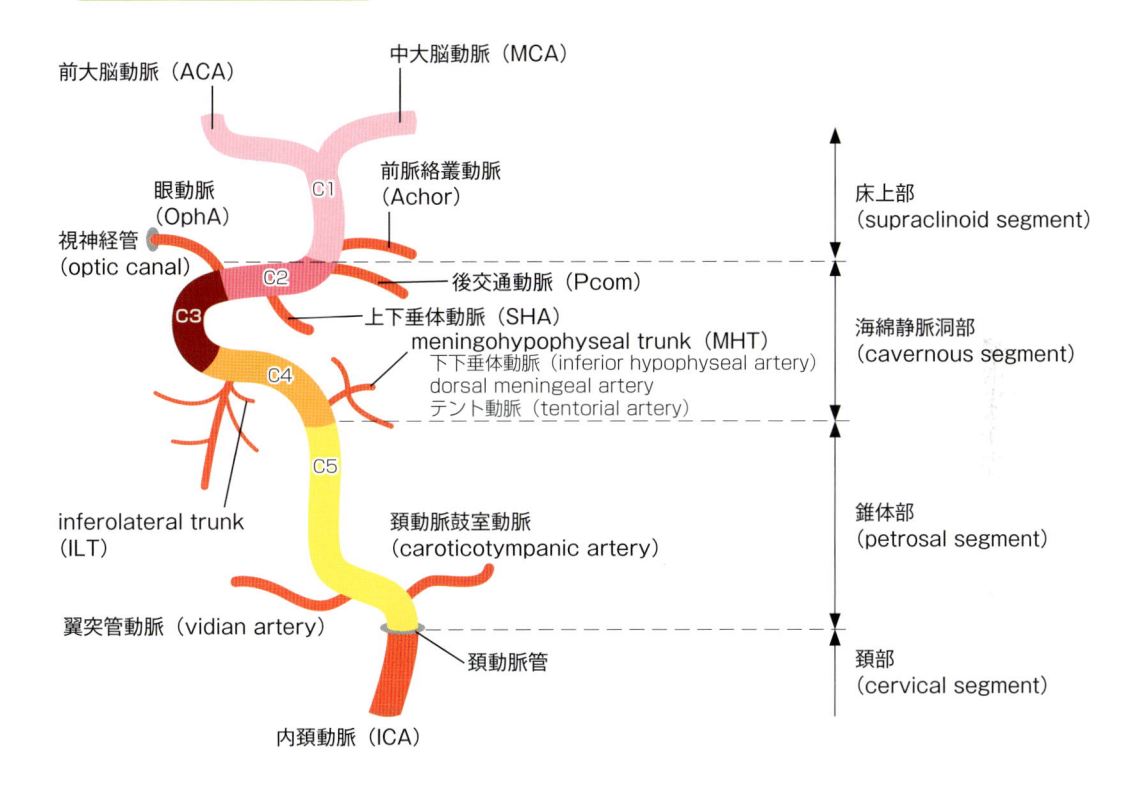

前大脳動脈（ACA）
中大脳動脈（MCA）
眼動脈（OphA）
視神経管（optic canal）
前脈絡叢動脈（Achor）
C1
C2
C3
C4
C5
後交通動脈（Pcom）
上下垂体動脈（SHA）
meningohypophyseal trunk（MHT）
下下垂体動脈（inferior hypophyseal artery）
dorsal meningeal artery
テント動脈（tentorial artery）
inferolateral trunk（ILT）
頚動脈鼓室動脈（caroticotympanic artery）
翼突管動脈（vidian artery）
頚動脈管
内頚動脈（ICA）
床上部（supraclinoid segment）
海綿静脈洞部（cavernous segment）
錐体部（petrosal segment）
頚部（cervical segment）

- 内頚動脈は図のように血管を分岐しながら、最終的に**前大脳動脈**と**中大脳動脈**に分かれる。
- 内頚動脈（ICA）は、近位部から**頚部**（cervical segment）、**錐体部**（petrosal segment）、**海綿静脈洞部**（cavernous segment）、**床上部**（supraclinoid segment）に分類される。

Fisher分類

- 内頚動脈（ICA）は、Fisher分類がよく用いられる。

表 Fisher分類

C1	頭蓋内ICA分岐部から後交通動脈起始まで
C2	後交通動脈分岐部から眼動脈起始まで
C3	眼動脈分岐部から前屈曲部まで
C4	海綿静脈洞部を走行する
C5	海綿静脈洞を出て頚動脈管まで

- 脳血管造影で認識が難しいこともあるが、meningohypophyseal artery（**MHT**）やinferolateral trunk（**ILT**）が分岐し、動眼神経、滑車神経、外転神経、三叉神経といった脳神経を栄養している。これらの血管に液体塞栓物質の流入などが起こると、前述の脳神経障害を生じる。
- **眼動脈**：眼動脈（ophthalmic artery）は眼球や眼窩内に分布し、眼動脈閉塞が生じれば**視機能に異常**を来すことになる。
- **前脈絡叢動脈**：前脈絡叢動脈（anterior choroidal artery）は大脳脚や内包後脚などに分布し、この閉塞でMonakow症候群を来し、**対側に麻痺**を生じる。
- **後交通動脈**：後交通動脈（posterior communicating artery）は後大脳動脈につながるが、視床への穿通枝も分岐しており、閉塞により視野障害や**意識障害**を生じることもある。

⑤CTA

CTAにおける代表血管の名称

- CTAにおける代表血管の名称を図示する。それぞれの血管の詳細については対応する各項を参照していただきたい。

正面像 | 側面像

浅側頭動脈（STA）
後頭動脈（OA）
内頚動脈（ICA）
後大脳動脈（PCA）
前大脳動脈（ACA）
中大脳動脈（MCA）

fusion画像

● CTAの場合、頭蓋骨と血管をfusionした画像を得やすい。このように、外頸動脈の代表血管である浅側頭動脈（STA）と後頭動脈（OA）は皮膚を栄養するため、頭蓋外を走行する。

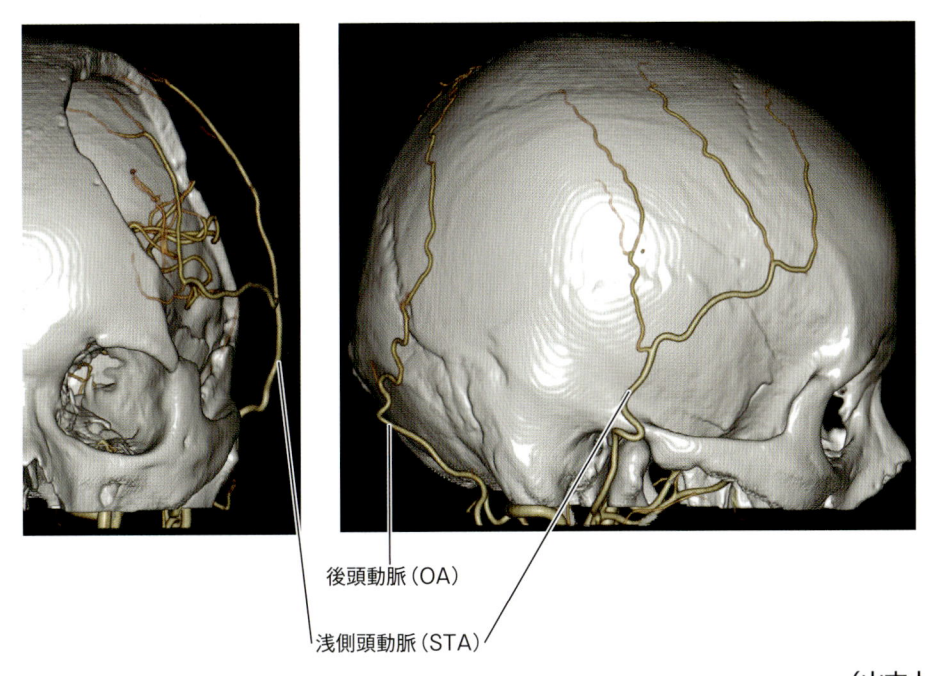

後頭動脈（OA）

浅側頭動脈（STA）

（山本大輔）

3 前大脳動脈（ACA）

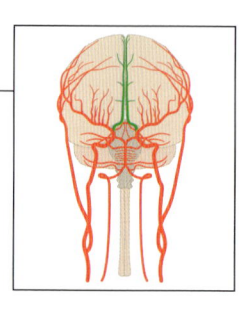

①前大脳動脈（ACA）の解剖

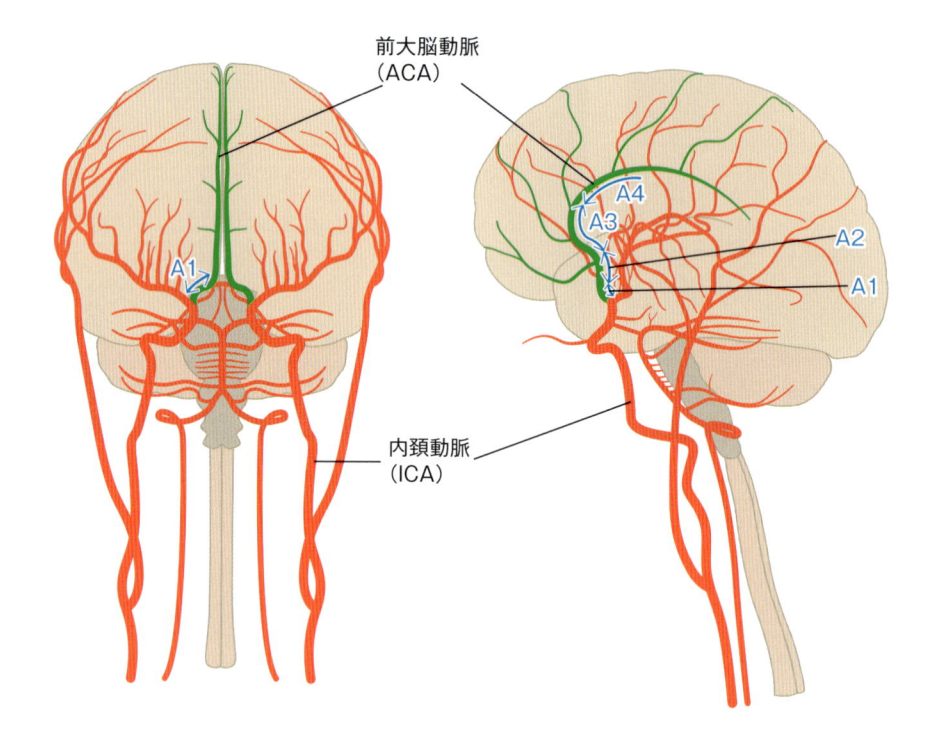

前大脳動脈
（ACA）

A4
A3
A2
A1

A1

内頚動脈
（ICA）

- 前大脳動脈（anterior cerebral artery：ACA）は、**内頚動脈**（ICA）終末部から分岐して前内側へ走行し、前交通動脈までの**A1**、脳梁下部を走行する**A2**、脳梁前部を走行する**A3**と脳梁の上部を走行する**A4**に分けられる。
- 前大脳動脈（ACA）は、脳梁や前頭葉、頭頂葉内側を栄養している。
- 穿通枝動脈である有名なヒュブナーの反回動脈（recurrent artery of Heubner）の起始部は、前大脳動脈のA2、A1／A2 junction、A1の順となっており、それぞれ60〜70％、30％前後、10％前後とされている。

血管のトラブル

- A1およびHeubnerからは内側線条体動脈（medial striate artery：MSA）とよばれる穿通枝が分岐し、尾状核頭部、被殻、淡蒼球、視床下部などを栄養し、閉塞により対側の**上肢麻痺**や**構音障害**を生じる。

カテーテル中のトラブル

- 内頚動脈（ICA）から前大脳動脈（ACA）への**分岐角度が急峻**な場合、カテーテルの誘導に難渋することがある。
- 前大脳動脈（ACA）、特に**左右のA1では太い優位側と細い非優位側が存在する**ことがあり、カテーテル挿入の際には安全のために優位側を選択する。

前大脳動脈の解剖バリエーション

前大脳動脈の模式図

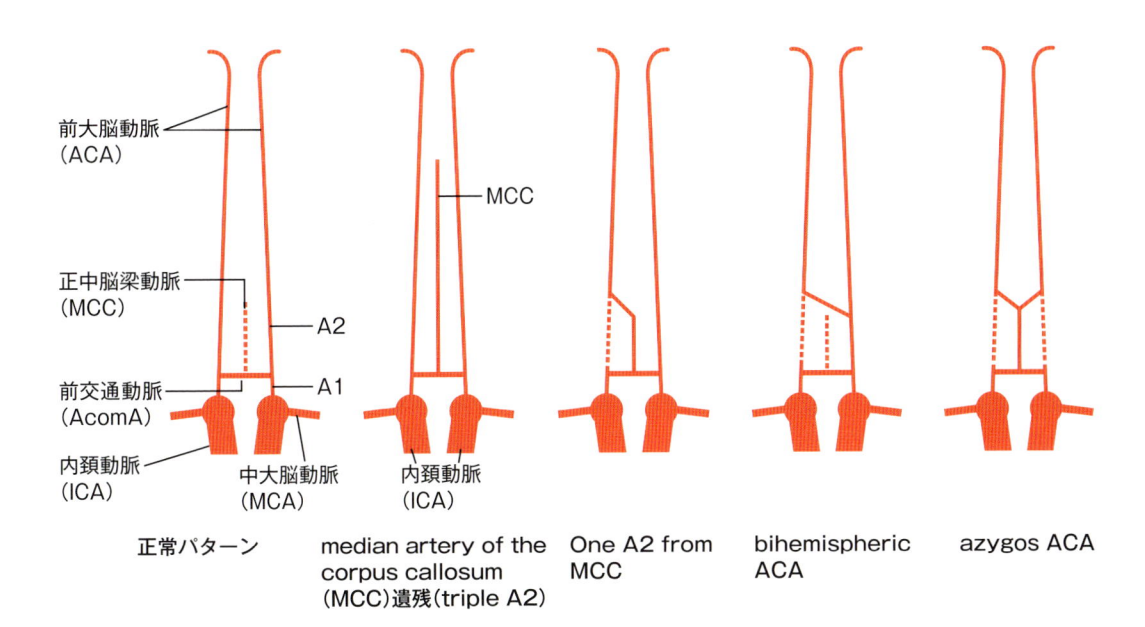

正常パターン

median artery of the corpus callosum (MCC)遺残(triple A2)

One A2 from MCC

bihemispheric ACA

azygos ACA

- ACAにはさまざまなバリエーションが存在する。代表的なものを模式図で示す。
- 前大脳動脈は色々なバリエーションが存在し、5％程度に前交通動脈が欠損し、1本の共通幹から両側ACAを灌流する**azygos ACA**がみられる。2～7％程度に片側ACAが低形成で、一側で両側ACA領域を灌流する**bihemispheric ACA**がみられる。
- 前交通動脈から正中後方へ走行する**正中脳梁動脈（MCC）**の発達がみられる症例もある。

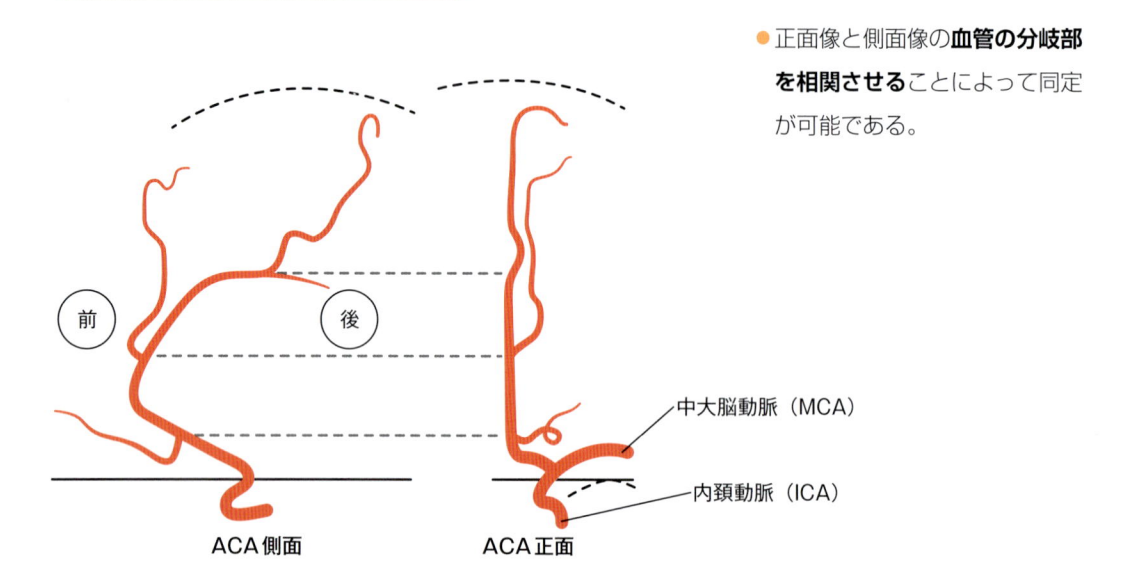

- 正面像と側面像の**血管の分岐部を相関させる**ことによって同定が可能である。

中大脳動脈（MCA）

内頚動脈（ICA）

ACA側面　　　　　ACA正面

②前大脳動脈（ACA）正面像

- 前大脳動脈は正面像で内側正中に走行している。
- 正面像はA1やHeubnerの観察には優れているが、正面像だけだと複数の皮質枝が重なるため、皮質枝の同定が困難であることが多い。血管の分岐部などを側面像と相関させることによって同定が可能となる。

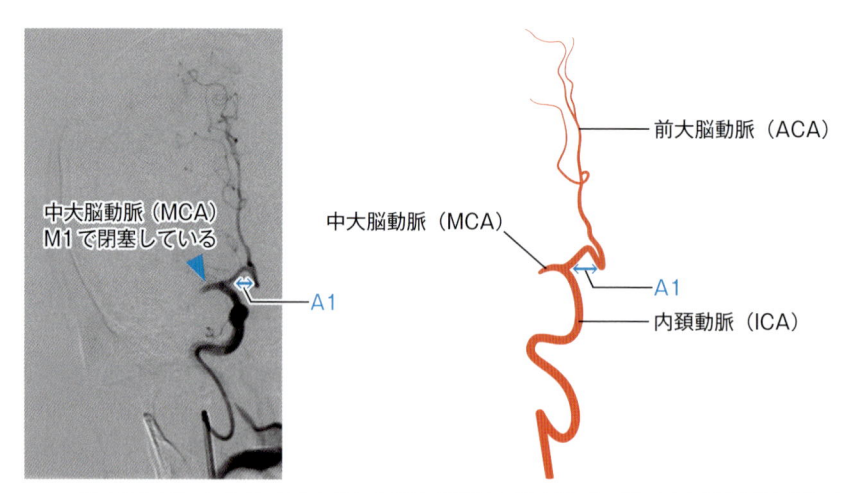

中大脳動脈（MCA）
M1で閉塞している

A1

前大脳動脈（ACA）

中大脳動脈（MCA）

A1

内頚動脈（ICA）

※ACAがわかりやすいようにMCAが閉塞（矢頭）している血管撮影を用いた。

③前大脳動脈（ACA）側面像

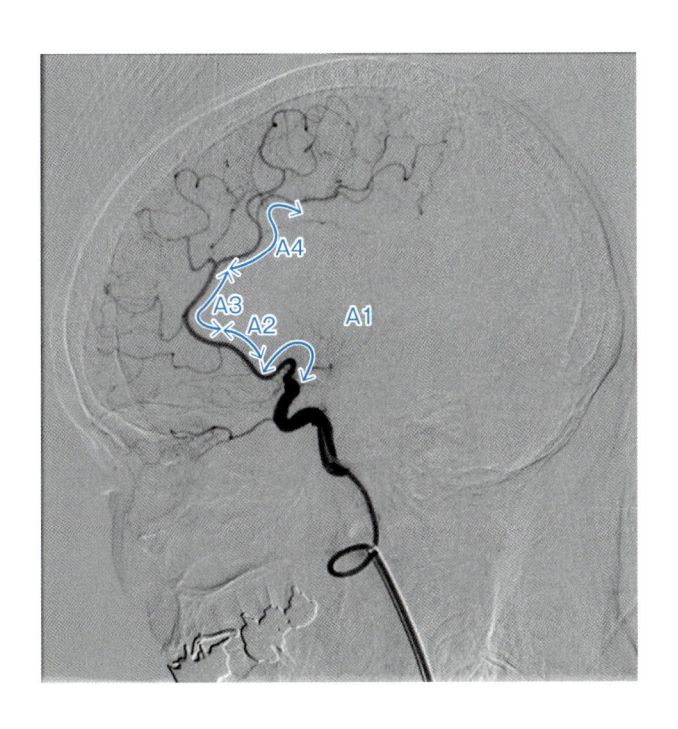

● 前大脳動脈は側面像で**皮質枝**を認識しやすい。**前交通動脈**より末梢で脳梁周囲を走行しながら多数の皮質枝を分岐しており、最も末梢では、**中大脳動脈**、**後大脳動脈**の皮質枝と吻合し（脳軟髄膜吻合：leptomeningeal anastomosis）、境界領域（watershed area）を形成する。

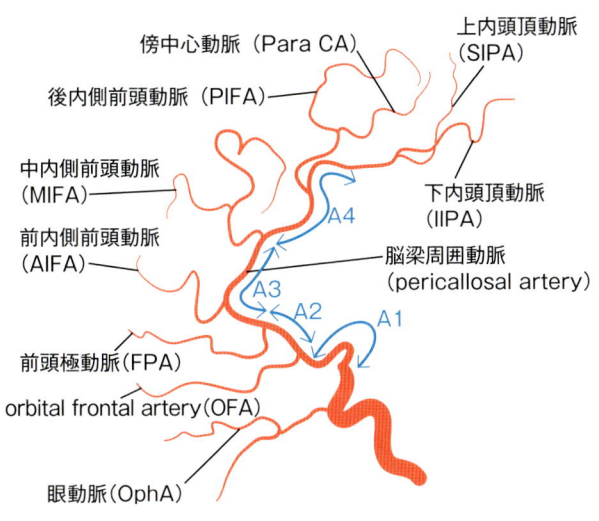

傍中心動脈（Para CA）
上内頭頂動脈（SIPA）
後内側前頭動脈（PIFA）
中内側前頭動脈（MIFA）
前内側前頭動脈（AIFA）
下内頭頂動脈（IIPA）
脳梁周囲動脈（pericallosal artery）
前頭極動脈（FPA）
orbital frontal artery（OFA）
眼動脈（OphA）

血管のトラブル

● 傍中心動脈（paracentral artery）が閉塞すると対側の**下肢麻痺**を生じる。

（山本大輔）

4 中大脳動脈（MCA）

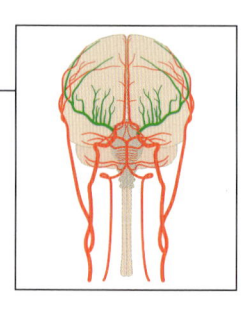

①中大脳動脈（MCA）の解剖

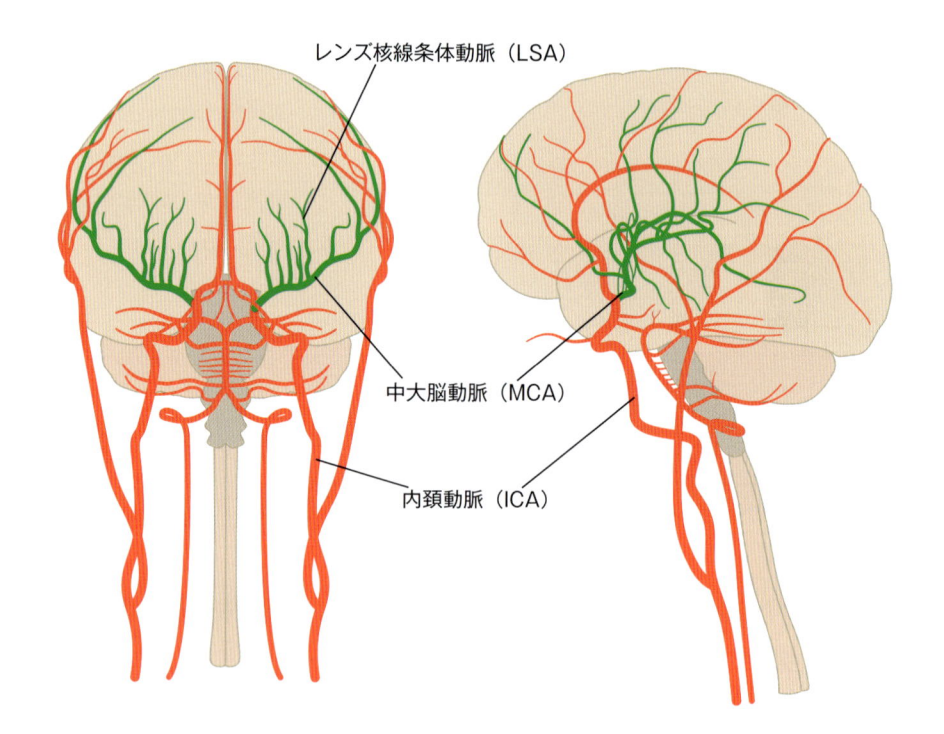

レンズ核線条体動脈（LSA）

中大脳動脈（MCA）

内頚動脈（ICA）

- 中大脳動脈（middle cerebral artery：MCA）は、内頚動脈（ICA）分岐部から外側へ向かう水平部 **M1**、後上方へ屈曲し、insular表面に沿ってシルビウス裂溝（sylvian fissure）を上行する **M2**、弁蓋部を走行し脳表に出る **M3** と脳表を走行する皮質枝である **M4** に分けられる。
- 前頭葉、側頭葉、頭頂葉、後頭葉を栄養しており、広範囲の血流を担っている。
- 内頚動脈（ICA）分岐部から2本に分岐して走行する重複中大脳動脈（duplicated MCA）や、前大脳動脈（ACA）から分岐する副中大脳動脈（accessory MCA）などのバリエーションがある。

血管のトラブル

- 水平部から上方に数本のレンズ核線条体動脈（lenticulo-striate artery：LSA）が分岐し、被殻や淡蒼球、内包、尾状核を栄養するため、障害すると**対側の麻痺**を生じる。

②中大脳動脈（MCA）正面像

- MCAは正面像で外側に向かって走行している。
- 正面像でM1の構造や穿通枝（LSA）を認識する。正面像だけでは、**複数の皮質枝が重なる**ため、同定が困難であることが多い。

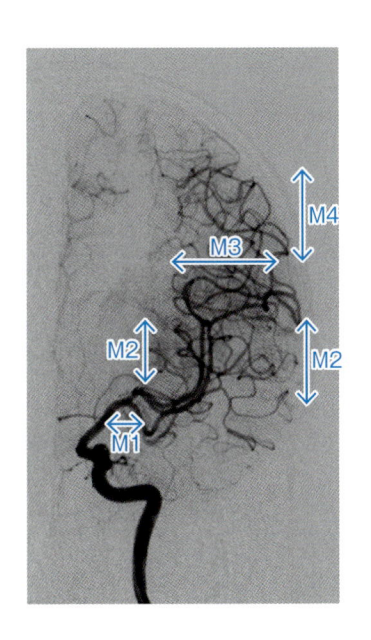

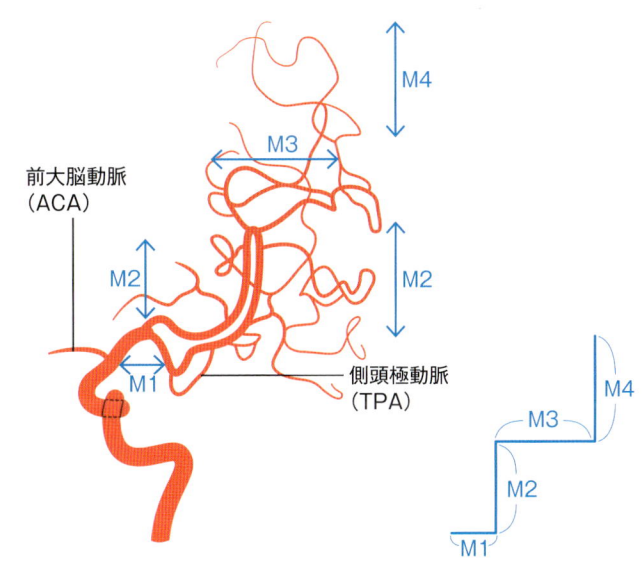

前大脳動脈（ACA）

側頭極動脈（TPA）

カテーテル中のトラブル

- 中大脳動脈（MCA）にはレンズ核線条体動脈（LSA）といった**細い穿通枝**や末梢では**細い皮質枝**が存在するため、マイクロワイヤーやカテーテルの不用意な迷入は**血管穿孔**を引き起こす。

③中大脳動脈（MCA）側面像

- 中大脳動脈は側面像で皮質枝を認識しやすい。
- 長さや走行のバリエーションが多いが、特に血栓回収療法のときなど、それぞれの皮質枝が灌流している領域を認識することが重要になる。

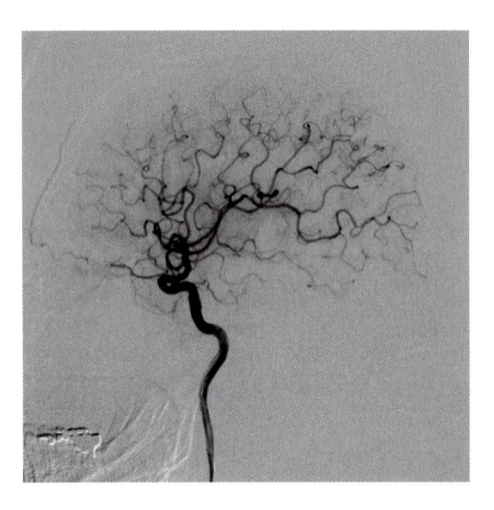

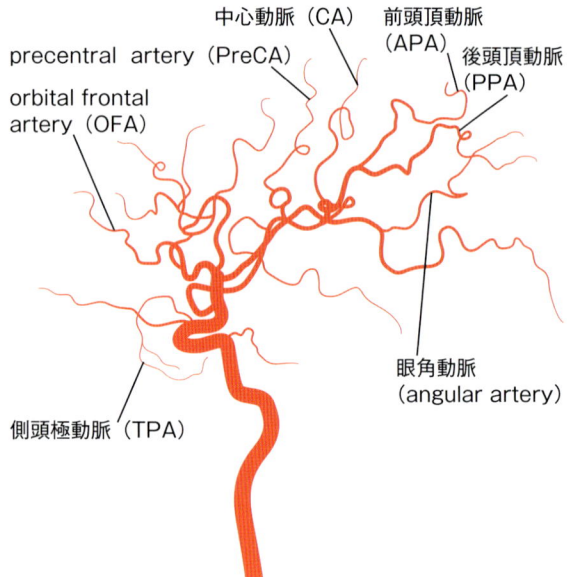

中心動脈（CA）
precentral artery（PreCA）
前頭頂動脈（APA）
後頭頂動脈（PPA）
orbital frontal artery（OFA）
眼角動脈（angular artery）
側頭極動脈（TPA）

血管のトラブル

中大脳動脈が閉塞した場合
- 中大脳動脈（middle central artery）が閉塞すると**対側の上下肢麻痺**を生じる。

④中大脳動脈からの穿通枝LSA

- レンズ核線条体動脈（lenticulo-striate artery：LSA）は、通常は中大脳動脈の水平部（M1）から頭側に分岐する複数本の穿通枝であり、被殻や淡蒼球、内包、尾状核を栄養している。
- レンズ核線条体動脈（LSA）の最外側枝は、**高血圧性脳内出血の被殻出血における出血源**としてよく知られている。

M1閉塞の症例（どちらも同じ症例）

右内頚動脈造影画像（正面像）

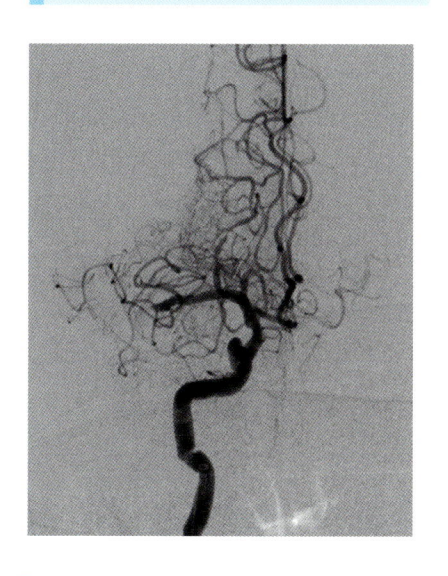
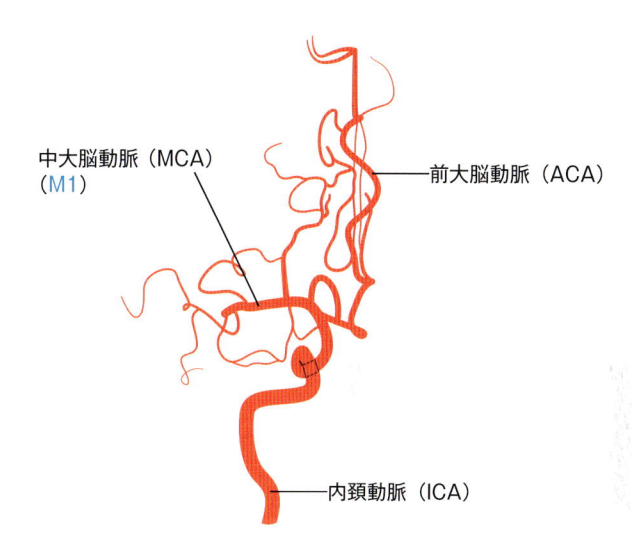

中大脳動脈（MCA）（M1）

前大脳動脈（ACA）

内頚動脈（ICA）

M1からのマイクロカテーテル造影画像

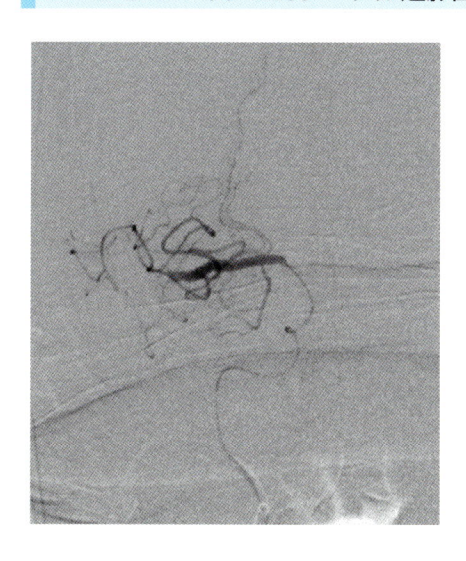
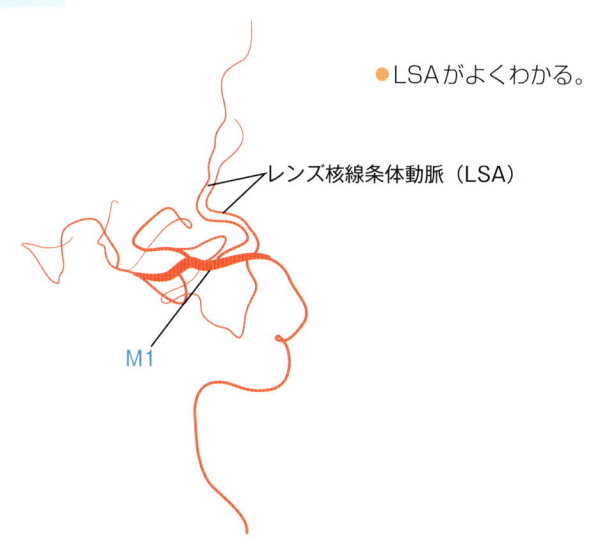

● LSAがよくわかる。

レンズ核線条体動脈（LSA）

M1

カテーテル中のトラブル

● レンズ核線条体動脈（LSA）は非常に細い穿通枝だが、その支配領域ゆえに、損傷すると**対側に麻痺を生じ**、重大な合併症につながることから、最大限の注意を払い、**血管撮影でも確実に認識する**必要がある。

（山本大輔）

5 外頚動脈（ECA）

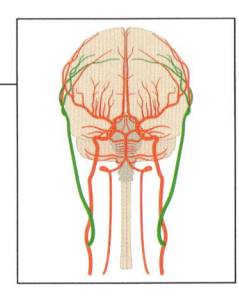

①外頚動脈（ECA）の解剖

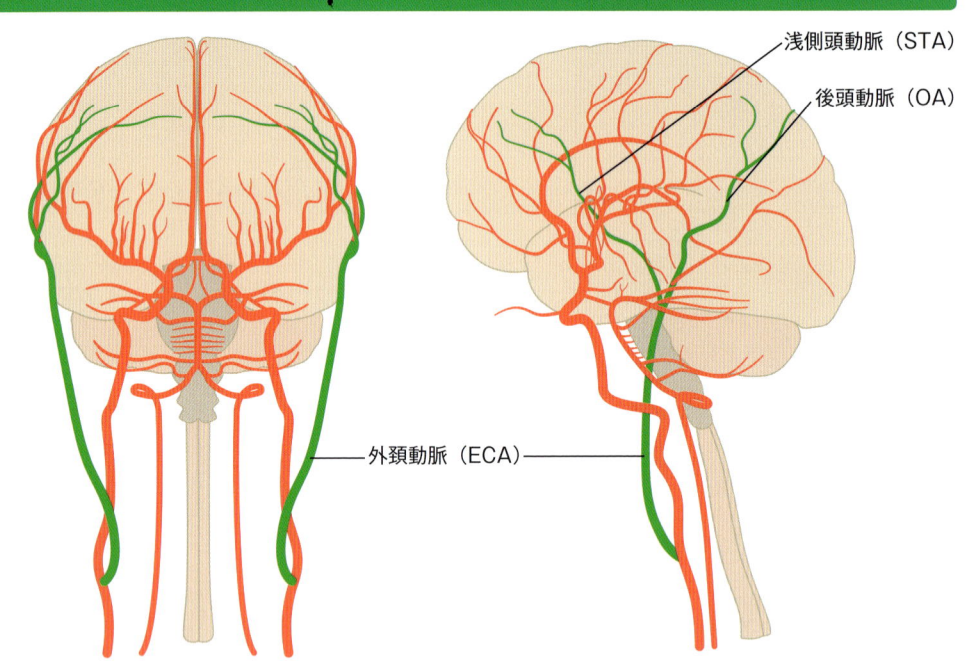

浅側頭動脈（STA）

後頭動脈（OA）

外頚動脈（ECA）

- 外頚動脈（external carotid artery：ECA）は、顔面の構造、頭皮、甲状腺、硬膜の大部分を栄養する動脈である。外頚動脈（ECA）の解剖は、硬膜動静脈瘻、頭頚部腫瘍、鼻出血などに対する**塞栓術**を行う際に必要となり、詳細に列挙すると各血管が栄養しうる脳神経や側副血行路、頭蓋内-外吻合など脳血管内治療において大事なことが多数存在する。

- 外頚動脈（ECA）は総頚動脈から分岐後すぐに上甲状腺動脈（superior thyroid artery：SthyA）を分岐する。その後、前方に舌動脈（lingual artery：LA）、顔面動脈（facial artery：FA）を、後方に**後頭動脈**（occipital artery：OA）、上行咽頭動脈(ascending pharyngeal artery：APA)、後耳介動脈（posterior auricular artery：PAA）を分岐し、顎動脈（internal maxillary artery：IMA）、**浅側頭動脈**（superficial temporal artery：STA）に分かれる。IMAからは中硬膜動脈（middle meningeal artery：MMA）が分岐する。

血管のトラブル

- 神経栄養血管になりうる重要な血管には、顎動脈（IMA）、中硬膜動脈（MMA）、上行咽頭動脈（APA）、後頭動脈（OA）があり、これらの血管からの**液体塞栓**には特に注意が必要である。

②外頸動脈（ECA）撮影

- 外頸動脈（ECA）の分岐は、内頸動脈、眼動脈、椎骨動脈と吻合をもつ可能性があるので、**塞栓**の際には注意が必要である。

左外頸動脈（正面像）

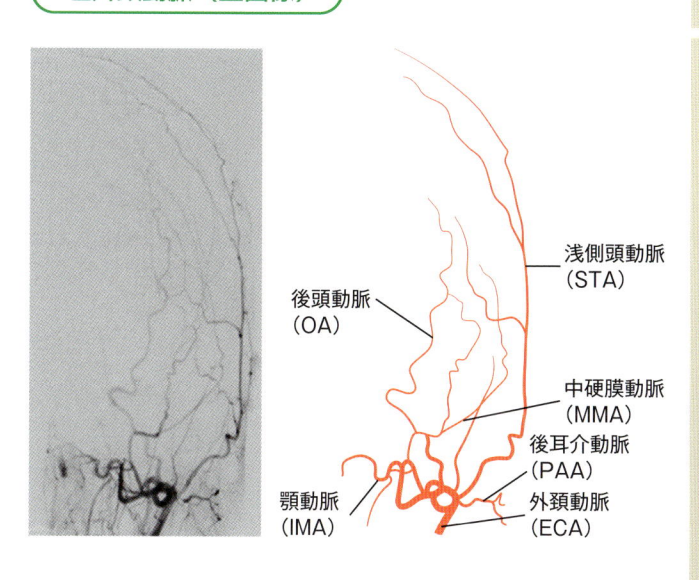

- 浅側頭動脈（STA）
- 後頭動脈（OA）
- 中硬膜動脈（MMA）
- 後耳介動脈（PAA）
- 顎動脈（IMA）
- 外頸動脈（ECA）

カテーテル中のトラブル

外頸動脈損傷

- 外頸動脈損傷が起こると、**頸部の出血（造影剤漏出、矢頭）**を引き起こし、**血腫が気道の圧迫**につながることがあり、気管挿管を要することもある。

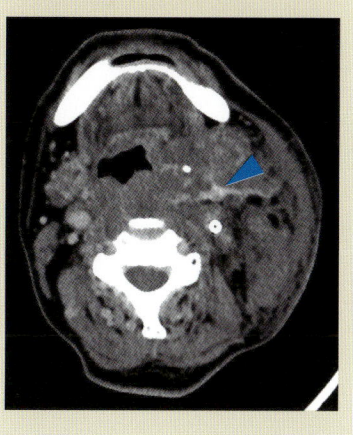

外頸動脈（側面像）

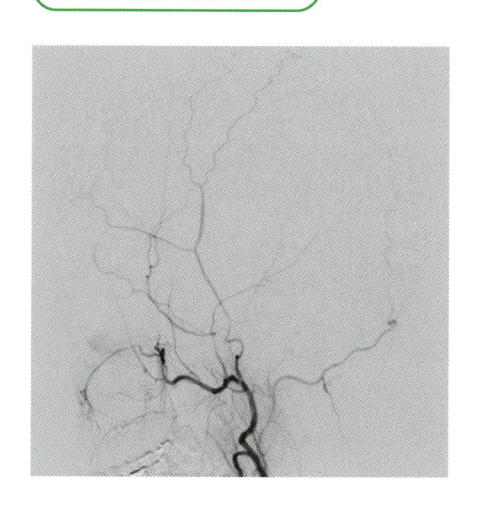

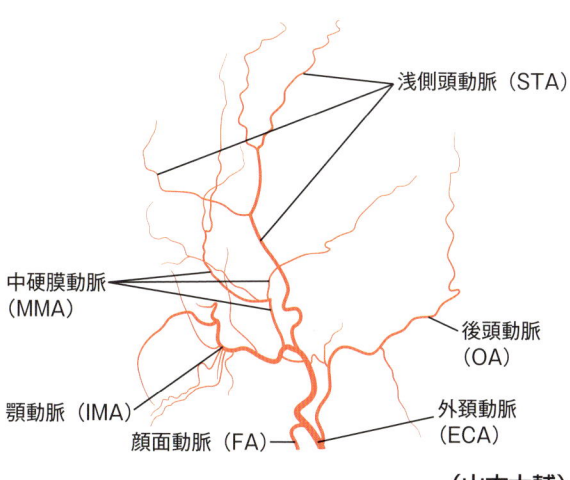

- 浅側頭動脈（STA）
- 中硬膜動脈（MMA）
- 後頭動脈（OA）
- 顎動脈（IMA）
- 顔面動脈（FA）
- 外頸動脈（ECA）

（山本大輔）

6 椎骨動脈（VA）

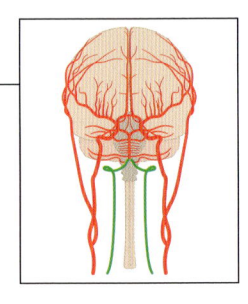

①椎骨動脈（VA）の解剖

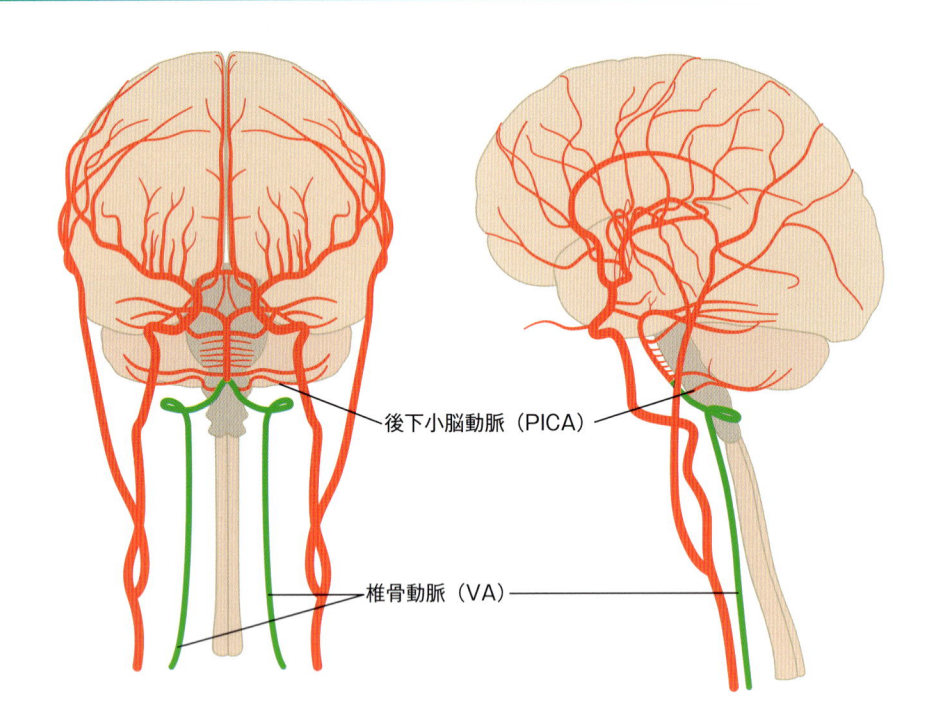

後下小脳動脈（PICA）

椎骨動脈（VA）

- 椎骨動脈（vertebral artery：VA）は、鎖骨下動脈から分岐した後に上行して軸椎、環椎を通過して、大後頭孔から頭蓋内に入っていく。左右のVAが合流して脳底動脈となるが、合流前にはVAから後下小脳動脈や脊髄、延髄への穿通枝がでており、それぞれの血流を担っている。

> **椎骨動脈に生じる疾患・狭窄・閉塞**

- 椎骨動脈（VA）は左右差を認めて、優位側を持っていることもあり、**椎骨動脈解離**などで、母血管閉塞が必要になる場合には、**血管径**にも注意が必要である。

血管のトラブル

- 通常は椎骨動脈（VA）は**左右に1対ある**ので、1本が障害されても大きな変化のないこともあるが、後下小脳動脈に代表されるような分岐血管や、脳幹部や脊髄への穿通枝が障害されれば、その限りではなく、**めまい**や**嘔吐**、**嚥下障害**などの合併症を生じることもある。

②椎骨動脈（VA）正面像

● 椎骨動脈（VA）は、鎖骨下動脈から分岐した後に上行して第6頚椎で横突孔に入るまでの**V1**、さらに頭側へ上行して第2頚椎まで横突孔内を走行する**V2**、軸椎横突起から**（V3）**でて外側背側に向かい、環椎横突起を通過して大後頭孔の硬膜を貫通するまでの**V3**、硬膜を貫通し、両側VAが合流するまでの**V4**に分けられる。

右鎖骨下動脈（正面像）

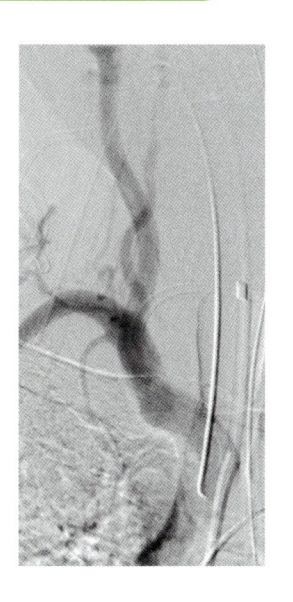

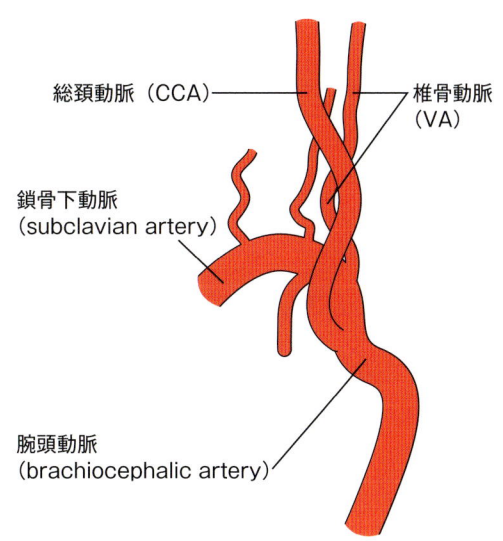

総頚動脈（CCA）

椎骨動脈（VA）

鎖骨下動脈（subclavian artery）

腕頭動脈（brachiocephalic artery）

左鎖骨下動脈（正面像）

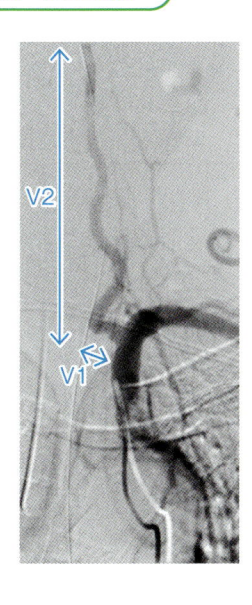

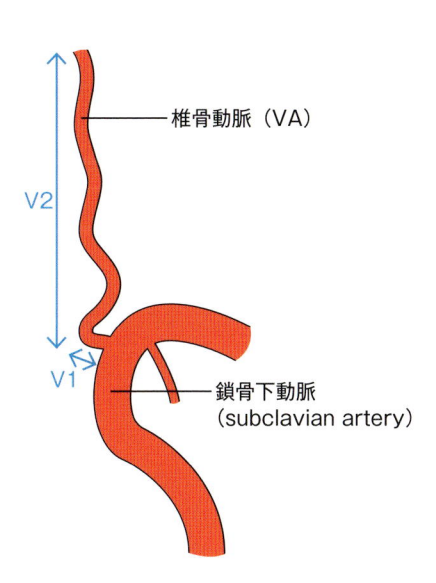

椎骨動脈（VA）

V2

V1

鎖骨下動脈（subclavian artery）

椎骨動脈（正面像）

- 椎骨動脈（VA）のV4からは、**後下小脳動脈**（posterior inferior cerebellar artery：PICA）や**前脊髄動脈**（anterior spinal artery：ASA）が分岐している。

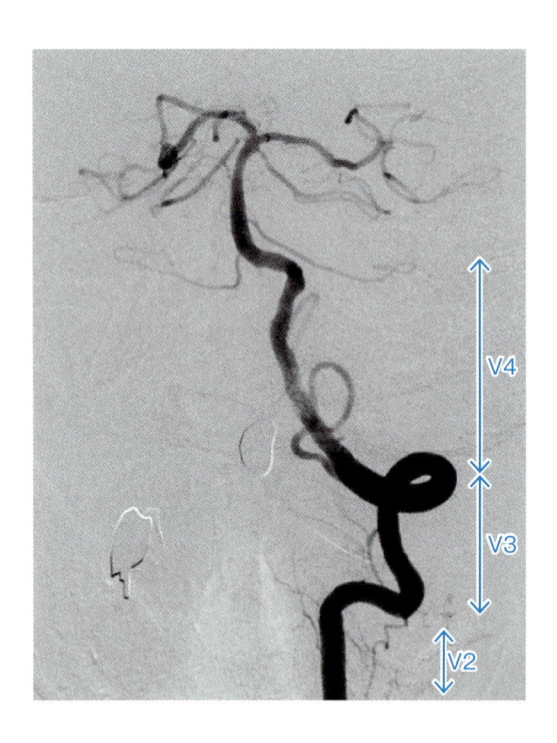

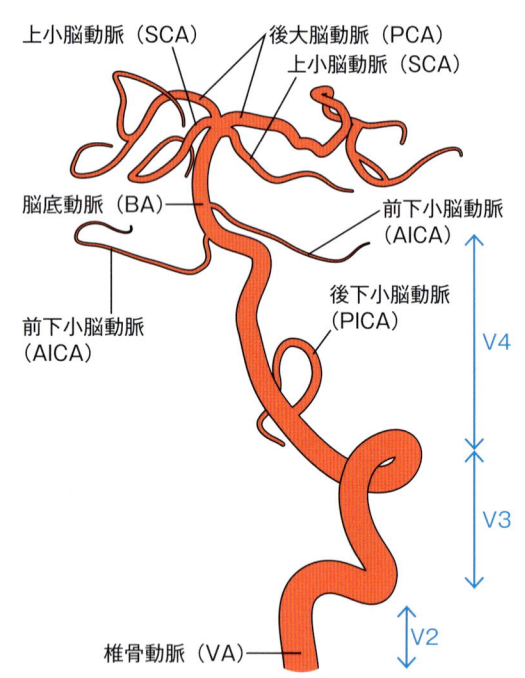

上小脳動脈（SCA）　後大脳動脈（PCA）
上小脳動脈（SCA）
脳底動脈（BA）
前下小脳動脈（AICA）
前下小脳動脈（AICA）
後下小脳動脈（PICA）
椎骨動脈（VA）

血管のトラブル

- 椎骨動脈（VA）に病変がある場合、VA自体の**母血管閉塞**が必要になることがあるが、通常、これらの分岐血管は温存するために、病変とこれらの**分岐血管の位置関係**が特に重要になる。

③椎骨動脈（VA）側面像

- 椎骨動脈（VA）の発達にはバリエーションがあり、発達の程度や屈曲の度合いによって**留置できるカテーテルの太さ**などが変わってくる。
- 椎骨動脈（VA）は**左側が優位のことが多いが**、これも大動脈弓から直接分岐するタイプもあり、左鎖骨下動脈造影で認めなくても、大動脈弓からの造影で優位な左VAがみつかることもある。

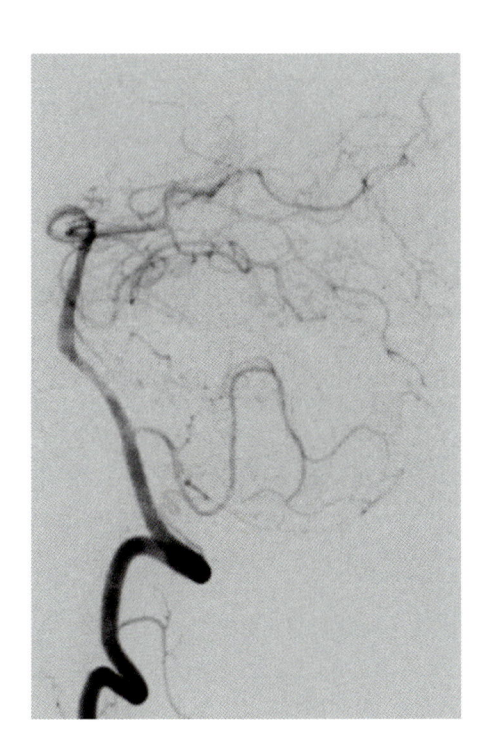

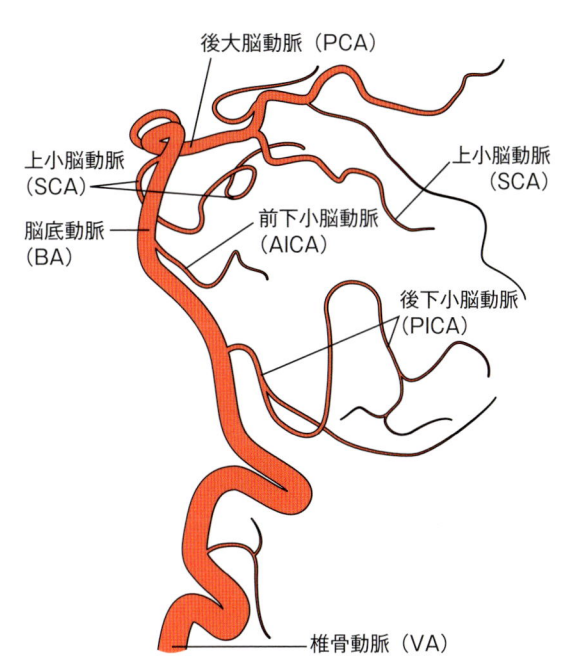

後大脳動脈（PCA）
上小脳動脈（SCA）
脳底動脈（BA）
前下小脳動脈（AICA）
上小脳動脈（SCA）
後下小脳動脈（PICA）
椎骨動脈（VA）

カテーテル中のトラブル

- 椎骨動脈（VA）は、鎖骨下動脈（subclavian artery）からの分岐部で**強く屈曲**している場合がある。同部位にカテーテルを通すと**spasm**を生じ、**wedge injection（または血流鬱滞）**を生じることがある。

（山本大輔）

7 後下小脳動脈（PICA）

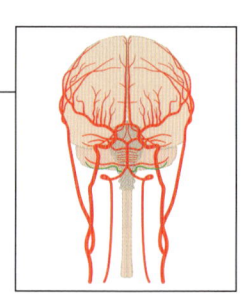

①後下小脳動脈（PICA）の解剖

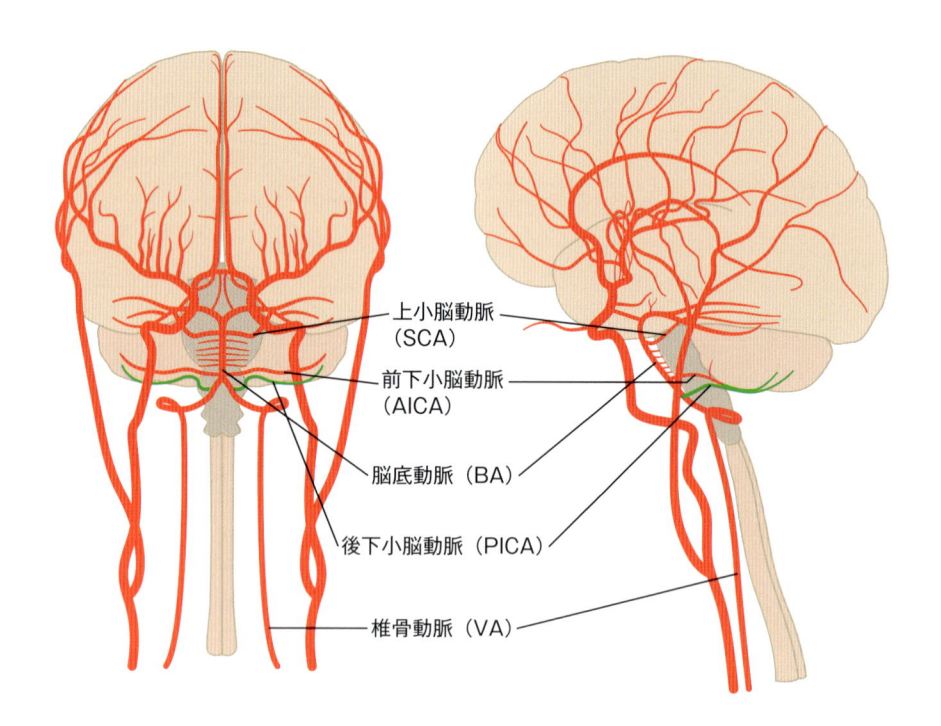

上小脳動脈（SCA）

前下小脳動脈（AICA）

脳底動脈（BA）

後下小脳動脈（PICA）

椎骨動脈（VA）

- 後下小脳動脈（posterior inferior cerebellar artery：PICA）は、**椎骨動脈（VA）V4**から分岐し、小脳後下面を栄養している血管である。
- 後下小脳動脈（PICA）の灌流域にはいくつかのバリエーションがあり、頭蓋外起始や**duplication（PICAが2本分岐していること）**などがある。片側で左右のPICA領域を灌流するものもあり、**椎骨動脈（VA）の中で最も太い分岐血管**である。

血管のトラブル

- 後下小脳動脈（PICA）の起始部からは延髄への穿通枝も分岐しており、PICAに障害を来すと**小脳**への影響（めまい、嘔吐）のみならず、**Wallenberg症候群（延髄外側症候群）**を来し、**嚥下障害、嗄声**、同側顔面の**温痛覚障害**、同側の**Horner症候群**を生じる。

カテーテル中のトラブル

●障害すると重篤な後遺症を生じる重要な血管であり、**血管撮影でも確実に認識する**必要がある。

②後下小脳動脈（PICA）撮影

●後下小脳動脈（PICA）は分岐して延髄の外側を沿うように走行し、小脳扁桃上面に沿って後方へ走行していき、最後に小脳半球や虫部に分布する。これらは遠位で前下小脳動脈（AICA）や上小脳動脈（SCA）との吻合がある。

●椎骨動脈（VA）から後下小脳動脈（PICA）が分岐してすぐ、延髄への穿通枝が分岐している。

左椎骨動脈（正面像）

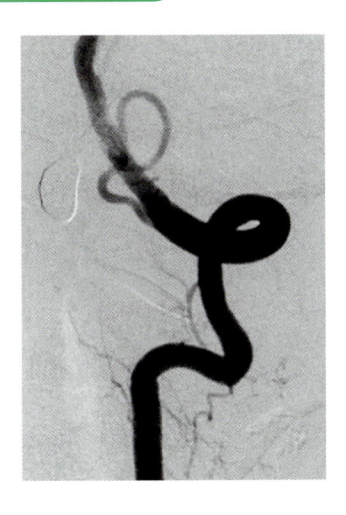
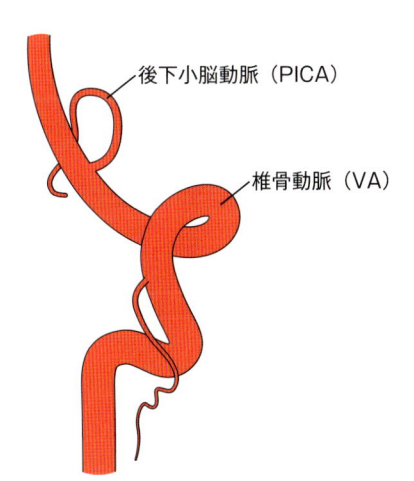

後下小脳動脈（PICA）

椎骨動脈（VA）

椎骨動脈（側面像）

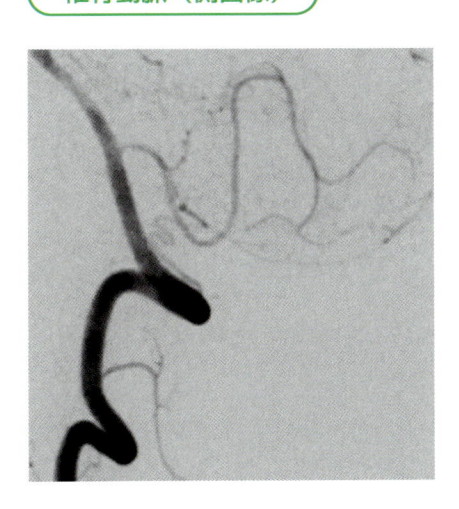
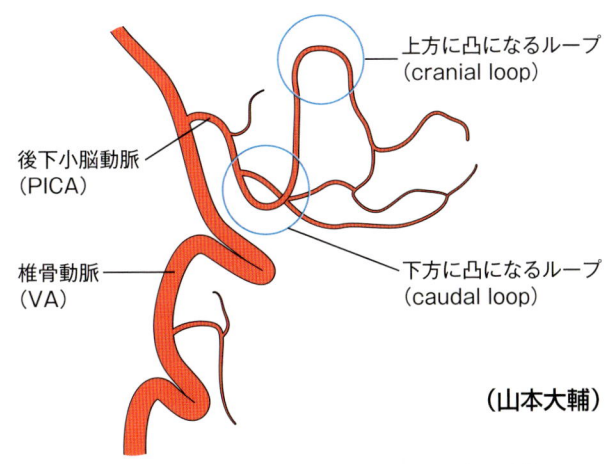

上方に凸になるループ
（cranial loop）

後下小脳動脈
（PICA）

椎骨動脈
（VA）

下方に凸になるループ
（caudal loop）

（山本大輔）

8 脳底動脈（BA）

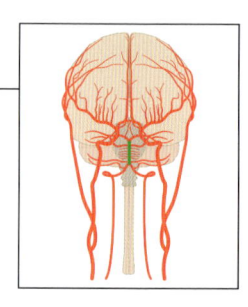

①脳底動脈（BA）の解剖

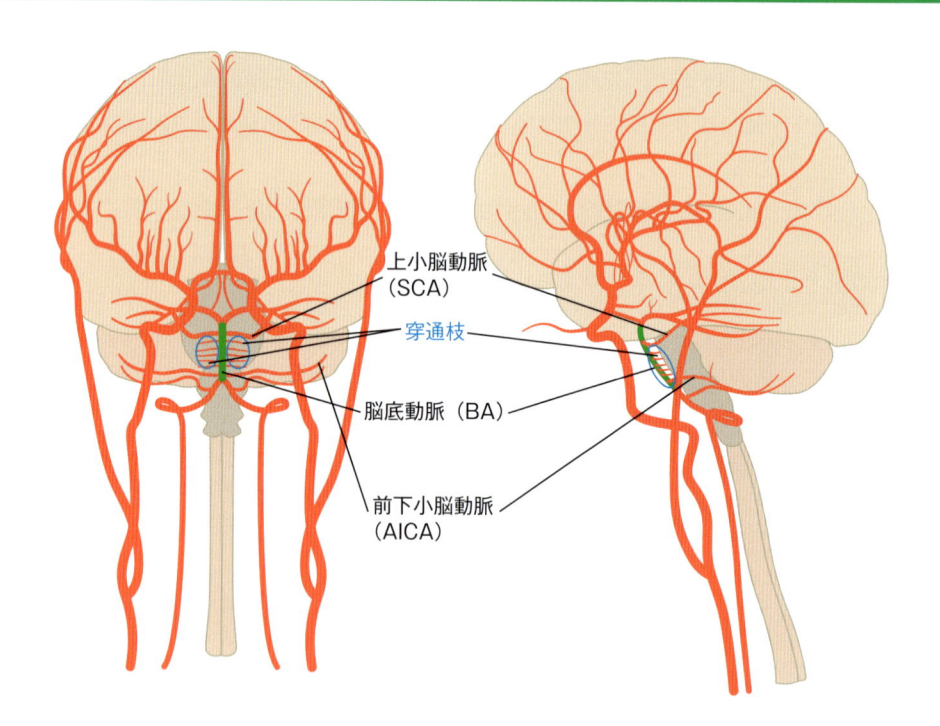

上小脳動脈
（SCA）

穿通枝

脳底動脈（BA）

前下小脳動脈
（AICA）

- 脳底動脈（basilar artery：BA）は、橋延髄溝付近で左右の椎骨動脈が合流した後に、橋前面に沿って、橋槽（pontine cistern）をやや前方に凸のカーブを描いて上行し、末端では左右の後大脳動脈に分かれる。

- 脳底動脈（BA）は脳幹部へ多数の穿通枝が分岐しており、**脳幹への血流を担う**だけでなく、前下小脳動脈（anterior inferior cerebellar artery：AICA）や上小脳動脈（superior cerebellar artery：SCA）も分岐しており、**小脳への血流**も担っている。

血管のトラブル

- 脳底動脈は、障害されると**脳幹部**や**小脳**への影響がでるため、**重篤な合併症を生じる**だけでなく、最悪の場合、**死に至る**こともある極めて重要な血管である。

②脳底動脈（BA）正面像

- 脳底動脈（BA）は、正面像で前下小脳動脈（AICA）、上小脳動脈（SCA）が分岐していることを認識できる。
- 前下小脳動脈（AICA）は、後下小脳動脈（PICA）領域まで広範に灌流するバリエーションもある。
- 穿通枝については血管撮影で認識できる部分は**全てではない**ので、**脳幹部を栄養する多数の穿通枝が存在する**ことを理解しておく必要がある。

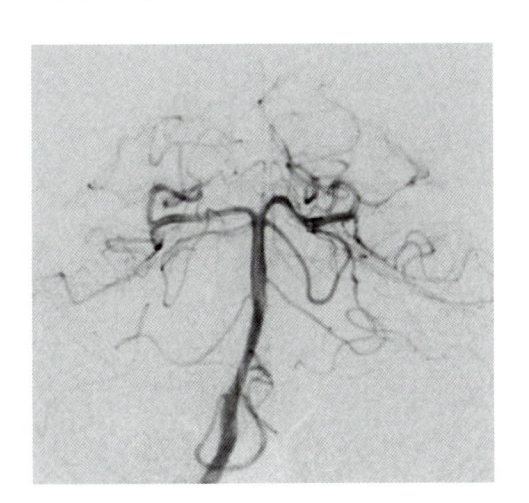

カテーテル中のトラブル

- 脳底動脈（BA）からは**多数の細い穿通枝と分岐血管**があり、マイクロワイヤーやカテーテルの不用意な迷入は、非常に危険である。

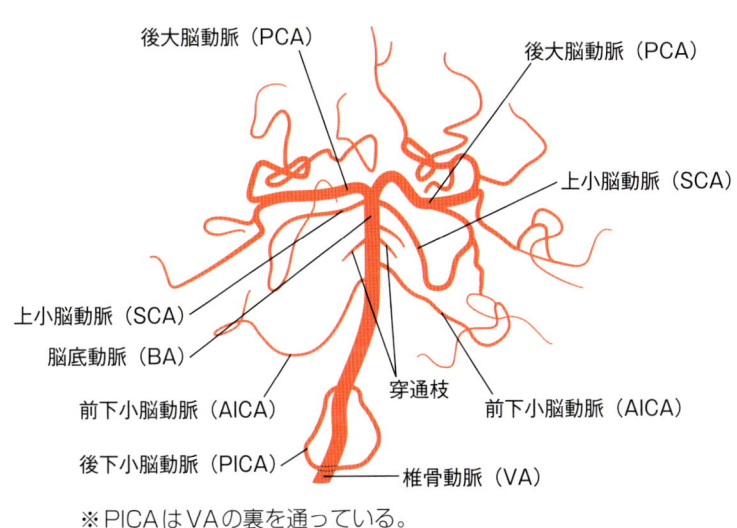

後大脳動脈（PCA）　　後大脳動脈（PCA）
上小脳動脈（SCA）
上小脳動脈（SCA）
脳底動脈（BA）
穿通枝
前下小脳動脈（AICA）　　前下小脳動脈（AICA）
後下小脳動脈（PICA）
椎骨動脈（VA）

※PICAはVAの裏を通っている。

③脳底動脈（BA）側面像

- 脳底動脈（BA）は、側面像でも**前下小脳動脈**（AICA）、**上小脳動脈**（SCA）が分岐していることを認識できる。特に**AICAと後下小脳動脈（PICA）の相補的な灌流域**を理解しやすい。
- 穿通枝については側面像でも、やはり血管撮影で認識できる部分は**全てではないので、脳幹部を栄養する多数の穿通枝が存在する**ことを理解しておく必要がある。

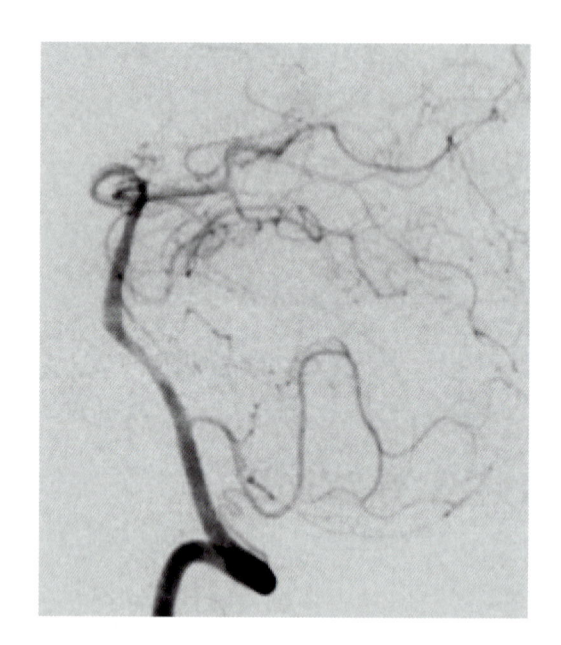

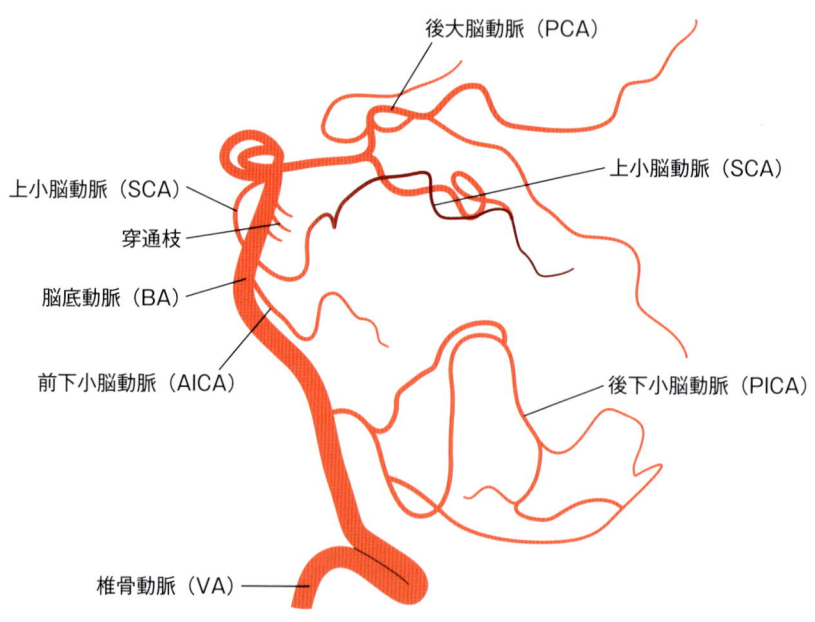

④脳底動脈からの穿通枝

脳底動脈穿通枝 分岐様式

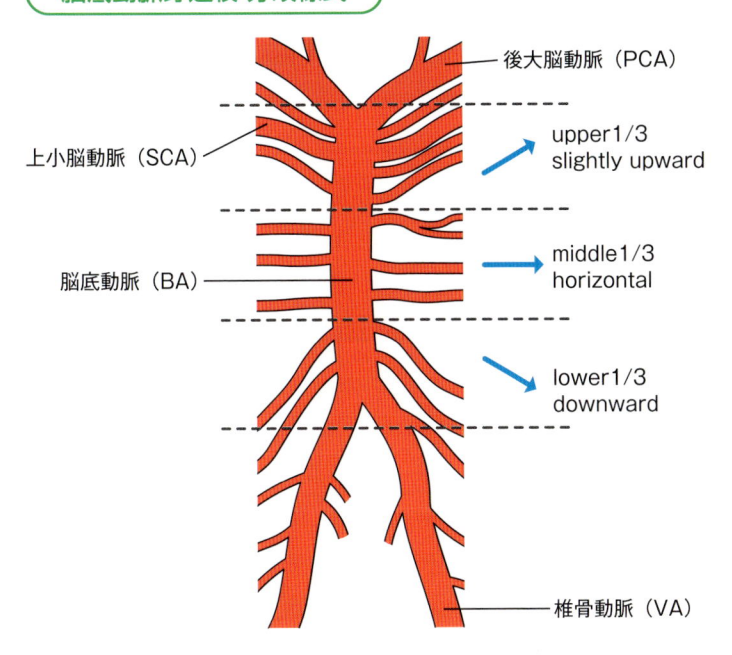

後大脳動脈（PCA）

upper1/3
slightly upward

上小脳動脈（SCA）

middle1/3
horizontal

脳底動脈（BA）

lower1/3
downward

椎骨動脈（VA）

- 脳底動脈（BA）本幹を3等分すると、穿通枝の起始部はほぼ均等に分布している。
- 上1/3は上外側へ、中1/3は水平方向へ、下1/3は下外側へ向かう。

脳底動脈穿通枝の灌流領域

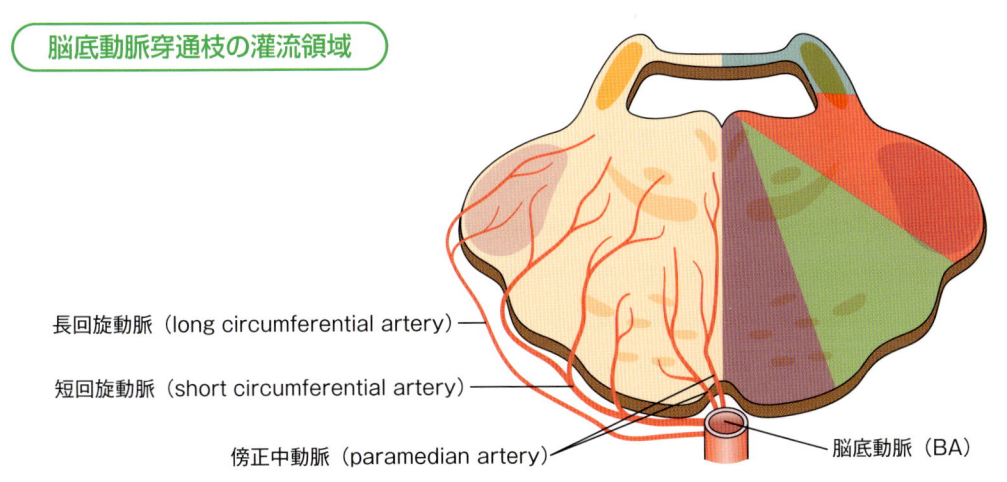

長回旋動脈（long circumferential artery）

短回旋動脈（short circumferential artery）

傍正中動脈（paramedian artery）

脳底動脈（BA）

- 脳底動脈（BA）からの穿通枝は傍正中動脈（paramedian artery）、短回旋動脈（short circumferential artery）、長回旋動脈（long circumferential artery）であり、これらは総括的に橋動脈（pontine artery）ともよばれる。
- 脳血管撮影では脳底動脈（BA）から**左右側方に向かう細い血管**だが、あまりよく**同定されない**。

（山本大輔）

9 前下小脳動脈 （AICA）

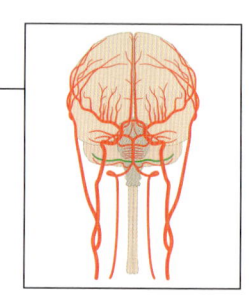

①前下小脳動脈（AICA）の解剖

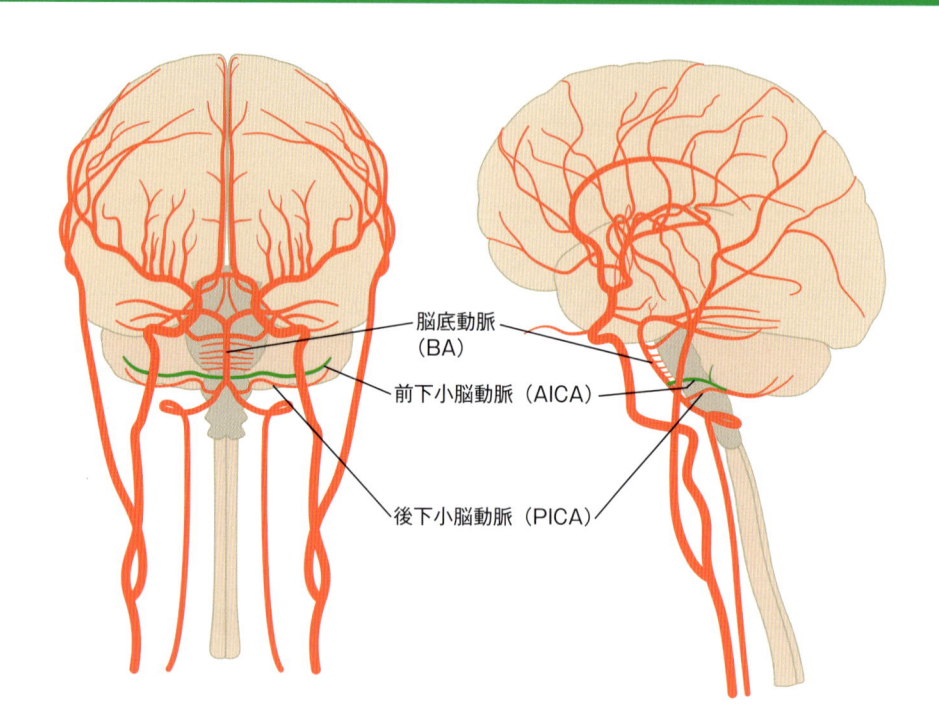

脳底動脈 （BA）

前下小脳動脈（AICA）

後下小脳動脈（PICA）

● 前下小脳動脈（anterior inferior cerebellar artery：AICA）は**脳底動脈**（BA）近位から分岐し、橋前面を外側下方へ走行していく。内耳孔の後方で 内耳動脈（internal auditory artery：IAA）や中硬膜動脈（MMA）の錐体枝（petrous branch）との吻合をもつ。

前下小脳動脈に生じる異常（低形成）

● 前下小脳動脈（AICA）と**後下小脳動脈**（posterior inferior cerebellar artery：PICA）の灌流域については**相補的な関係**があり、どちらかが発達すると**いずれかが低形成**となるため、脳血管撮影の際に低形成の有無や灌流域については確認しておく必要がある。

血管のトラブル

● 前下小脳動脈が障害されると、**小脳への血流低下**が起こり、**めまい**や**嘔吐**などの合併症を生じることもあるが、**内耳動脈（IAA）**も障害されるため、**難聴**を訴えることもある。

②前下小脳動脈（AICA）撮影

● 前下小脳動脈（AICA）は血管撮影の正面像と側面像で、十分認識可能である。AICAを同定するだけでなく、同時に**後下小脳動脈（PICA）との関係を確認**し、どちらかが低形成であれば、**相補的に発達している血管が確認できる**はずである。

左椎骨動脈（正面像）

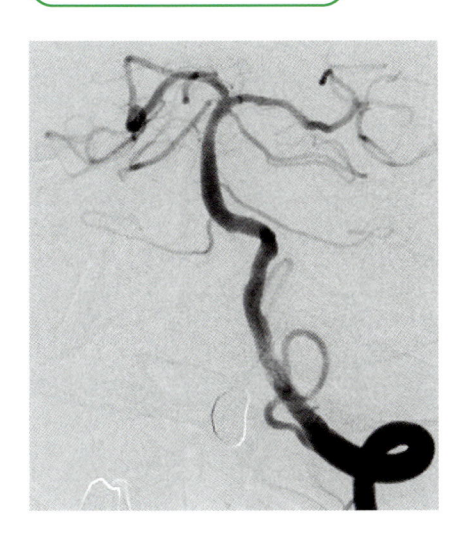
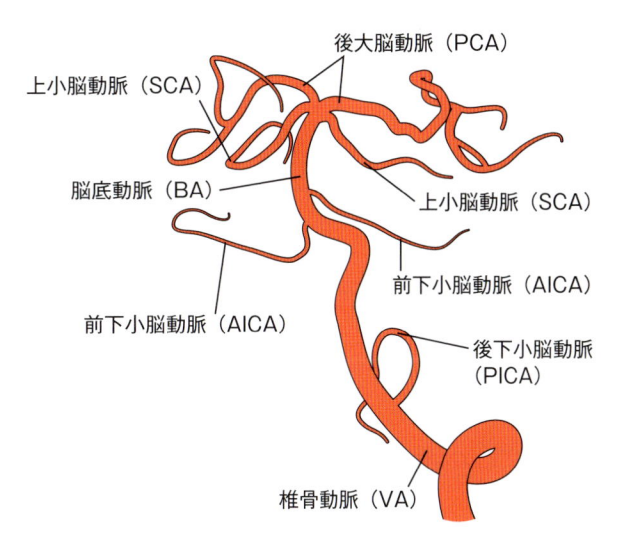

- 後大脳動脈（PCA）
- 上小脳動脈（SCA）
- 脳底動脈（BA）
- 上小脳動脈（SCA）
- 前下小脳動脈（AICA）
- 前下小脳動脈（AICA）
- 後下小脳動脈（PICA）
- 椎骨動脈（VA）

椎骨動脈（側面像）

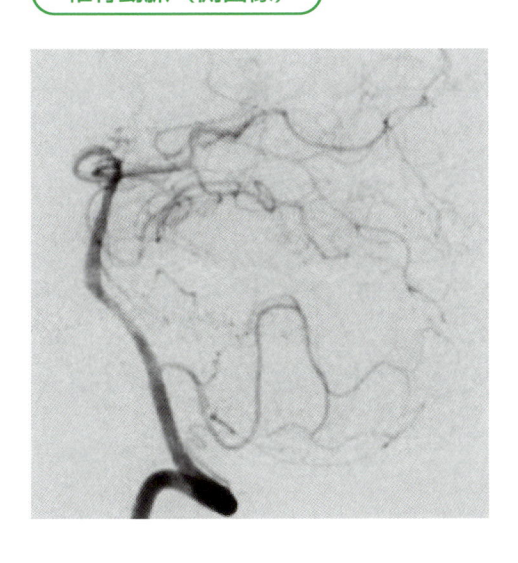
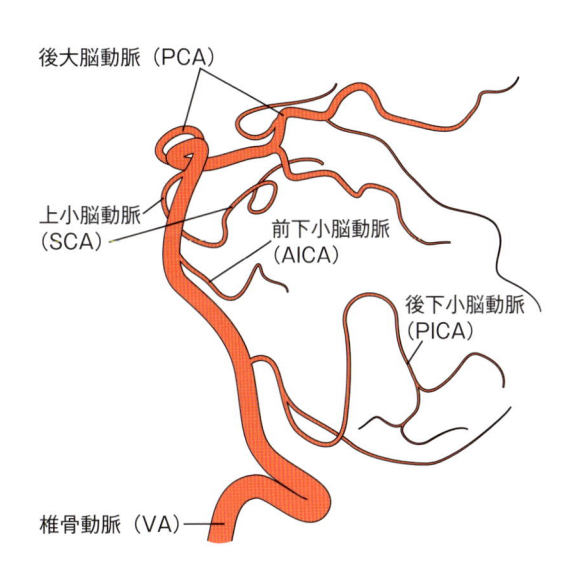

- 後大脳動脈（PCA）
- 上小脳動脈（SCA）
- 前下小脳動脈（AICA）
- 後下小脳動脈（PICA）
- 椎骨動脈（VA）

（山本大輔）

10 上小脳動脈（SCA）

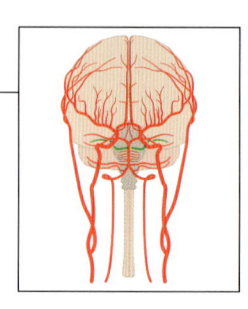

①上小脳動脈（SCA）の解剖

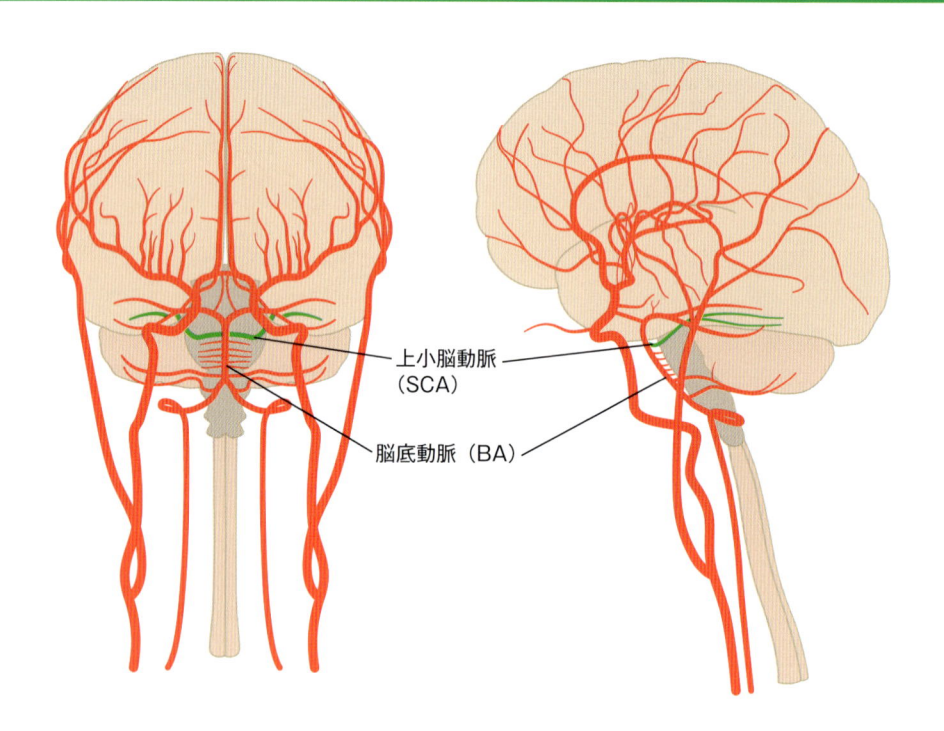

上小脳動脈（SCA）

脳底動脈（BA）

- 上小脳動脈（superior cerebellar artery：SCA）は、脳底動脈からの分岐後、大脳脚を回り、橋前槽、迂回槽、四丘体槽内へと進み中脳背側へと達し、小脳皮質枝となる。
- 橋前槽からは脳幹部への穿通枝が分枝する。皮質枝となった後は、外側辺縁動脈（lateral marginal artery）や上虫部枝（superior vermian branch）となり、分布する。
- テント外側下面へ走行する硬膜枝が存在し、横・S状静脈洞部の**硬膜動静脈瘻**で栄養血管となることがある。
- **後大脳動脈（PCA）との共通幹**をもつものがあり、30％に duplication（SCAが2本分岐している）がみられる。

②上小脳動脈（SCA）撮影

● 上小脳動脈（SCA）は血管撮影の正面像、側面像で、十分認識可能である。SCAは分岐の角度によって、**後大脳動脈（posterior cerebral artery：PCA）と重なる**こともあるので、その場合には**回転脳血管撮影による3D血管構築**が有用である。

左椎骨動脈（正面像）

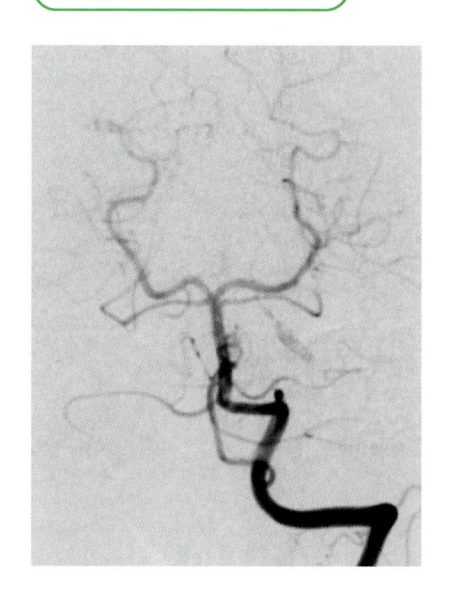
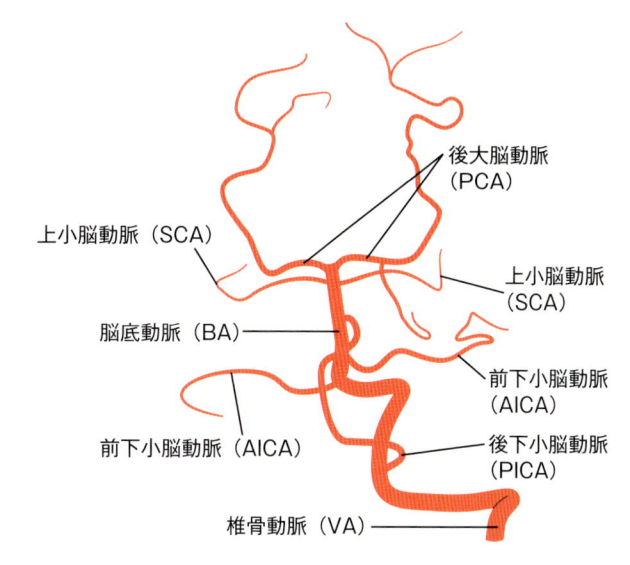

後大脳動脈（PCA）
上小脳動脈（SCA）
上小脳動脈（SCA）
脳底動脈（BA）
前下小脳動脈（AICA）
前下小脳動脈（AICA）
後下小脳動脈（PICA）
椎骨動脈（VA）

椎骨動脈（側面像）

● 矢頭のように、**duplication（SCAが2本分岐すること）**もある。

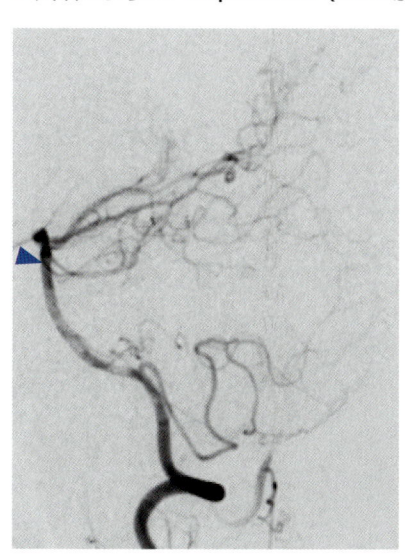
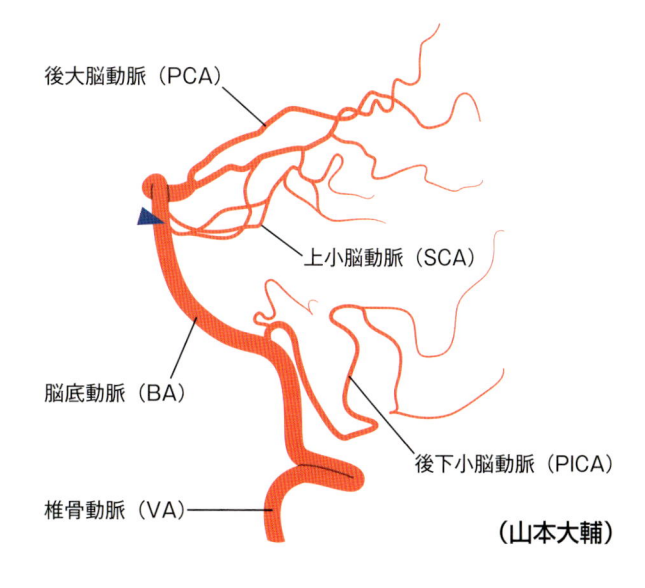

後大脳動脈（PCA）
上小脳動脈（SCA）
脳底動脈（BA）
後下小脳動脈（PICA）
椎骨動脈（VA）

（山本大輔）

11 後大脳動脈（PCA）

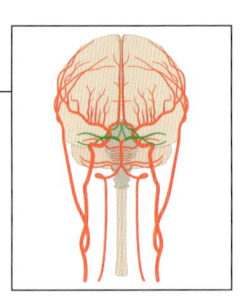

①後大脳動脈（PCA）の解剖

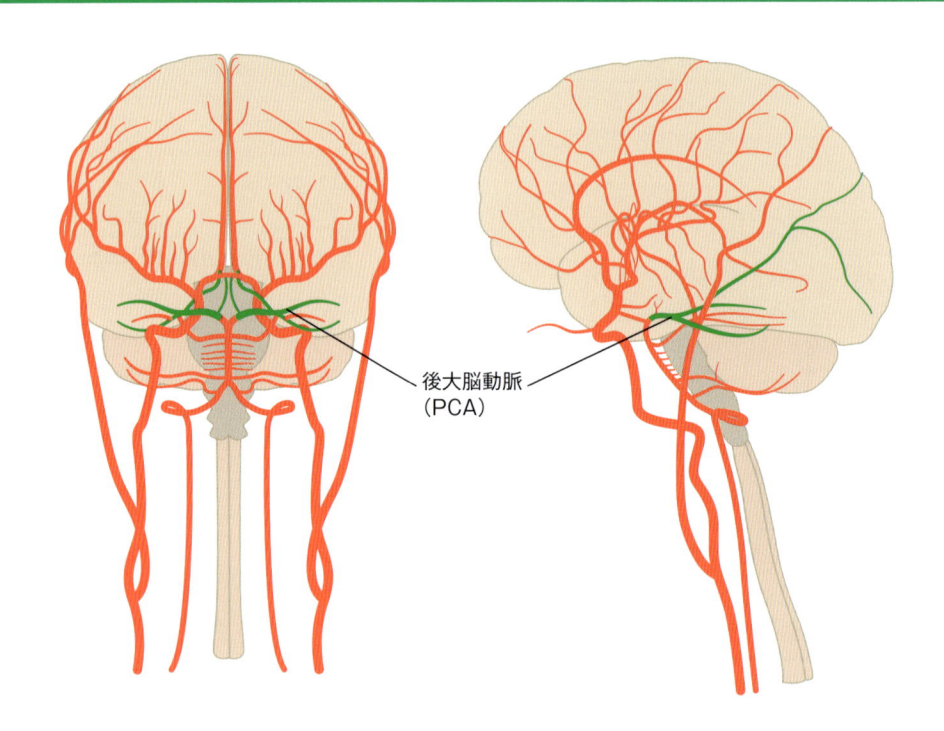

後大脳動脈
（PCA）

- 後大脳動脈（posterior cerebral artery：PCA）は脳底動脈（BA）先端部から起始し、脚間槽を走行し後交通動脈までをP1、迂回槽（ambient cistern）を走行するP2、四丘体槽（quadrigeminal cistern）を後内側に走行するP3と皮質枝であるP4に分けられる。

- P2からは皮質枝として、前／中下側頭動脈（anterior/medial inferior temporal artery）、P3からは皮質枝として後下側頭動脈（posterior interior temporal artery）、頭頂後頭葉動脈（parieto-occipital artery）、鳥距動脈（calcaline artery）が分岐する。

血管のトラブル

- 後大脳動脈が障害されると、**P1およびP2からの穿通枝**は視床や脳幹部を栄養しているため、**意識障害**を来すことがある。また皮質枝を障害すると**視野障害**を来すことが多い。

②後大脳動脈（PCA）正面像

- 脳底動脈先端またはP1から視床穿通動脈（thalamoperforating artery）が分岐し、視床内側や中脳傍正中部へ至る。P2からは視床膝状体動脈（thalamogeniculate artery）が起始し、内側・外側膝状体と視床枕を栄養する。回旋枝がP1またはP2から分岐し、長回旋動脈（long circumflex artery）は上小脳動脈（SCA）と吻合する**（p.53　後大脳動脈と穿通枝の模式図参照）**。
- ほかに、硬膜枝であるartery of Davidoff and SchechterがP1から分岐し、小脳テントへ至る。

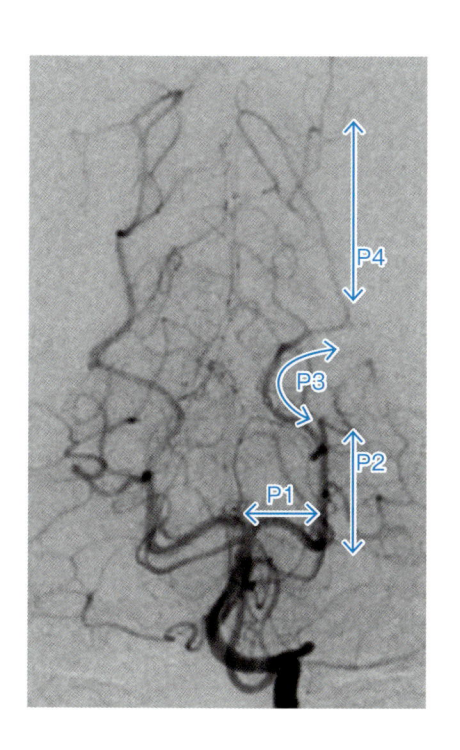

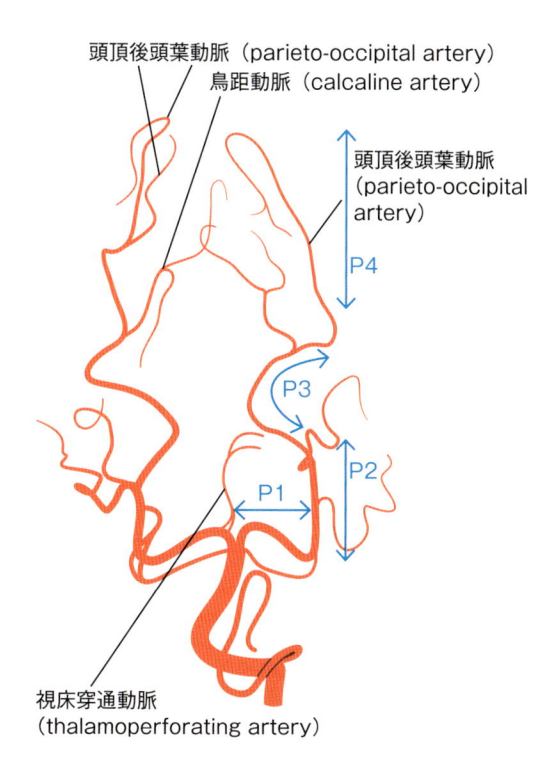

頭頂後頭葉動脈（parieto-occipital artery）
鳥距動脈（calcaline artery）

頭頂後頭葉動脈
（parieto-occipital artery）

視床穿通動脈
（thalamoperforating artery）

カテーテル中のトラブル

- 後大脳動脈（PCA）は、**脳底動脈（BA）からの分岐様式**にいくつかのvariationがあり、左右のどちらかのPCAでマイクロワイヤーやカテーテル、バルーンなどの挿入が難しい場合がある。

③後大脳動脈（PCA）側面像

- P1またはP1/P2 junctionから**内側後脈絡叢動脈**（medial posterior choroidal artery：MPCho a.）が起始する。この動脈は松果体の部位で、**側面像で「3」の字を描いて**から（tectal segment）、第三脳室の上面を前方へモンロー孔まで走行する（plexal segment）。Plexal segmentからも視床への分枝があり、**塞栓術には危険が伴う。**

- P2から起始する**外側後脈絡叢動脈**（lateral posterior choroidal artery：LPCho a.）は四丘体槽外側へと走行し、脈絡裂（choroidal fissure）から側脳室内の脈絡叢へ分布し、前方へモンロー孔に至り、内側後脈絡叢動脈（MPCho a.）と吻合する。

- 本幹または頭頂後頭葉動脈（parieto-occipital artery）から分岐する後脳梁周囲動脈（posterior pericallosal artery）は前大脳動脈（ACA）との吻合があり、**もやもや病（ウィリス動脈輪閉塞症）の側副路**としてよくみられる。

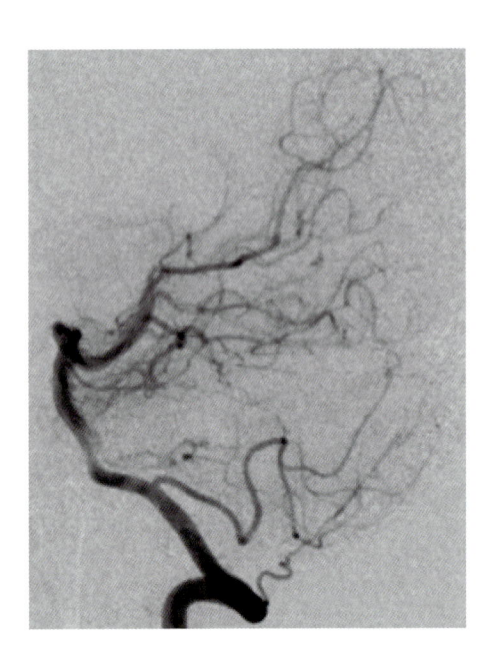
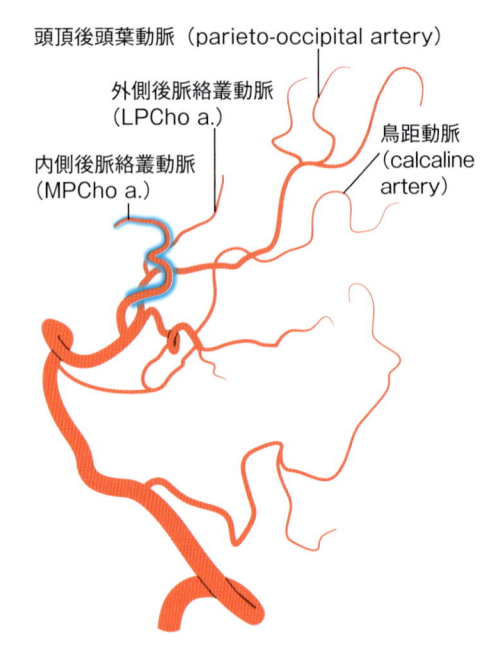

頭頂後頭葉動脈（parieto-occipital artery）

外側後脈絡叢動脈（LPCho a.）

内側後脈絡叢動脈（MPCho a.）

鳥距動脈（calcaline artery）

④後大脳動脈（PCA）からの穿通枝

後大脳動脈と穿通枝の模式図

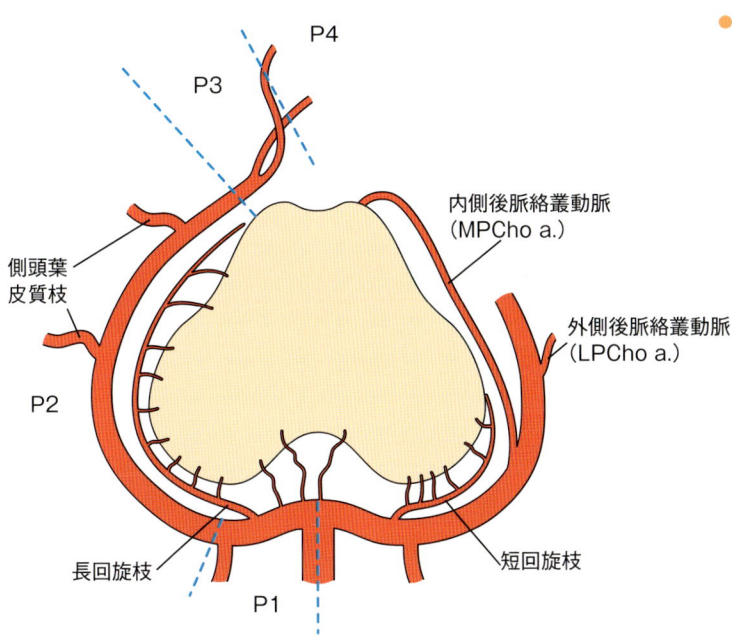

● 後大脳動脈（PCA）は後頭葉や**側頭葉後半部**のみでなく、**多数の穿通枝**から視床、中脳、脈絡叢、側脳室、第三脳室壁も灌流している。

P1からの穿通枝 模式図

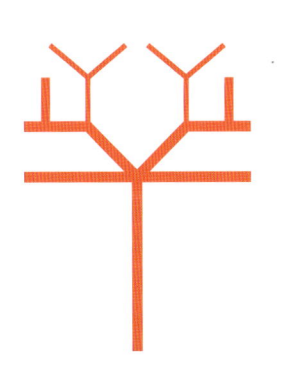

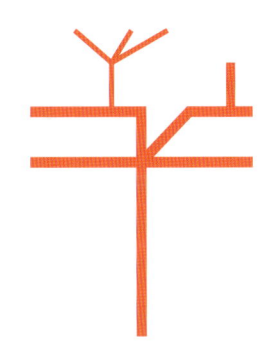

①symmetrical cranial fusion
（SCAとP1の角度が小さい：0度）

②symmetrical caudal fusion
（SCAとP1の角度が大きい）

③asymmetrical caudal fusion

● 脳底動脈（BA）先端からの分岐様式によって、**3つのtype**に分類され、それぞれの形状で穿通枝が出ている場所が概ね決まっている。

● ①②はそれぞれのP1から、③はcranial fusion側のP1から分岐することが多い。　　（山本大輔）

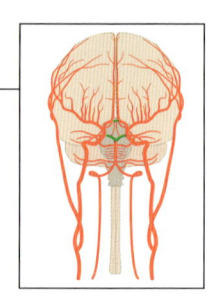

12 前交通動脈（AcomA）／後交通動脈（Pcom）

①前交通動脈（AcomA）／後交通動脈（Pcom）の解剖

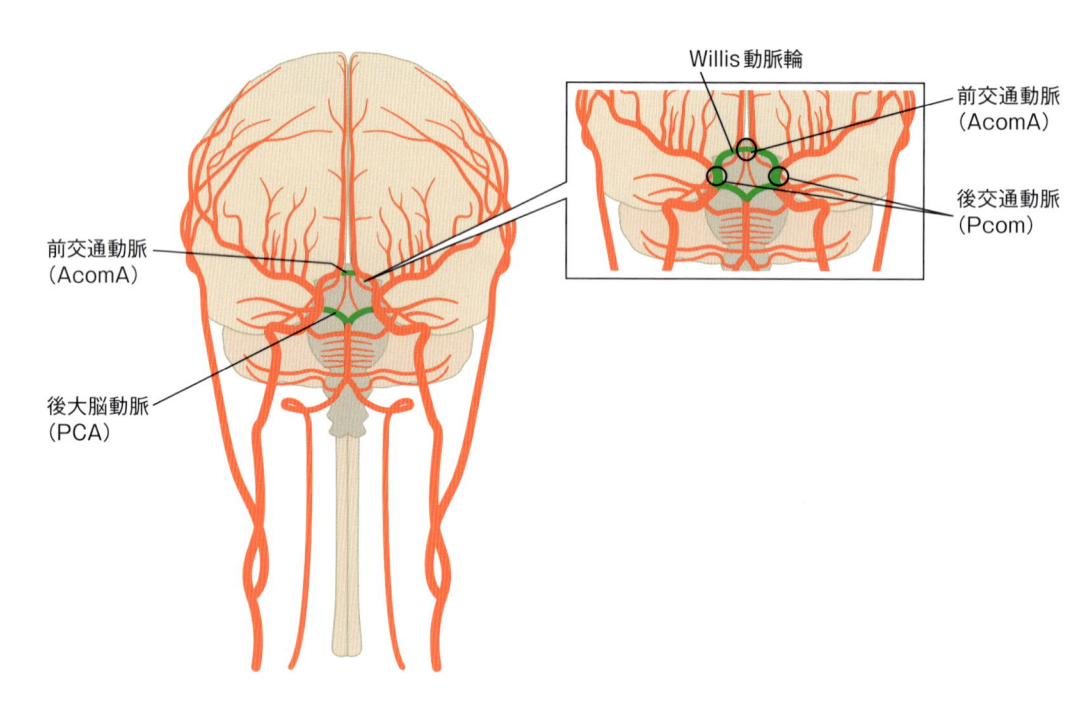

- 前交通動脈（anterior communicating artery：AcomA）は、左右の前大脳動脈（ACA）を交通する動脈であり、**Willis動脈輪**を形成する重要な血管で、A1とともに左右の内頚動脈（ICA）を結ぶ側副血行路としても大事である。
- 前交通動脈（AcomA）からは視床下部動脈（hypothalamic artery）が分岐し、近傍からはヒュブナー反回動脈が分岐している。
- 後交通動脈（posterior communicating artery：Pcom）は、ICA分岐部から後大脳動脈（PCA）に至るまでの動脈であり、前交通動脈（AcomA）とともにWillis動脈輪を形成するが、前方循環と後方循環を連絡する側副血行路となりうる。
- 後交通動脈（Pcom）からの穿通枝である前視床穿通枝（anterior thalamoperforating artery）は、視床下部、視床を灌流している。

後交通動脈に生じる疾患・狭窄・閉塞

- 後交通動脈（Pcom）の外側下方には動眼神経が走行しており、同部位の動脈瘤は**動眼神経麻痺**（瞳孔散大、眼球運動障害）を生じることがある。

②前交通動脈（AcomA）正面像

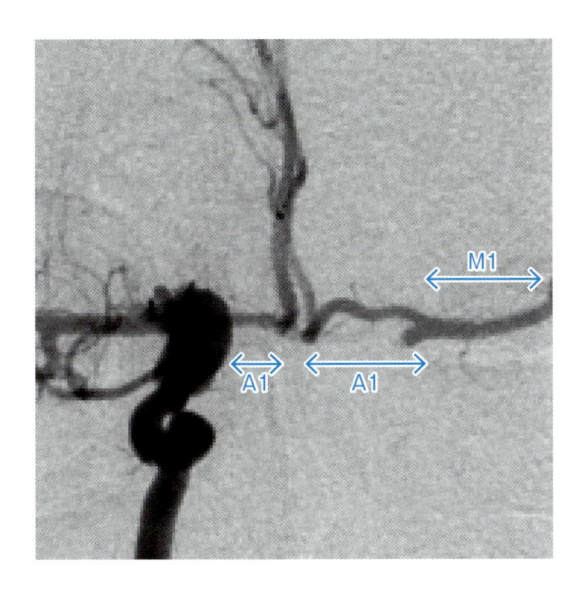

● **Matas test**（造影側と対側の頚動脈を用手的に圧迫）で内頚動脈（ICA）造影を行って、造影側から対側のICAへのcross flowが十分かどうかを評価する。これによって、前交通動脈（AcomA）やA1の発達具合を評価できる。

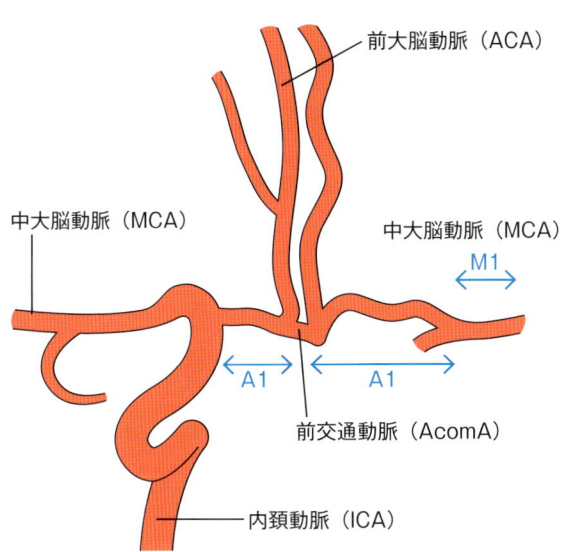

前大脳動脈（ACA）

中大脳動脈（MCA）

中大脳動脈（MCA）

M1

A1　A1

前交通動脈（AcomA）

内頚動脈（ICA）

カテーテル中のトラブル

● 前交通動脈（AcomA）も後交通動脈（Pcom）も、多くは**細い血管**であり、バルーンやステントなどの挿入には、細心の注意が必要である。

③後交通動脈（Pcom）撮影

- **Allcock test**（Pcomの評価をしたい側の頚動脈を用手的に圧迫）で優位側の椎骨動脈（VA）造影を行って、Pcomの発達具合を評価できる。**IC-PC分岐部動脈瘤（Pcom分岐部動脈瘤）**の場合には行っておくべき方法である。

左椎骨動脈 正面像

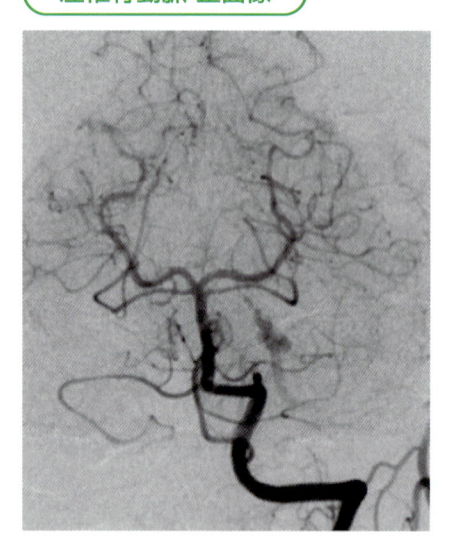
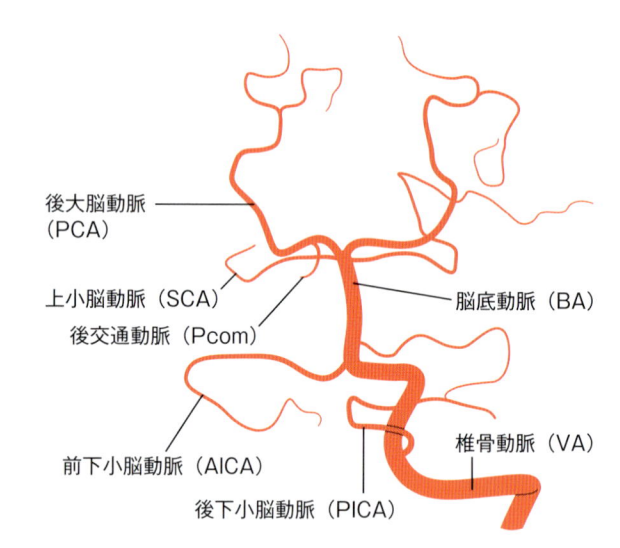

後大脳動脈（PCA）
上小脳動脈（SCA）
後交通動脈（Pcom）
脳底動脈（BA）
前下小脳動脈（AICA）
後下小脳動脈（PICA）
椎骨動脈（VA）

椎骨動脈 側面像

- ICAは、Pcomを介して**逆行性**へ造影される。

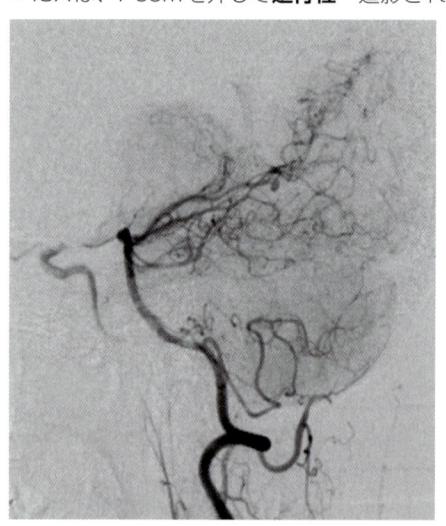
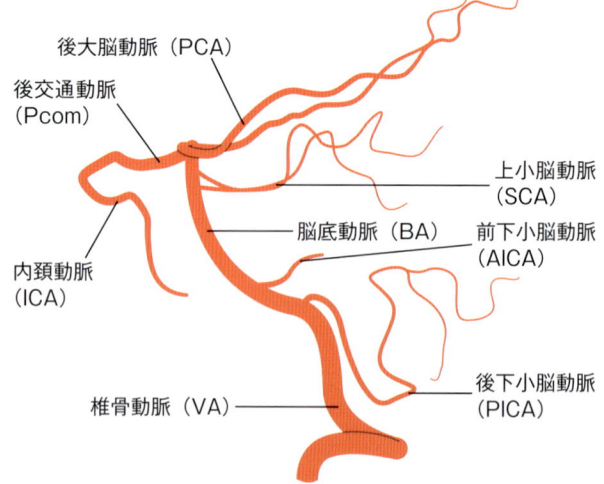

後大脳動脈（PCA）
後交通動脈（Pcom）
上小脳動脈（SCA）
脳底動脈（BA）
前下小脳動脈（AICA）
内頚動脈（ICA）
椎骨動脈（VA）
後下小脳動脈（PICA）

（山本大輔）

心臓および胸腹部主要血管

1 心臓の血管のしくみと生理

①心臓の血管のしくみ

- **心筋**：心臓が機能を果たすためには、**心筋に十分なエネルギー**（酸素に富んだ血液や栄養分など）を送ることが必要である。
- **冠動脈**：心臓の周囲を包み込んで、**心筋に血液などを供給する血管**である。

冠動脈の名称

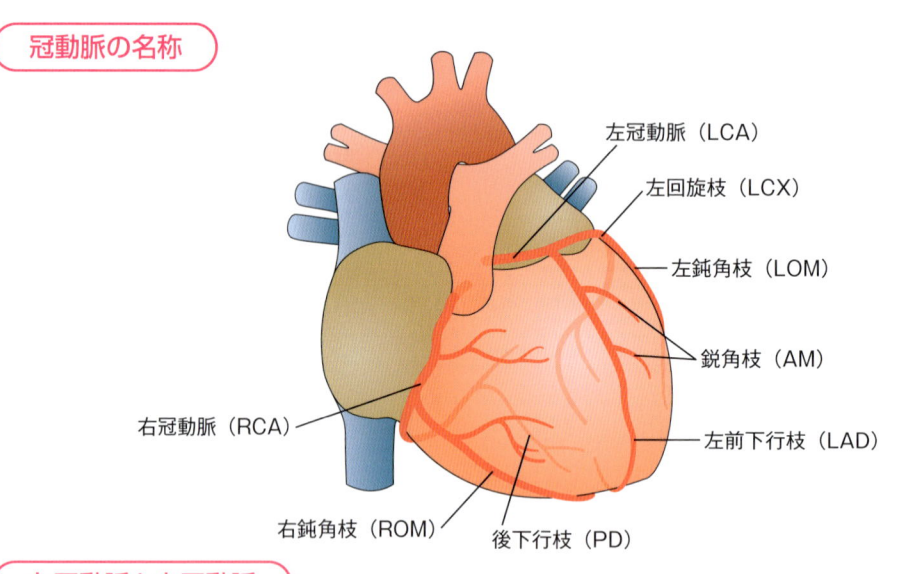

左冠動脈（LCA）
左回旋枝（LCX）
左鈍角枝（LOM）
鋭角枝（AM）
左前下行枝（LAD）
右冠動脈（RCA）
右鈍角枝（ROM）
後下行枝（PD）

左冠動脈と右冠動脈

- **左冠動脈**：心筋の左側（左心室と左心房）へ血液を供給する。左冠動脈は主幹部（LMT）から左前下行枝（LAD）と左回旋枝（LCX）へ枝分かれする。左前下行枝は心臓の左前壁側へ、左回旋枝は左側後壁へ血液を届ける。
- **右冠動脈**：右心室、右心房、および心臓の調律を調整する洞房結節、房室結節へ血液を届ける。右冠動脈は後下行枝（PD）、房室枝（AV）、鋭角枝（AM）などへ枝分かれする。また、左冠動脈前下行枝とともに心室中隔の中間部へも血流を供給している。

血管のトラブル

冠動脈疾患（狭心症、心筋梗塞）による血流障害
- 冠動脈の小さな枝は、心筋の中へ潜り込み血液を運搬しているため、冠動脈疾患（狭心症、心筋梗塞）による血流障害が起こると、**心筋への酸素、栄養の供給が減少**して**重大な心臓発作**（心不全、致死性不整脈）を引き起こすことになる。

②AHA（アメリカ心臓協会）の冠動脈分類

- 冠動脈は、血管が細かく枝分かれしていくため、**病気の場所がわかりやすいように1～15までの番号**がつけられている。
- 左冠動脈主幹部とよばれる**5番の枝は重要**で、この部位が閉塞すると**広範囲の心筋梗塞**となり、ショック状態や死に至る危険性がある。

冠動脈の枝番号

枝番号	対応する枝の部位	枝番号	対応する枝の部位
#1	右冠動脈（RCA）の起始部から鋭角枝（AM）まで2等分した近位部（通常右室枝の起始部と一致）	#8	第2中隔枝から左前下行枝（LAD）の末梢まで
#2	右室枝から鋭角枝（AM）まで	#9	第1対角枝（D1）のこと
#3	鋭角枝（鋭縁枝）から後下行枝（PD）まで	#10	第2対角枝
#4AV	房室枝（AV）	#11	左主幹部から鈍角枝（OM）まで
#4PD	後下行枝	#12	鈍角枝
#5	左主幹部（LMT）	#13	鈍角枝から後側壁枝（PL）まで
#6	左主幹部から第1中隔枝（SB）まで	#14	後側壁枝
#7	第1中隔枝から第2対角枝（D2）まで	#15	後下行枝（PD）

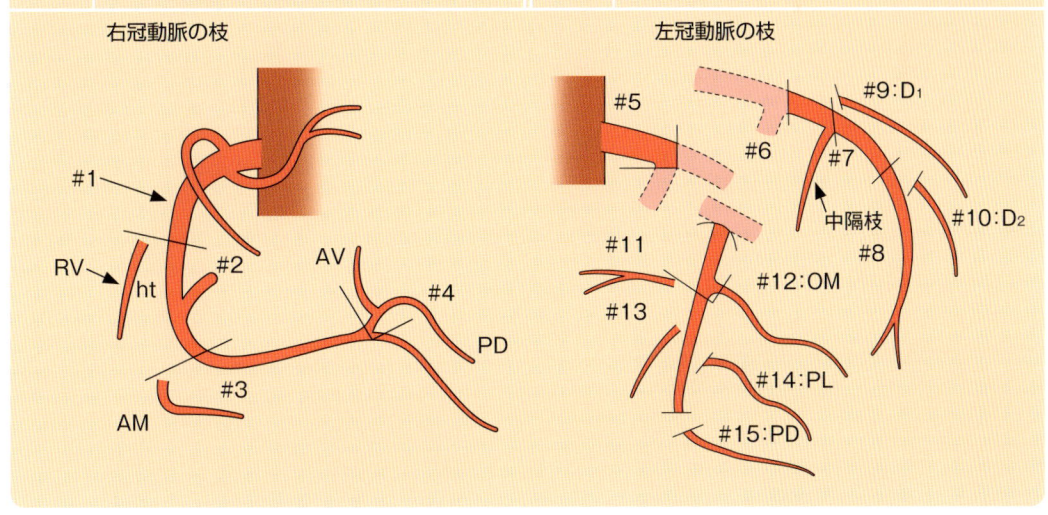

（Report of the Ad Hoc Committee for Grading of Coronary Artery Disease, Council on Cardiovascular Surgery, American Heart Association : A reporting system on patients evaluated for coronary artery disease. Circulation. 51, 1975, 5-40.）

③冠動脈の構造と血管内イメージング

- 血管の基本的な構造：冠動脈を含め、内側から**「内膜、中膜、外膜の３層の膜」**によって血管壁が構成されている。

血管内イメージング

- 虚血性心疾患の診断と治療におけるガイドとして、**血管内イメージング**が用いられており、**血管造影法**と組み合わせることで、より安全で適切な血管内治療が可能となる。ここでは簡単に血管内イメージングデバイスである**IVUS**と**OCT**を紹介する。

IVUS（血管内超音波法）

- **IVUS**（intravascular ultrasound：**血管内超音波法**）は**超音波**を用いることにより血管内部の断層画像を描出し、観察することができる。その解像度は約100～200μmである[1]。
- 先端に超音波送受信装置が搭載された細いカテーテルを血管内に挿入することで血管内の情報が得られる。

IVUSの機械

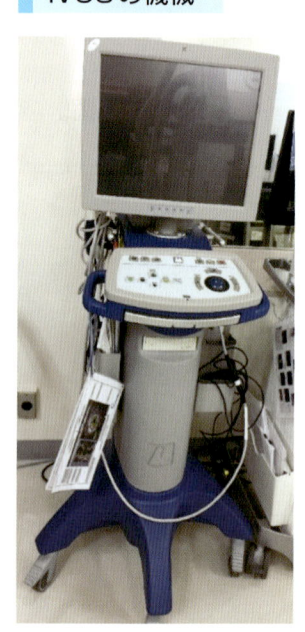

冠動脈のIVUS画像と冠動脈の図の対比

- リング状の低エコー輝度領域が**中膜**、中膜の内側に観察される高エコー輝度が**内膜**であり、中膜の外側に**外膜**が存在する。

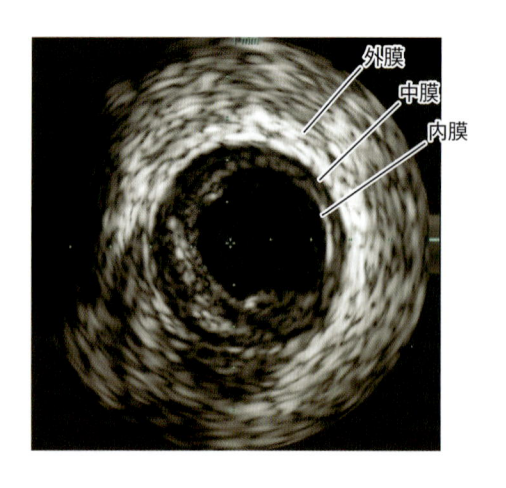

外膜
中膜
内膜

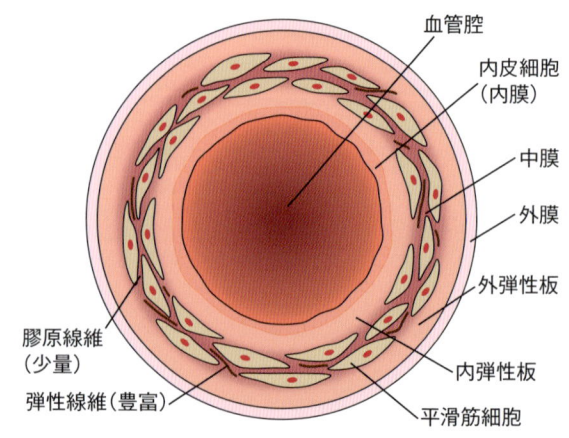

血管腔
内皮細胞（内膜）
中膜
外膜
外弾性板
内弾性板
平滑筋細胞
膠原線維（少量）
弾性線維（豊富）

OCT（光干渉断層法）

- **OCT**（optical coherence tomography：**光干渉断層法**）は、**近赤外線**を用いて血管内部を描出し、評価する検査である。
- IVUSと異なる点：撮像時、赤血球による近赤外線の減衰を避けるために**造影剤を流して冠動脈内の血液の除去をする必要がある**。IVUSと比べて**解像度が約10倍細かく**、約10〜20μmといわれ、**より詳細**な冠動脈の情報が得られる[2]。

OCTの機械

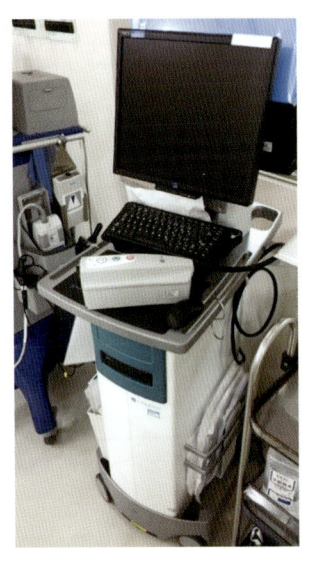

冠動脈のOCT画像と冠動脈の図の対比

- OCT画像では、内膜は均一な高輝度層、中膜は低輝度層として描出される。

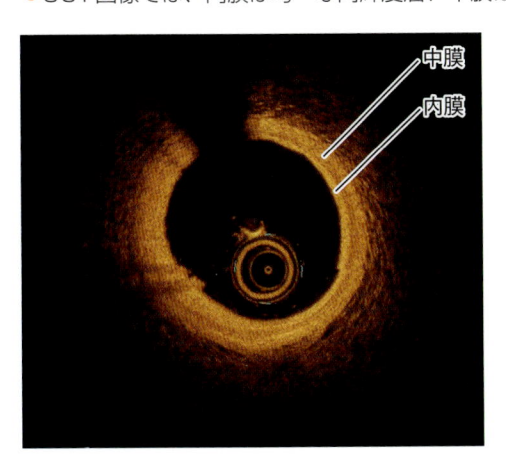

中膜
内膜

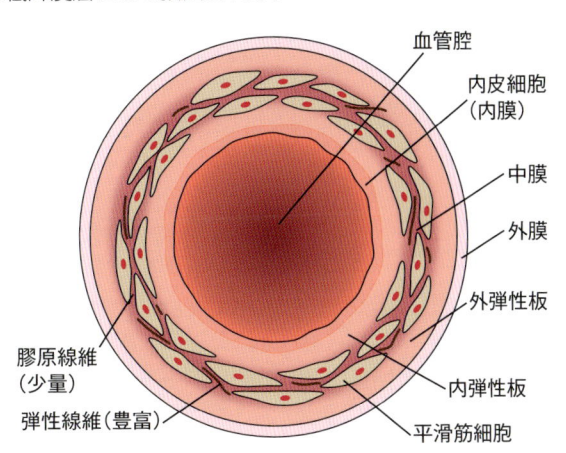

血管腔
内皮細胞（内膜）
中膜
外膜
外弾性板
内弾性板
平滑筋細胞
膠原線維（少量）
弾性線維（豊富）

IVUSやOCTから何が確認できるか？

- 術者は経皮的冠動脈インターベンション（percutaneous coronary intervention：PCI）の際、血管内イメージングデバイス（IVUSやOCT）を用いて**血管の病変性状の確認**を行ったり、血管に対して**適切な径、長さのステントを選択**したりしている。
- ステント留置後のステントの拡張や圧着の確認をしたり、血管の解離など**合併症の確認**をしたりしている。

引用・参考文献

1）森野禎浩ほか. 今さら聞けないIVUS. メジカルビュー社. 2008, 179p.
2）鈴木孝彦ほか. 光干渉断層法：新しい冠動脈イメージング. 南江堂, 2008, 128p.

（石田弘毅）

2 冠動脈（左冠動脈／右冠動脈）

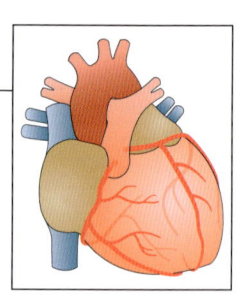

①冠動脈の治療

- **左冠動脈**：**左主幹部（LMT）**および**左前下行枝（LAD）**の特に近位部の**心筋梗塞**は重症度が高い。血行動態に強く影響するため、治療中に**血圧の低下**や**不整脈**が出現しやすい。そのため治療に関しても素早い対応が必要であり、治療段階における適切な撮像方向への変更が大事となる。
- **右冠動脈**：特に心筋梗塞において**冠動脈の閉塞**や**血流の低下**により、**徐脈性の不整脈が出現**したり、右室梗塞により低血圧を生じたりする可能性が高いので、注意が必要である。

PCIのワイヤリング

- PCIのワイヤリングは、まず**RAO Caudal 方向**か**LAO Caudal 方向**で開始され、その後、各治療標的の血管ごとに変更されるのが一般的である。
- 方向はCaudal（尾側）、Cranial（頭側）、RAO（右前斜位）、LAO（左前斜位）で示される。

冠動脈CTの診断精度

- **冠動脈CT**を用いた冠動脈狭窄の診断能：感度88％、特異度96％、陽性的中率79％、陰性的中率98％と報告されている。陰性的中率が高く、**除外診断**に有用である。
- **陽性的中率が低い原因**：**石灰化アーチファクトやモーションアーチファクト**の影響を受けてしまうことから、限界がある。

TIMI血流分類

- TIMI（thrombolysis in myocardial infarction）flow gradeは、冠動脈造影において**造影剤が責任血管を流れる速さを目測で評価する方法**であり、簡易的で予後予測において重要な情報をもつため、臨床の現場で広く使用されている。
TIMI grade 0：灌流なし。
TIMI grade 1：造影剤が末梢まで完全に造影されない。
TIMI grade 2：末梢まで完全に造影されるが、造影剤の灌流および消失の速度が遅い。
TIMI grade 3：順行性に造影剤が末梢まで速やかに通過する。

②左冠動脈の撮影

左冠動脈造影画像（斜位像、RAO 30°Caudal 30°）

- **左回旋枝（LCX）全体がよく分離される**ことから、LCXのPCI時に使用する。そのほかに**左前下行枝（LAD）の近位部の評価**が可能である。
- PCI開始時にこの撮像方向をLADかLCXをワイヤリングするのに用いることがある（後述するスパイダービュー：LAO-Caudalを用いることもある）。
- 病変がLCXの末梢の場合：**後側壁枝（PL）の分離が悪い**ため、RAO-Cranialを用いることもある。

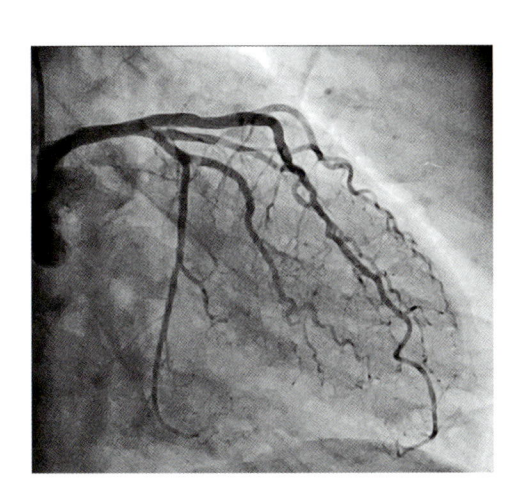

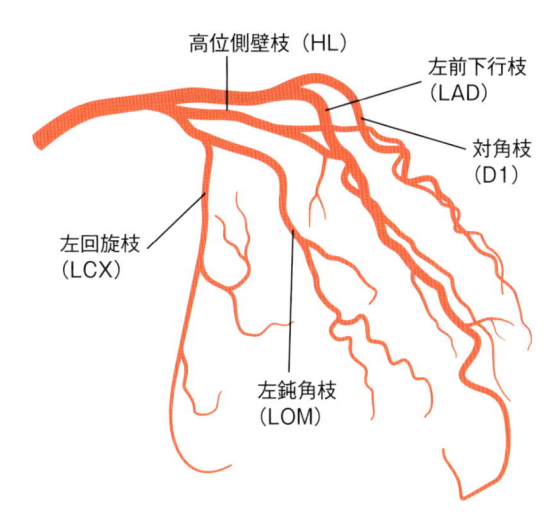

高位側壁枝（HL）
左前下行枝（LAD）
対角枝（D1）
左回旋枝（LCX）
左鈍角枝（LOM）

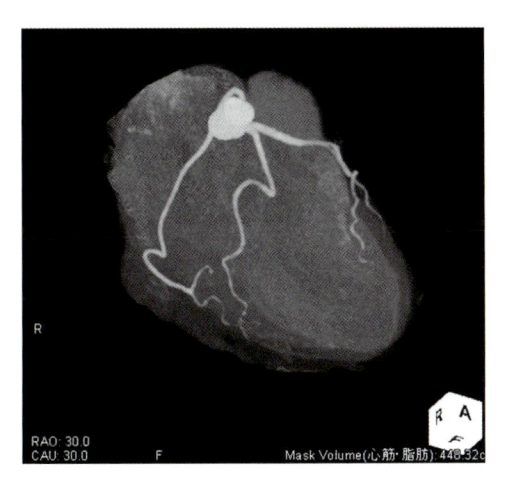

RAO: 30.0
CAU: 30.0
F
Mask Volume(心・筋・脂肪): 446.32c

左前下行枝または左回旋枝 近位部の分岐部病変の治療

- 分岐部周辺の治療を行う際は、**プラークシフト**や**カリーナシフト**が起こり、治療枝に対しての側枝側の血管が閉塞する可能性がある。そのため、**LAD治療の場合はLCXへ、LCX治療の際はLADへワイヤーを留置**しておき、閉塞した際に**再還流**できるように準備することが大事である。

- スパイダー（蜘蛛）のように見えるため、**スパイダービュー**とよばれる。
- 左主幹部（LMT）から左前下行枝（LAD）、左回旋枝（LCX）の分岐を観察する。**高位側壁枝の病変の評価**に用いられる。
- PCI開始時にこの撮像方向で**LADかLCXをワイヤリングするのに用いる**ことがある。

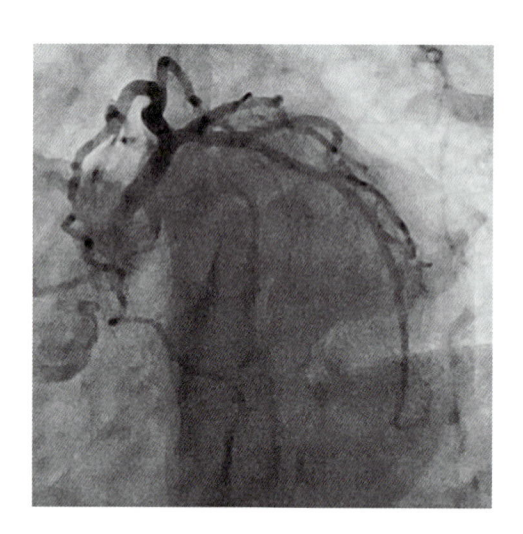
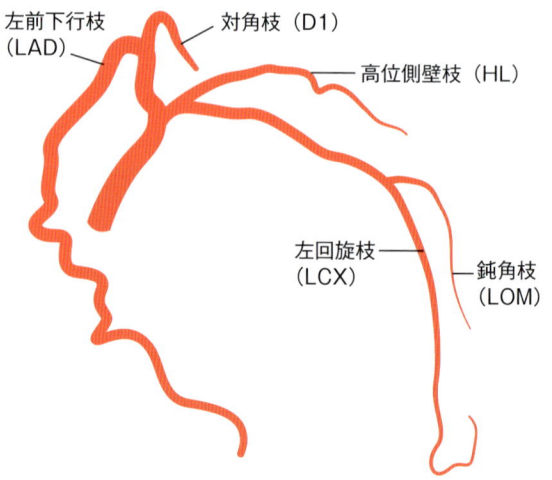

左前下行枝（LAD）　対角枝（D1）　高位側壁枝（HL）
左回旋枝（LCX）　鈍角枝（LOM）

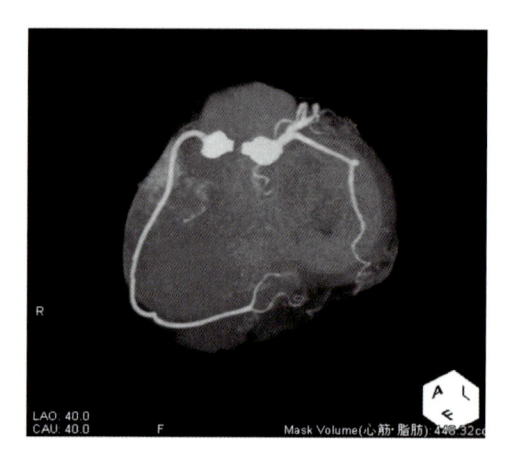

LAO. 40.0
CAU. 40.0
Mask Volume(心・筋・脂肪): 448.32cc

冠動脈の解剖学的異常

- **冠動脈起始異常**：LMTのないもの（LADとLCXの別分岐）、起始部の高いもの、低いもの、上行大動脈から起始するもの、左冠動脈が右冠尖から起始するもの、右冠動脈が左冠尖から起始するものなど、さまざまな解剖学的異常のパターンがあり、造影に難渋することがある。
- **起始部が不明な場合**：**大動脈造影**（aortography：**AOG**）で位置を確認したり、**Amplatz Lタイプの形状のカテーテル**で少しずつ場所を探って造影したりしながら**起始部を同定する**ケースもある。

左冠動脈造影画像（斜位像、LAO 30°〜50° Cranial 30°）

- 左前下行枝（LAD）中間部、対角枝、左回旋枝（LCX）を観察する。
- 左主幹部（LMT）入口部の狭窄の有無：スパイダービュー（LAO-Caudal）と併せて確認できる。
- 横隔膜と重なることがあるので、**深吸気に撮影する**とよいこともある。
- **RCAへの側副血行路**を追って造影するのに使用することもある。
- LADのワイヤリングをこの撮像方向で行うこともある。

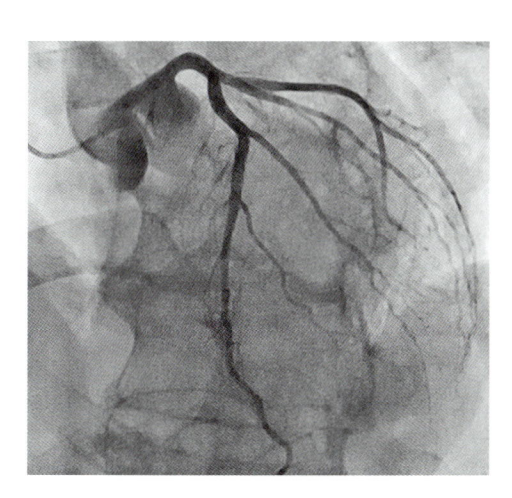

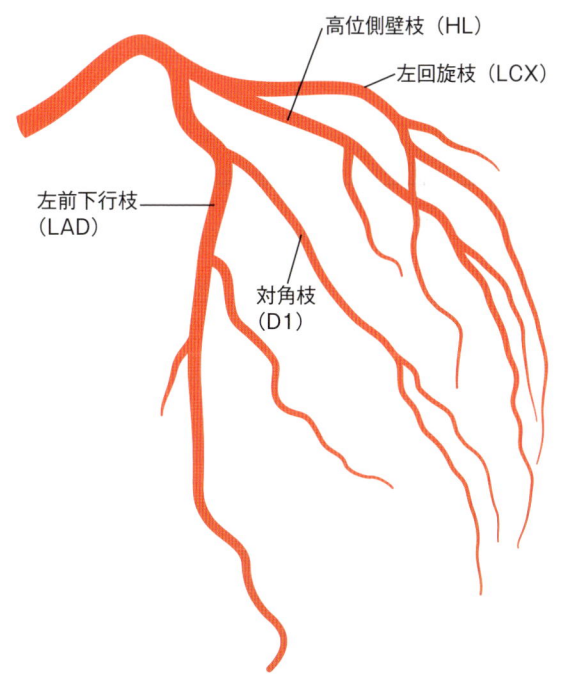

高位側壁枝（HL）
左回旋枝（LCX）
左前下行枝（LAD）
対角枝（D1）

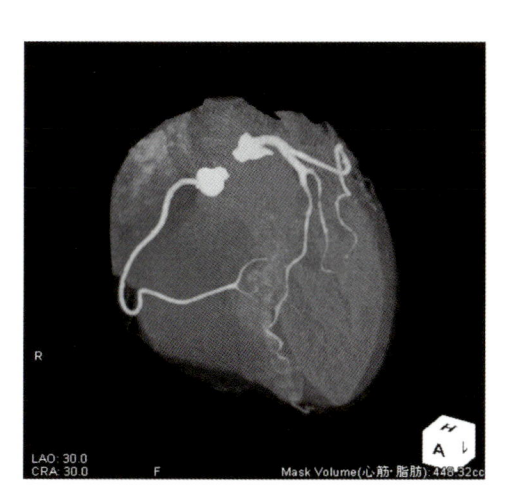

- **左前下行枝（LAD）の中間部と遠位部**を見る。
- LADのPCI時によく用いられる。左回旋枝（LCX）の後側壁枝（PL）の分離がよい。

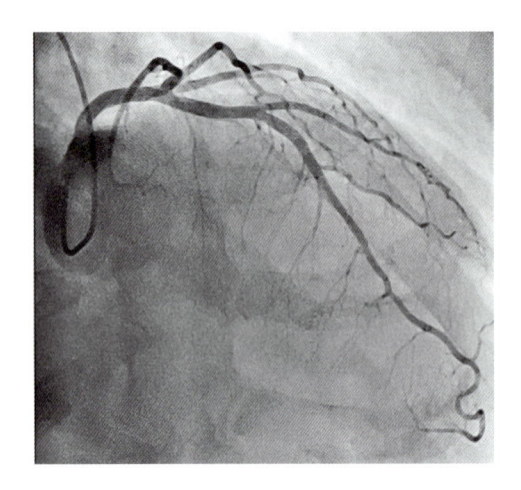

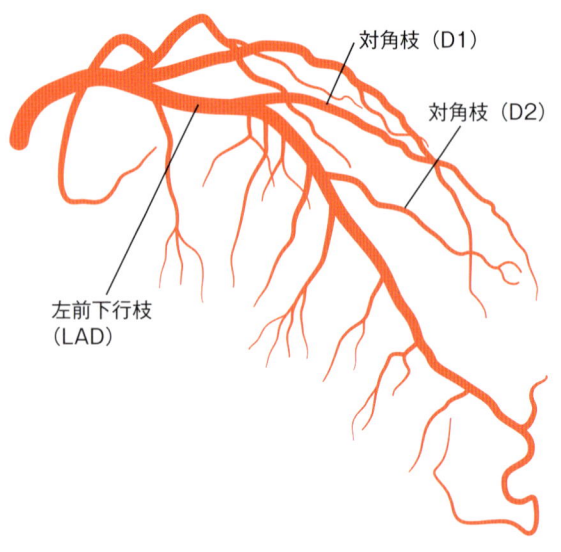

対角枝（D1）

対角枝（D2）

左前下行枝
（LAD）

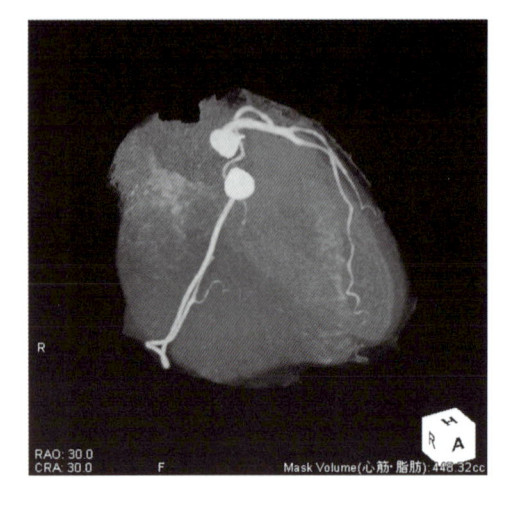

冠血流予備比（FFR）

- **冠血流予備比**（fractional flow reserve：**FFR**）は、冠動脈の狭窄遠位部圧と狭窄近位部圧の比である。FFRは造影のみで判断するのではなく、冠動脈内圧の侵襲的生理学的指標をもとに心筋虚血を証明してPCIの必要性を判定する重要な方法のひとつである。
- **FFRの測定**：冠動脈にプレッシャーワイヤーを通して測定する。
- **PCIの適応**：FFRが0.80以下であるとPCIの適応となる。

③右冠動脈の撮影

右冠動脈造影画像（斜位像、LAO 30°Cranial/Caudal 0°）

- 右冠動脈の造影は、まず**右冠動脈（RCA）全体がよく観察できる**この方向を撮影する。
- **RCA近位部**のPCIでも用いる。

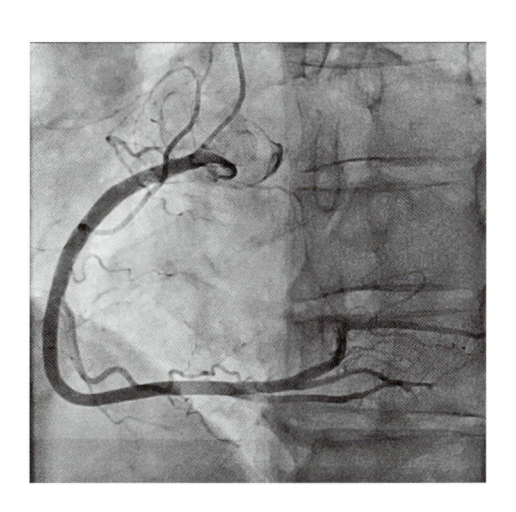

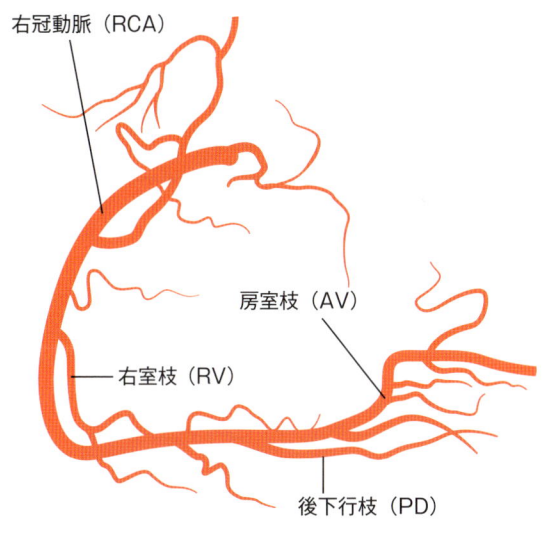

右冠動脈（RCA）

房室枝（AV）

右室枝（RV）

後下行枝（PD）

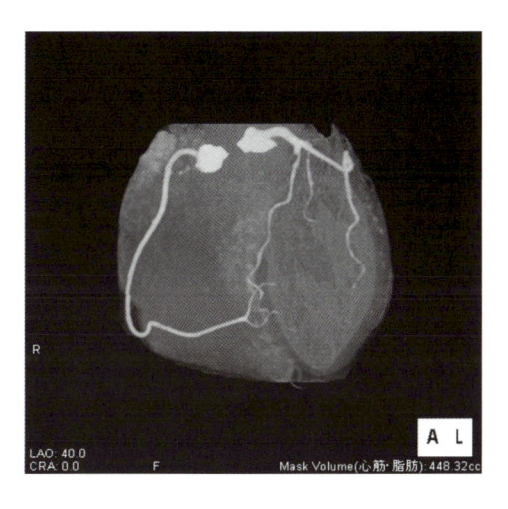

LAO: 40.0
CRA: 0.0   F   Mask Volume(心筋·脂肪):448.32cc
R
A L

カテーテル中のトラブル

冠動脈解離
- カテーテル検査や治療の際に**冠動脈の近位部に****プラーク**があった場合、**カテーテル自体**で血管を解離させるリスクがある。
- 解離が起こった場合：狭窄や閉塞を防ぐために、ステントを解離部に追加留置することもある。重要なことは、造影において解離が生じた場合、**早期にその画像所見（スリット画像）**に気付き、評価し、対処することである。

右冠動脈造影画像（斜位像、LAO 30°Cranial 30°）

● **4AV（房室枝）、4 PD（後下行枝）の分離**がよく、同部位への PCI にも適している。

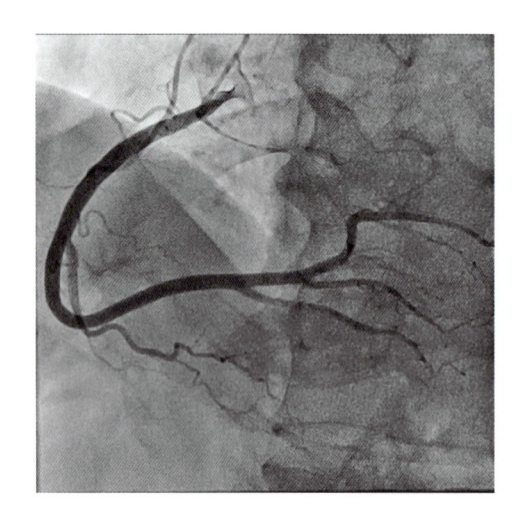

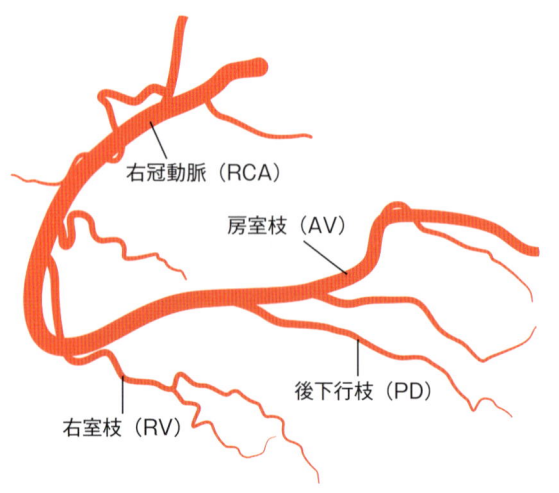

右冠動脈（RCA）

房室枝（AV）

後下行枝（PD）

右室枝（RV）

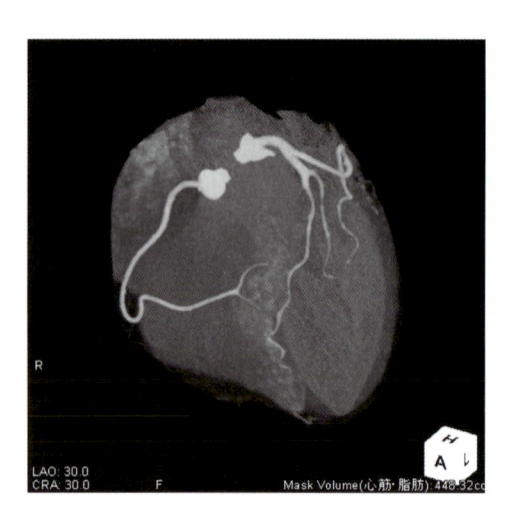

LAO: 30.0
CRA: 30.0　　　F　　　Mask Volume(心筋・脂肪)：448.32cc

カテーテル中のトラブル

ヘパリン起因性血小板減少症（HIT）

● ヘパリン起因性血小板減少症（heparin-induced thrombocytopenia：HIT）とは、**ヘパリンの投与**がきっかけで発症する**血栓性の血小板減少症**である。

● PCI 中の対応：稀に、HIT では、PCI 中に次々と血栓が形成され、対処に難渋する原因となることがある。**PCI 中に HIT を併発すると致死的状況となりうる**ため、臨床的に HIT を疑うときは血清学的診断を待つことなく、ヘパリンの中止とアルガトロバン投与による **HIT に準じた適切な治療を行う**ことが重要とされる。

右冠動脈造影画像（斜位像、RAO 30° Cranial/Caudal 0°）

● **右冠動脈（RCA）近位部**の観察に用いる。

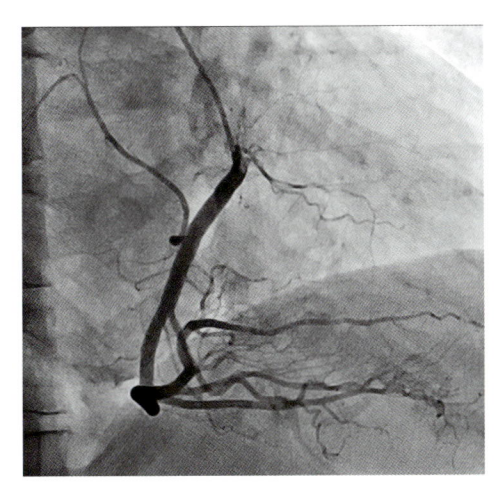

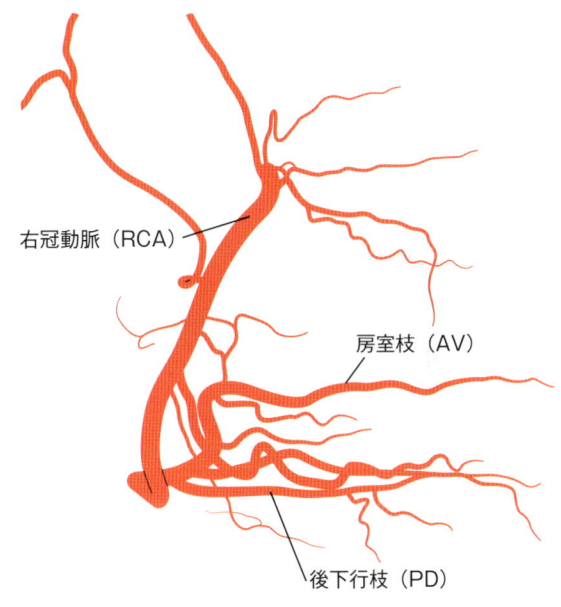

右冠動脈（RCA）

房室枝（AV）

後下行枝（PD）

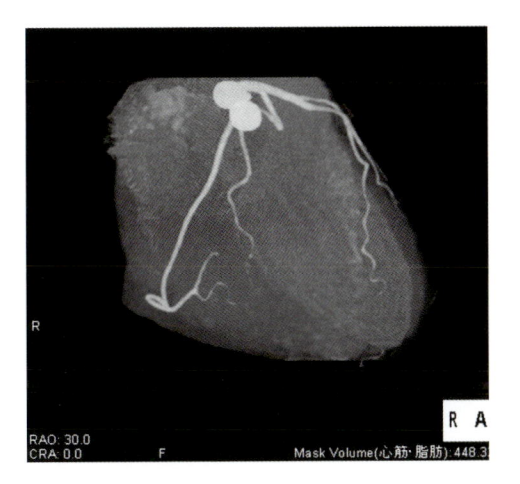

【 引用・参考文献 】

1）Kern, MJ. Cardiac Catheterization Handbook. 6th ed. Philadelphia, Elsevier, 2016, 492p.

（石田弘毅）

3 上行大動脈（AAo）

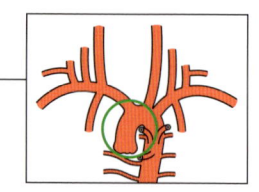

①上行大動脈（AAo）の解剖

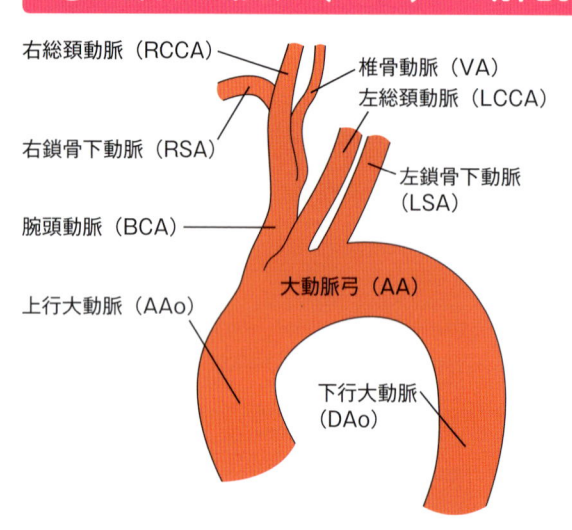

右総頚動脈（RCCA）
椎骨動脈（VA）
左総頚動脈（LCCA）
右鎖骨下動脈（RSA）
左鎖骨下動脈（LSA）
腕頭動脈（BCA）
大動脈弓（AA）
上行大動脈（AAo）
下行大動脈（DAo）

- 上行大動脈：上行大動脈（ascending aorta：AAo）は、**左心室**から起始し、上行した後、**大動脈弓**へ移行する。**長さは約5cm**であり、体循環における最初の血管である。次に胸部上方で脊椎の左横方向に向かいつつ頭部、上肢に血液を送って脳や腕に栄養を運ぶ重要な3本の血管（腕頭動脈、左総頚動脈、左鎖骨下動脈）を分枝する。
- 血管壁：**内膜、中膜、外膜**よりなる。外膜は**心外膜**より続いているので、上行大動脈は**線維性心膜**により包まれていることとなる。

上行大動脈の撮影

- 心電図非同期CTAでは、拍動のモーションアーチファクトにより、特に上行大動脈での診断能が低下する。大動脈基部を含めた詳細な情報が必要な場合は、心電図同期CTAを検討する。

上行大動脈の3D-CTA（正面像）

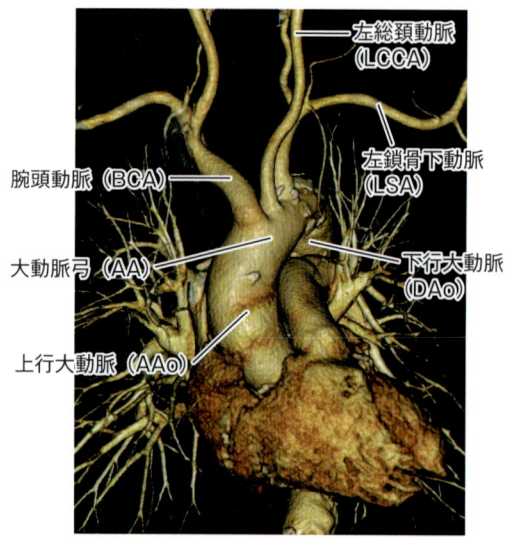

左総頚動脈（LCCA）
腕頭動脈（BCA）
左鎖骨下動脈（LSA）
大動脈弓（AA）
下行大動脈（DAo）
上行大動脈（AAo）

上行大動脈の3D-CTA（斜位像、LAO 60°）

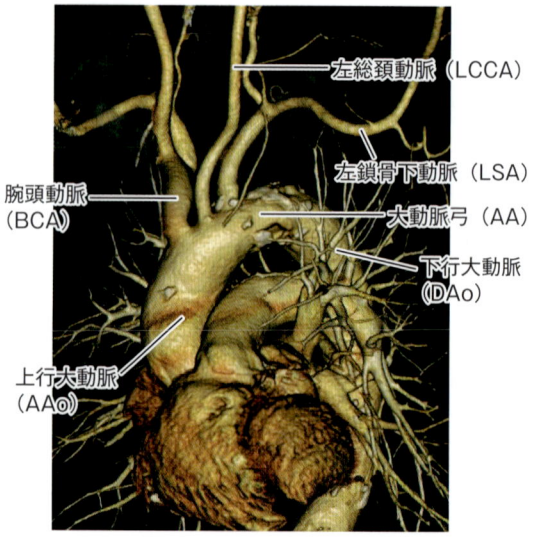

左総頚動脈（LCCA）
腕頭動脈（BCA）
左鎖骨下動脈（LSA）
大動脈弓（AA）
下行大動脈（DAo）
上行大動脈（AAo）

バルサルバ洞

- **上行大動脈の起始部の膨隆部**：上行大動脈の起始部の膨隆部は**バルサルバ洞**とよばれる。
- 左バルサルバ洞から左冠動脈（LCA）が、右バルサルバ洞から右冠動脈（RCA）が分枝している。

バルサルバ洞から分岐している冠動脈の3D-CTA

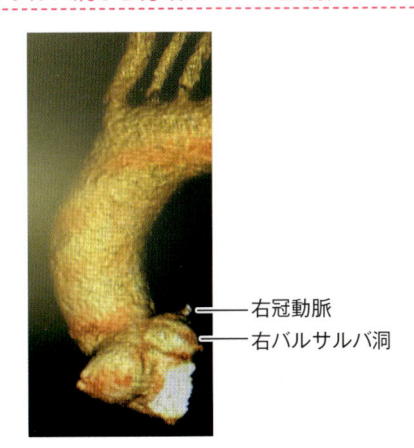

右冠動脈
右バルサルバ洞

②上行大動脈（AAo）に生じる疾患

胸部大動脈瘤

- 胸部大動脈瘤は、大動脈が**こぶのように病的に膨らんだ状態**（30〜40mm以上）を指し、**大動脈の壁が弱くなっている部分が膨らんでできる**と考えられている。
- 胸部大動脈瘤の原因：動脈硬化、高血圧、喫煙、高脂血症、糖尿病、遺伝などさまざまな要因が関係する。
- 紡錘状瘤と嚢状瘤：大動脈瘤はその形状から全体的に膨らんだ**紡錘状瘤**と、部分的に膨らんだ**嚢状瘤**があり、**嚢状瘤のほうが破裂の危険性が高い**とされる。

紡錘状の上行大動脈瘤の3D-CTA（側面像）

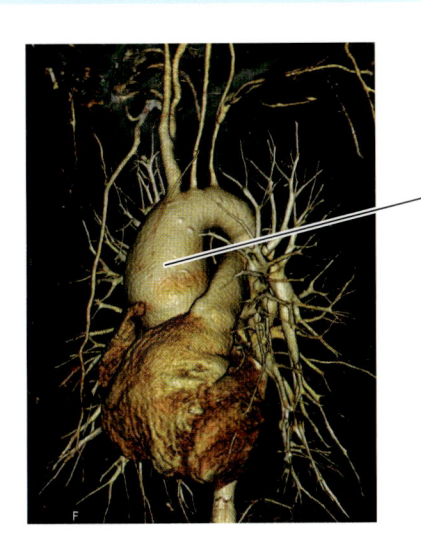

膨らんだ
紡錘状瘤

紡錘状の上行大動脈瘤の造影画像（矢状断）

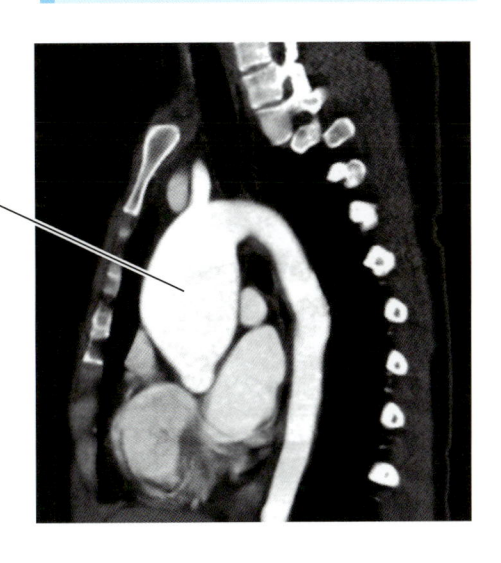

- 大動脈は**内膜**、**中膜**、**外膜**の3層構造からできており、何らかの原因で**中膜が裂けて、もともとは大動脈壁であった部分に血液が流れ込む状態を大動脈解離**という。**血管が破裂**するほかに、大動脈から枝分かれする**重要な血管の血流が障害**されてさまざまな症状を呈する。

偽腔開存型のＡ型大動脈解離の造影画像（矢状断）

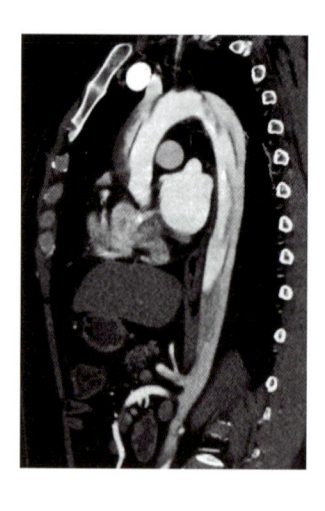

- 上行大動脈から下行大動脈まで解離が及んでいる。
- 上行大動脈に解離が及ぶ**Ａ型解離**では**緊急手術**が必要になることが多い。

③上行大動脈（AAo）が関与する血管内治療

弓部大動脈瘤に対するTEVAR（ステントグラフト内挿術）

- **腕頭動脈**に合うように開窓し、**上行大動脈**にステントグラフトがlandingしている。
- TEVAR（thoracic endovascular aortic repair）のzone分類に関しては、大動脈弓（p.76）を参照。

Zone 0 TEVARの造影画像（斜位像、LAO 60°）

- 頸部分枝の**分岐**が見やすい。

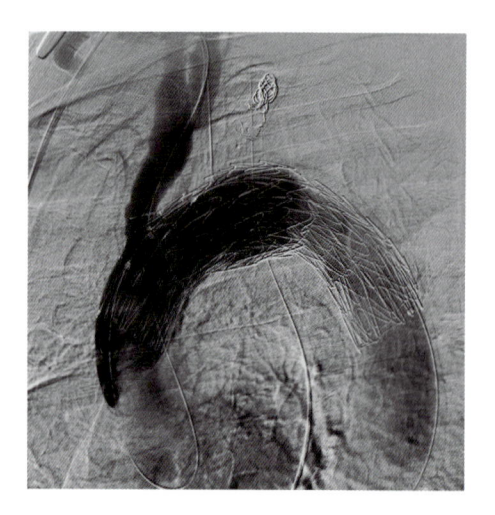

Zone 0 TEVARの造影画像（斜位像、RAO 30°）

- 動脈瘤内への**エンドリーク（漏れ）**がわかりやすい。

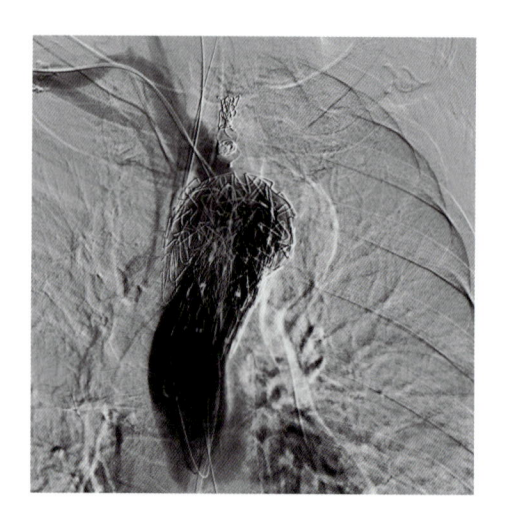

TEVAR後の3D-CTA（斜位像、LAO 60°）

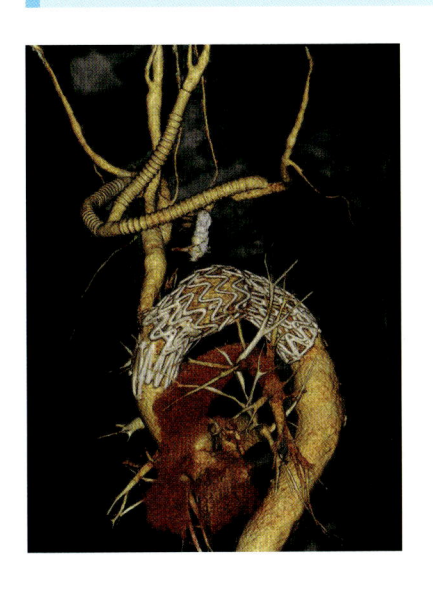

- 右腋窩動脈から左腋窩、左総頚動脈にバイパスされている。
- エンドリーク（漏れ）はなく、動脈瘤は造影されない。

カテーテル中のトラブル

PCI中に発生した上行大動脈から偽腔開存型の急性大動脈解離A型の造影画像（矢状断）

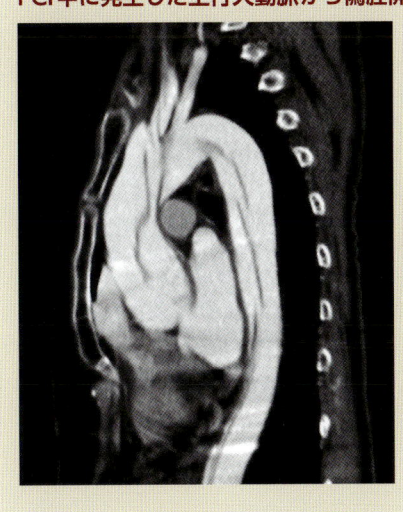

- 冠動脈入口部の石灰化に**カテーテルが挟まり**、抜いた際に**強い胸部痛**を訴えた。緊急で造影CT施行したところ**大動脈解離**を認めた。
- この後、緊急で**人工血管置換術**を行うこととなった。

（藤岡俊一郎）

4 大動脈弓（AA）

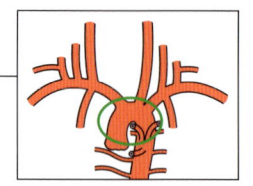

①大動脈弓（AA）の解剖

大動脈弓の3D-CTA

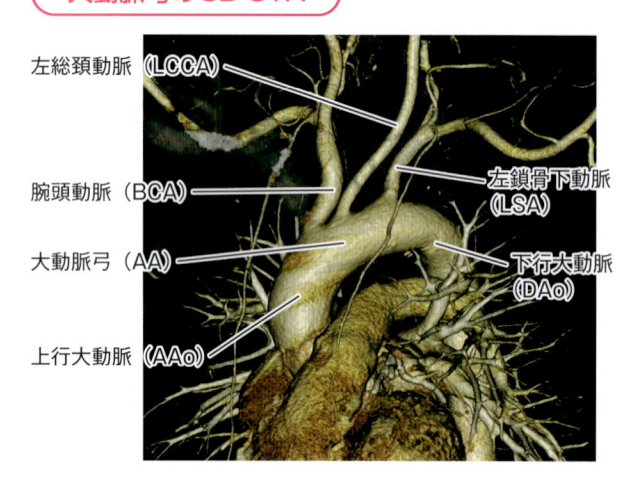

左総頸動脈（LCCA）
腕頭動脈（BCA）
大動脈弓（AA）
上行大動脈（AAo）
左鎖骨下動脈（LSA）
下行大動脈（DAo）

- **大動脈弓**：大動脈弓（aortic arch：AA）は**上行大動脈**に続き、中枢側から順に**腕頭動脈**、**左総頸動脈**、**左鎖骨下動脈**を分岐し、第4胸椎の高さで**下行大動脈**となる。肺動脈幹の分岐部を囲むように左方向へ背側に弯曲し、その後下行する形があたかも**弓**のように見えるため、この名が付いた。
- **大動脈峡部**：左鎖骨下動脈との分岐部のすぐ末梢側では大動脈弓は細くなり、大動脈峡部とよばれる。

上から見た大動脈弓の3D-CTA

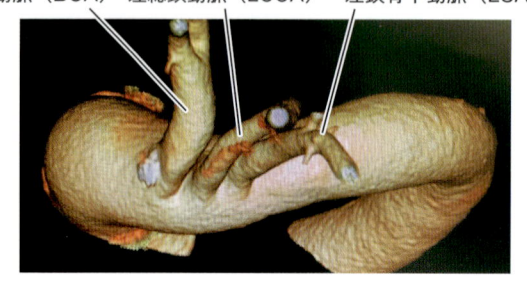

腕頭動脈（BCA）　左総頸動脈（LCCA）　左鎖骨下動脈（LSA）

- 腕頭動脈と左総頸動脈の起始部は前方から出ており、これに対して**左鎖骨下動脈はより後方**に位置している。

②大動脈弓（AA）に生じる疾患

弓部大動脈瘤

- 胸部大動脈瘤の中では最も頻度の高い大動脈瘤である。腕頭動脈、左総頸動脈、左鎖骨下動脈の3分枝を含む弓部大動脈が瘤化する。
- 弓部大動脈の近くを左反回神経が走行しており、弓部大動脈瘤が拡大すると、声帯を動かす**反回神経が麻痺**し、**嗄声が出現**することがある。

大動脈解離

- **外傷性大動脈解離**：胸部大動脈損傷の80％は大動脈峡部に発生する。わが国では**鈍的損傷によるものが最も多く**、早期に手術を行わなければ、致命的となる可能性が高い損傷である。
- **発生機序**：交通外傷や墜落などの際に生じる慣性力や剪力によるとされている。

交通事故により生じた外傷性大動脈解離の造影画像（矢状断）

- 大動脈峡部に**tear（亀裂）**を認め、造影剤が**偽腔**へと流出している。

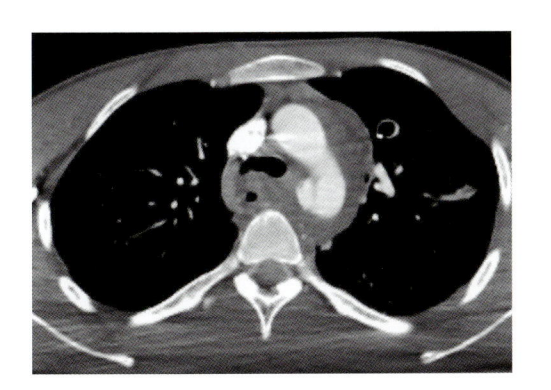 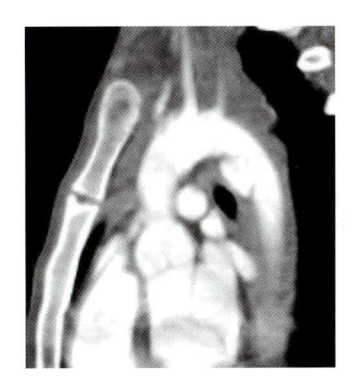

③大動脈弓（AA）の血管内治療

遠位弓部大動脈瘤に対するdebranch TEVARの造影

中枢のステントグラフトを留置中（斜位像、LAO 60°）

- 右腋窩動脈-左腋窩動脈バイパス術（**人工血管バイパス術を併用した胸部ステントグラフト内挿術**）を行い、その上で左鎖骨下動脈をプラグで閉鎖。末梢側のステントグラフトを留置し、次に中枢のステントグラフトをZone 2に留置するところ。

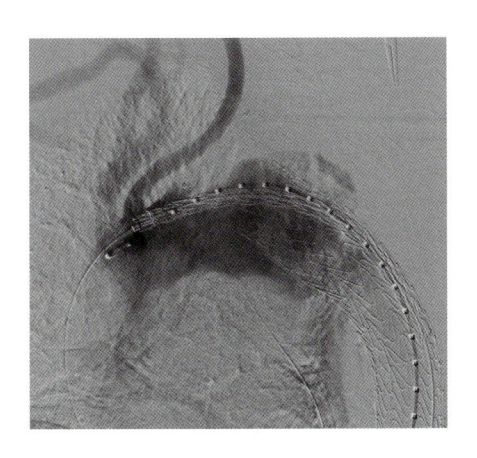 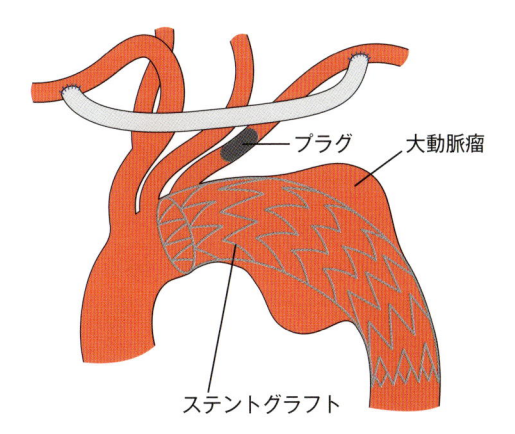

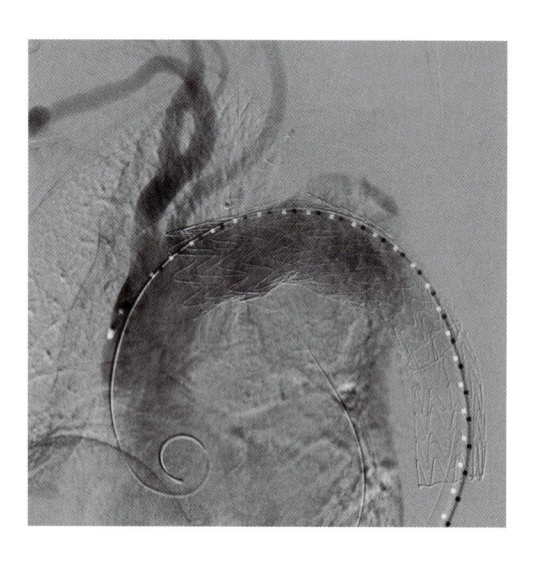

中枢のステントグラフトを留置後
（斜位像、LAO 60°）

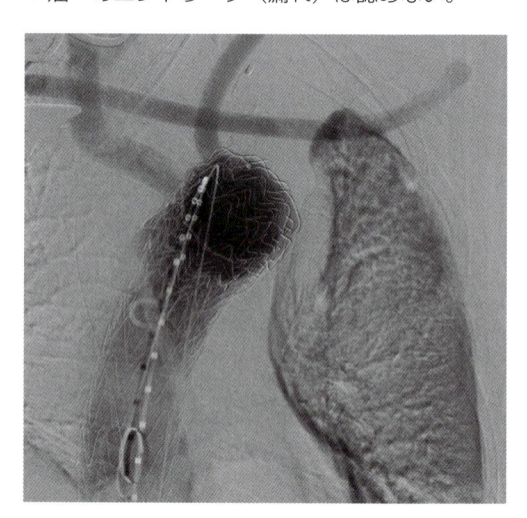

中枢のステントグラフトを留置後
（斜位像、RAO 30°）

● 瘤へのエンドリーク（漏れ）は認めない。

胸部ステントグラフト内挿術における zone 分類

● ステントグラフト**中枢端がどこに landing** するかで分類する。

Zone 0：上行大動脈
Zone 1：腕頭動脈～左総頚動脈
Zone 2：左総頚動脈～左鎖骨下動脈
Zone 3：遠位弓部
Zone 4：下行大動脈

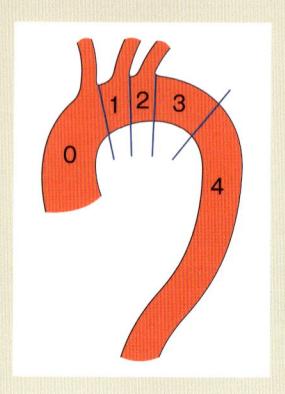

カテーテル中のトラブル

大動脈弓への血管内治療のトラブル
● 脳塞栓：大動脈のアテロームがカテーテル操作により剥がれ、**塞栓**の原因となる。
● マイグレーション：ステントグラフトが予定留置からずれてしまう。**分枝の血流低下**の原因となり、追加治療が必要となることがある。

（藤岡俊一郎）

5 下行大動脈（DAo）

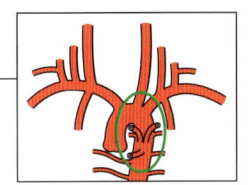

①下行大動脈（DAo）の解剖

● **下行大動脈**：左心室から起始した**上行大動脈**が上行した後、弓状に曲がって背中側に回りながら3本の血管が枝別れし**大動脈弓**へ移行し、下に向かい**下行大動脈**に移行する。下行大動脈（descending aorta：DAo）は、第4胸椎の高さで**大動脈弓**から続いており、第12胸椎の高さで横隔膜の大動脈裂孔を貫き、腹腔に入り、**腹部大動脈**となる。

● **肋間動脈**：腹部大動脈から各胸椎へ1椎体に1対ずつ**肋間動脈**が分岐する。

下行大動脈の3D-CTA（斜位像、LAO 60°）

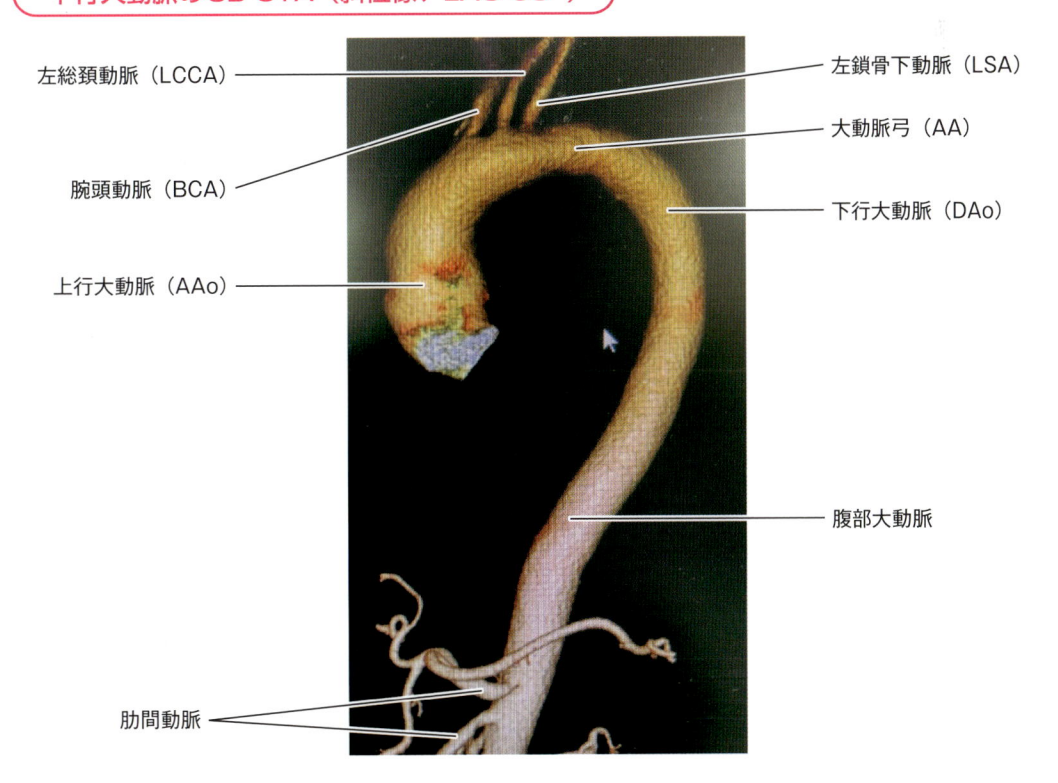

左総頸動脈（LCCA）
左鎖骨下動脈（LSA）
腕頭動脈（BCA）
大動脈弓（AA）
上行大動脈（AAo）
下行大動脈（DAo）
腹部大動脈
肋間動脈

カテーテル中のトラブル

● 下行大動脈からは肋間動脈が分枝する。広範囲にステントグラフトを留置することで、**脊髄への血流が低下**し、稀に**脊髄梗塞**を発症することがある。

②下行大動脈（DAo）の血管内治療

下行大動脈瘤

- 胸部大動脈瘤のうち、下行大動脈に生じた大動脈瘤である。
- **下大動脈瘤の手術**：手術を行う場合は、胸骨正中切開ではなく、**左開胸**が必要となる。近年、この領域では**ステントグラフト内挿術による治療**が主流となっている。

末梢側のステントグラフト留置後の造影画像（斜位像、LAO 60°）

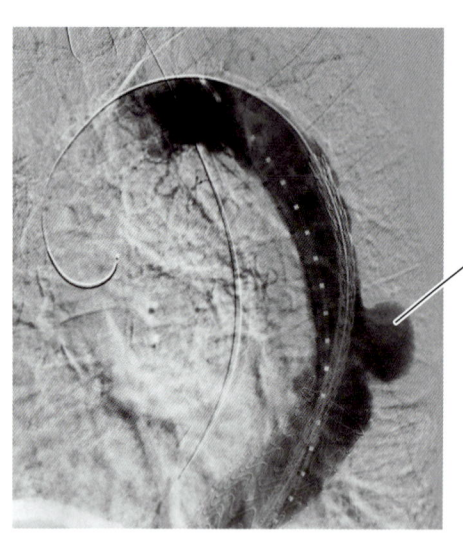

動脈瘤

- ピッグテールカテーテルより、**中枢の位置確認の造影**を行っている。

ステントグラフト留置後の造影画像（斜位像、LAO 60°）

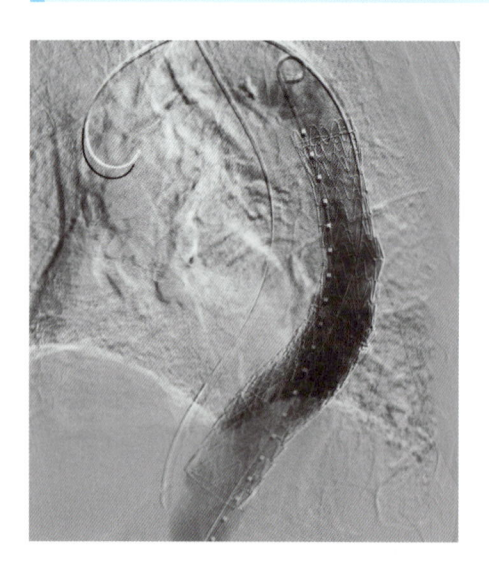

- 漏れ（エンドリーク）はなく、**動脈瘤**は造影されない。

③下行大動脈（DAo）の血管内治療中のトラブル

逆行性大動脈解離

- 大動脈は**内膜**、**中膜**、**外膜**の3層構造からできており、何らかの原因で**中膜が裂けて、もともとは大動脈壁であった部分に血液が流れ込む状態を大動脈解離**といい、逆行性（基部から逆方向）に大動脈が解離を起こした状態を**逆行性大動脈解離**という。

逆行性大動脈解離の造影画像

- ステントグラフトの中枢端が大動脈壁を傷つけ、逆行性に大動脈が解離を起こした状態。**ステントグラフト挿入による新たな解離を形成**（stentgraft induced new entry：**SINE**）している。
- 6年後のCTでは、グラフトの中枢と末梢に新しい解離が生じている。

TEVAR直後（矢状断）

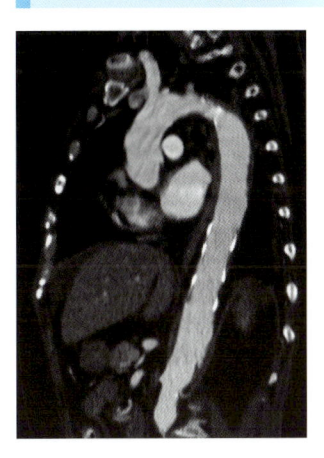

6年後（矢状断）

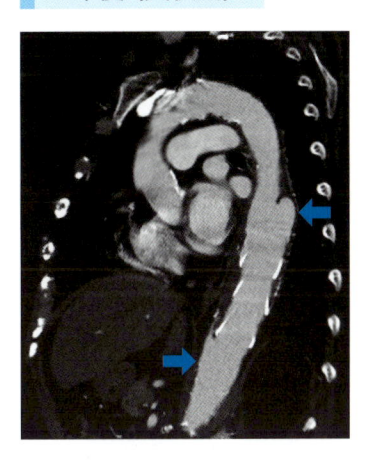

TEVAR施行直後（体軸断面）

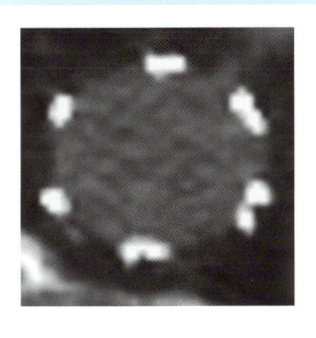

1年後（体軸断面）

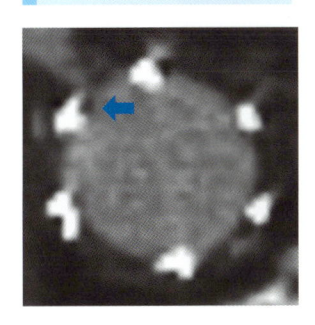

6年後（体軸断面）

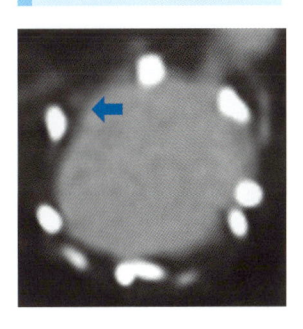

- 1年後のCTで、ステントが**動脈壁の中に入り込んでいる**ことがわかる。
- 6年後のCTでは、ステントがほとんど**動脈壁から外**に位置している。

（藤岡俊一郎）

6 腹部大動脈

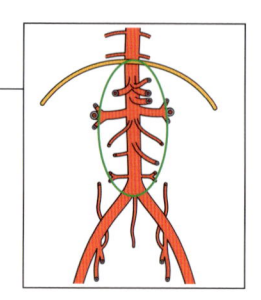

①腹部大動脈の解剖

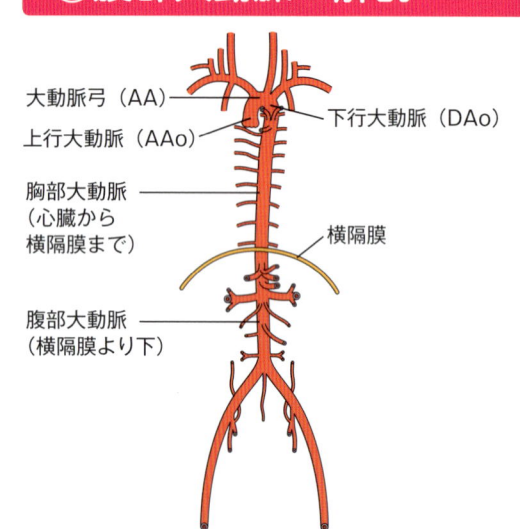

大動脈弓（AA）
上行大動脈（AAo）
下行大動脈（DAo）
胸部大動脈（心臓から横隔膜まで）
横隔膜
腹部大動脈（横隔膜より下）

- 胸部大動脈：左心室から起始した**上行大動脈**が上行した後、弓状に曲がって**大動脈弓**へ移行し、下に向かい**下行大動脈**に移行する。
- 腹部大動脈：胸部大動脈が第12胸椎付近で**横隔膜（胸部と腹部と境界）**の大動脈裂孔を貫き腹腔に入り、腹部大動脈となる。
- 腹部大動脈は、後腹膜腔の椎体前面にある。

②腹部大動脈の撮影

腹部大動脈の3D-CTA（正面像）

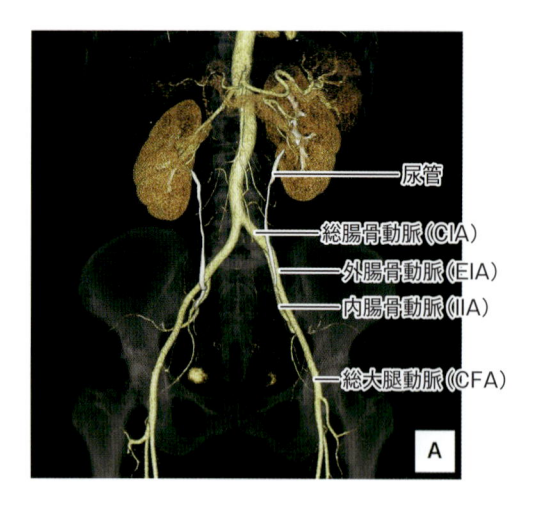

尿管
総腸骨動脈（CIA）
外腸骨動脈（EIA）
内腸骨動脈（IIA）
総大腿動脈（CFA）

A

腹部大動脈の3D-CTA（側面像）

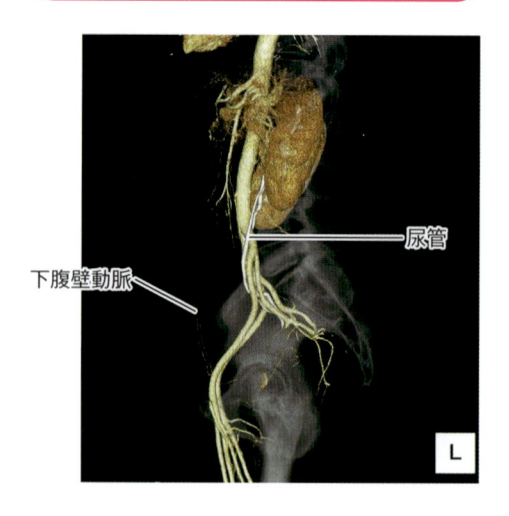

尿管
下腹壁動脈

L

腹部大動脈の3D-CTA（斜位像、RAO 45°）

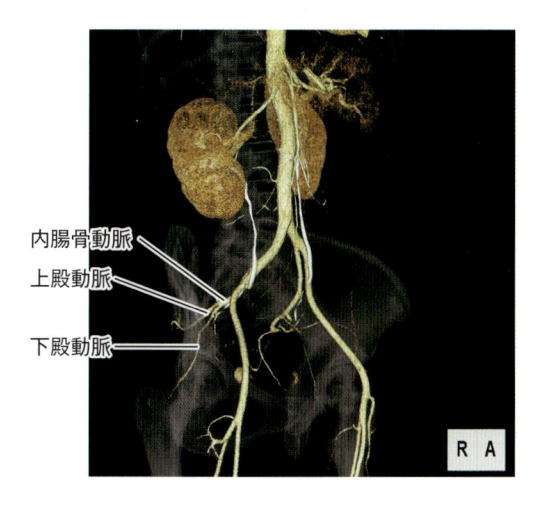

内腸骨動脈
上殿動脈
下殿動脈

腹部大動脈の3D-CTA（斜位像、LAO 45°）

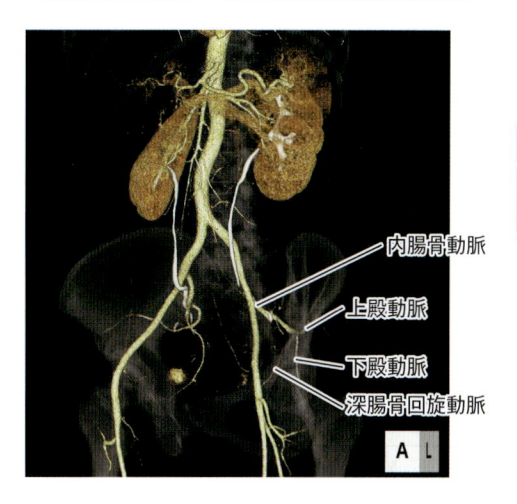

内腸骨動脈
上殿動脈
下殿動脈
深腸骨回旋動脈

③腹部大動脈瘤（AAA）の血管内治療

腹部大動脈瘤

● 腹部大動脈の正常な直径は約2cmで、**3cm以上を腹部大動脈瘤**と定義している。大動脈瘤は全体的に膨らんだ**紡錘状瘤（大きくなるほど破裂しやすい）**と、部分的に膨らんだ**嚢状瘤（大きくなくても破裂の危険がある）**があり、嚢状瘤のほうが破裂の危険性が高い。

ステントグラフト内挿術の手順

● 腹部大動脈瘤の新しい治療法であるが、**腹部大動脈瘤破裂時の救命率は極めて低い。**

手順①ステントグラフトメインボディの展開（斜位像、LAO 0°Cranial 10°）

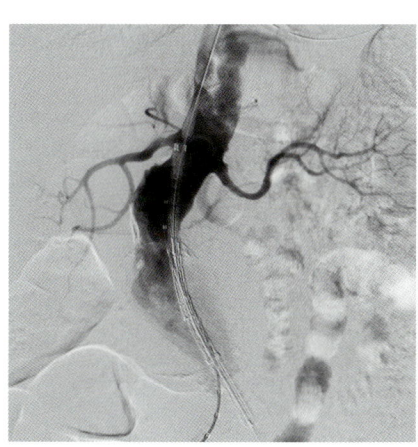

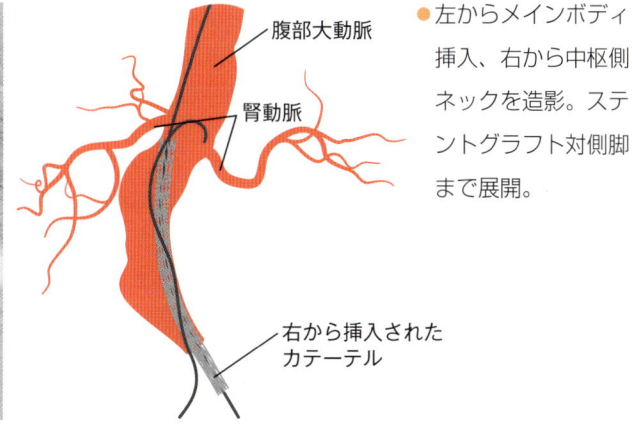

腹部大動脈

腎動脈

右から挿入された
カテーテル

● 左からメインボディ挿入、右から中枢側ネックを造影。ステントグラフト対側脚まで展開。

- 右からステントグラフトメインボディの対側脚へカニュレーションし、確認造影。

- 対側脚の腸骨動脈分岐を確認し計測、対側脚を挿入し、展開する。

- 同側脚の腸骨動脈分岐を確認し展開する。

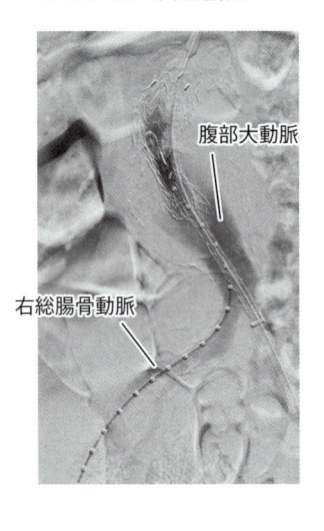

腹部大動脈

右総腸骨動脈

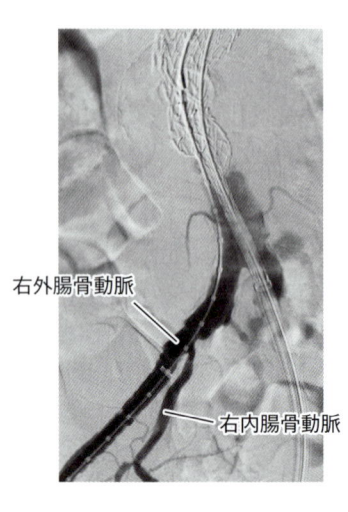

右外腸骨動脈

右内腸骨動脈

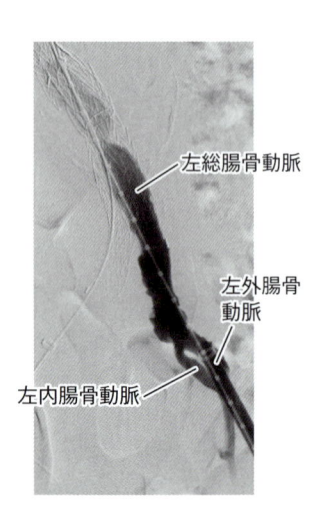

左総腸骨動脈

左外腸骨動脈

左内腸骨動脈

手順⑤バルーン圧着、確認造影（正面像）

- バルーン圧着し、確認造影する。

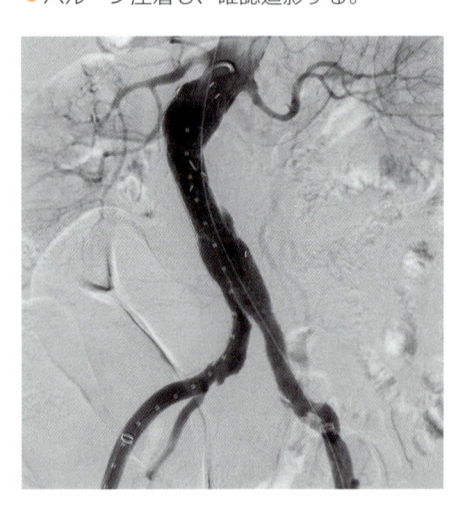

エンドリーク（動脈瘤内への血液漏出）の分類とその対応

- Type Ⅰa（中枢側からの瘤内の血流）：中枢側のバルーン圧着➡中枢側に追加デバイス
- Type Ⅰb（末梢側からの瘤内の血流）：末梢側のバルーン圧着➡末梢側に追加デバイス
- Type Ⅱ（下腸間膜動脈・腰動脈などの逆流による瘤内の血流）：経過観察
- Type Ⅲ（ステントグラフト接合部からの瘤内の血流）：接合部のバルーン圧着➡接合部に追加デバイス
- Type Ⅳ（ステントグラフト透過性による瘤内の血流）：経過観察

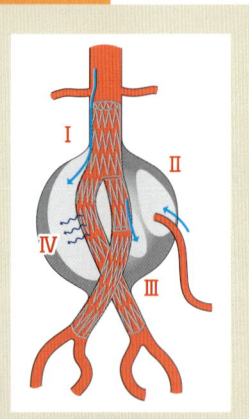

腹部大動脈瘤の造影画像（88歳男性、腹痛）

術前CT（冠状断）

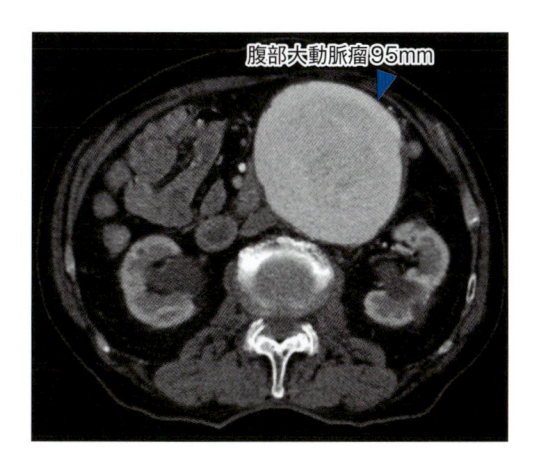

腹部大動脈瘤95mm

術前CT（矢状断）

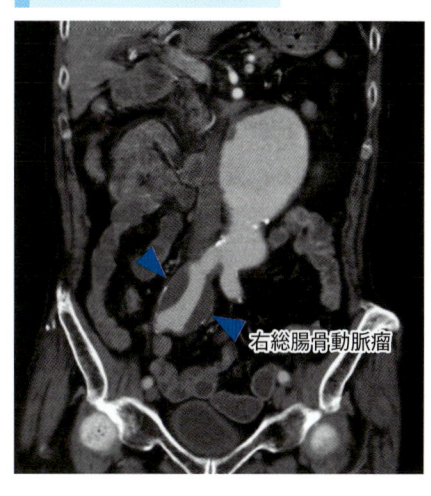

右総腸骨動脈瘤

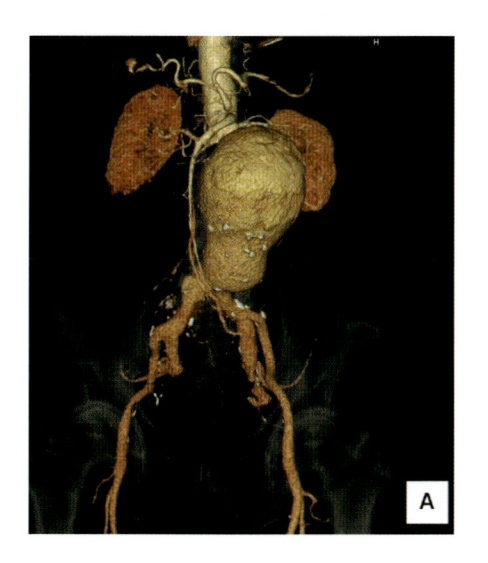

腹部大動脈

術前3D-CTA（正面像）

● 腎動脈下に巨大な**腹部大動脈瘤**を認める。さらに、**右総腸骨動脈瘤**も認める。

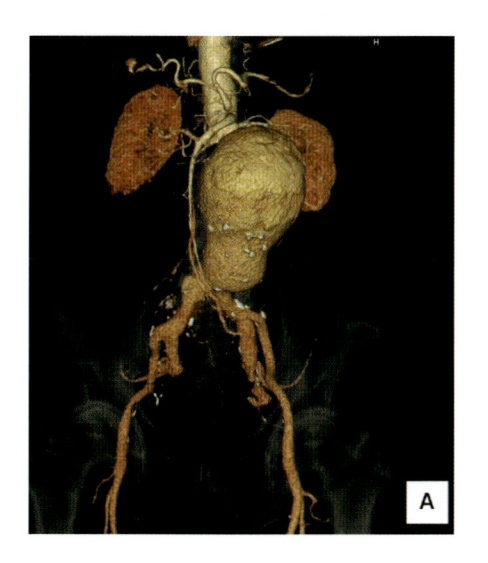

術後3D-CTA（側面像、RAO 60°）

● 腎動脈下よりステントグラフトを留置した。
● 右内腸骨動脈は、AMPLATZER Vascular Plugにより**塞栓**され、右は**外腸骨動脈ランディング**されている。

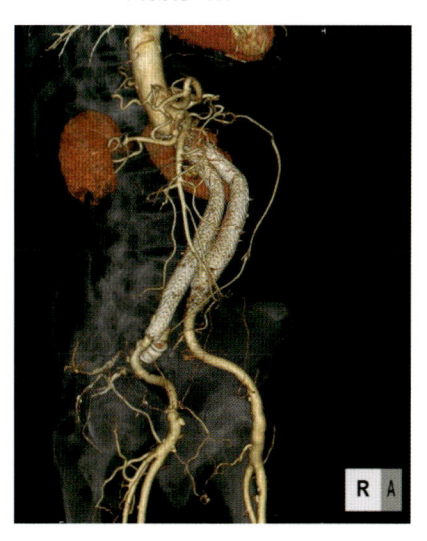

内腸骨動脈塞栓術

● 総腸骨動脈が短く末梢側のランディングが不十分である場合や、腸骨動脈瘤を伴う場合には、**内腸骨動脈を塞栓**し**外腸骨動脈ランディング**する必要がある。通常は**対側アプローチで塞栓**する。

腹部大動脈瘤破裂の造影画像（79歳男性、B型急性大動脈解離入院中に突然の腹痛で発症）

術前CT（冠状断）

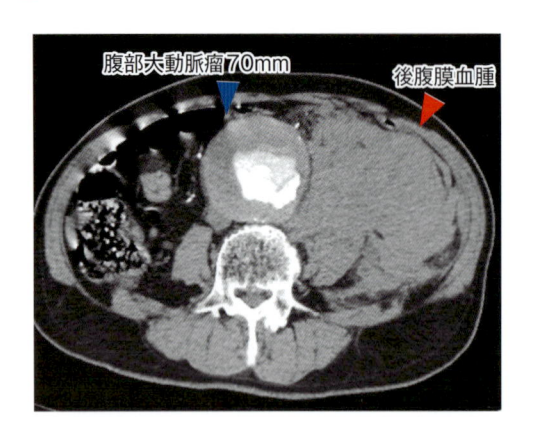

右内腸骨動脈コイル塞栓術
（斜位像、LAO 21°Caudal 14°）

● 左から右内腸骨動脈に**カニュレー**
　ションし、**コイル塞栓**した。

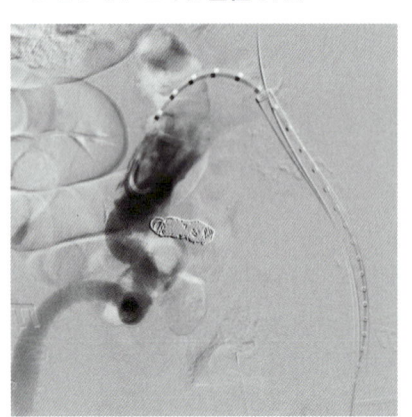

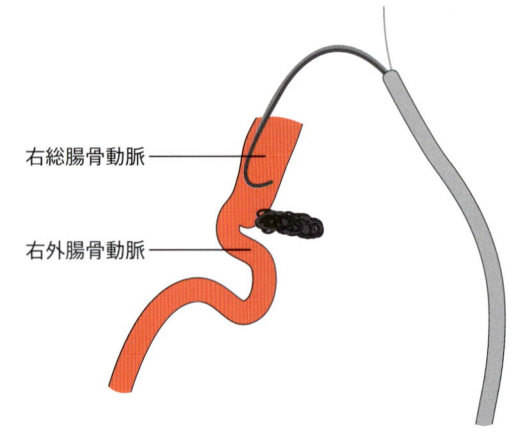

右総腸骨動脈 ——

右外腸骨動脈 ——

術後3D-CTA（正面像）

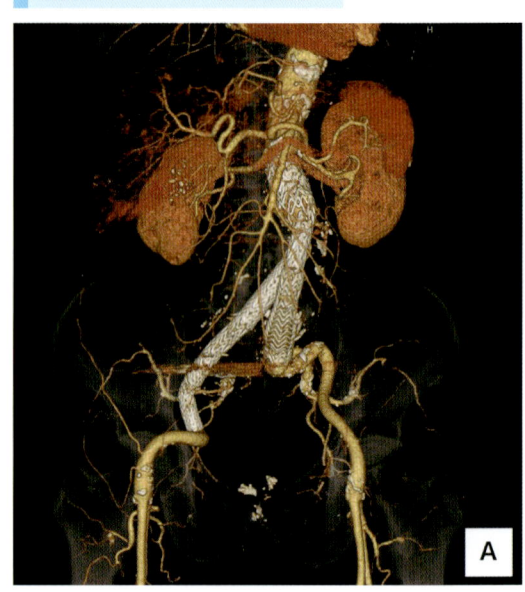

（大久保博世）

84

7 鎖骨下動脈（SA）／腋窩動脈

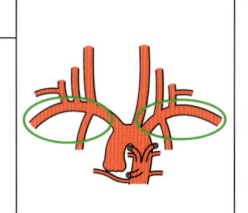

①鎖骨下動脈、腋窩動脈の解剖

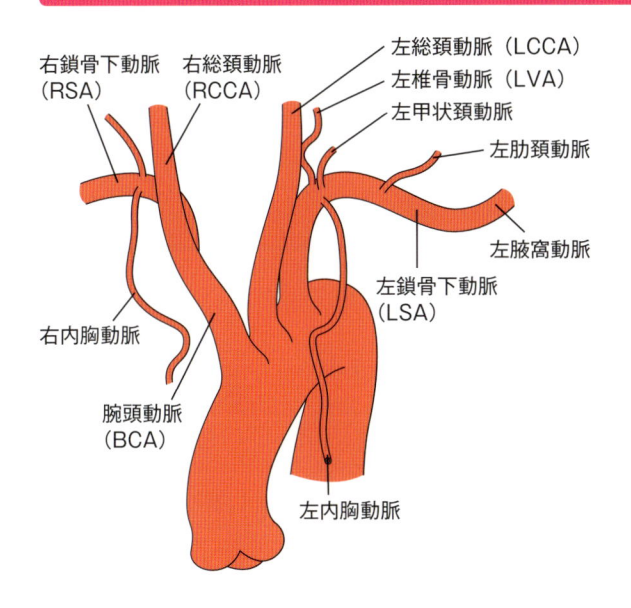

右鎖骨下動脈（RSA）
右総頸動脈（RCCA）
左総頸動脈（LCCA）
左椎骨動脈（LVA）
左甲状頸動脈
左肋頸動脈
左腋窩動脈
左鎖骨下動脈（LSA）
右内胸動脈
腕頭動脈（BCA）
左内胸動脈

- **鎖骨下動脈**（subclavian artery：SA）**は左右対称ではなく、左鎖骨下動脈は**大動脈弓から直接分岐し、**右鎖骨下動脈は腕頭動脈**から右総頸動脈とともに分岐する。鎖骨下動脈は第1肋骨までを指し、第1肋骨を超えたところから腋窩動脈（axillary artery）となる。

- 鎖骨下動脈は**近位部**、橈骨動脈を分岐する**分岐部**、**遠位部**に分かれている。

- 腋窩動脈は、**第1部**（第1肋骨の外側縁から小胸筋の上縁まで）、**第2部**（小胸筋の背面の部分）、**第3部**（小胸筋の外側で上腕骨に接する部分）に分かれている。

②鎖骨下動脈、腋窩動脈の撮影

鎖骨下動脈、腋窩動脈の
3D-CTA（正面像）

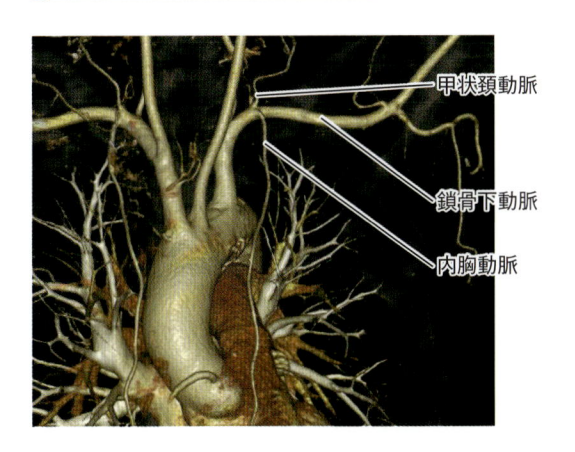

甲状頸動脈
鎖骨下動脈
内胸動脈

鎖骨下動脈、腋窩動脈の
3D-CTA（斜位像、LAO 45°）

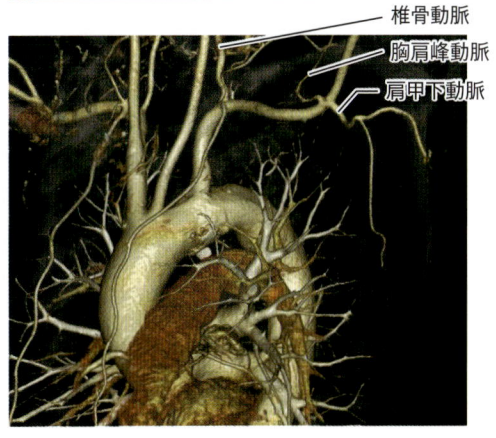

椎骨動脈
胸肩峰動脈
肩甲下動脈

③鎖骨下動脈、腋窩動脈に生じる疾患

鎖骨下動脈狭窄症

●原因：**動脈硬化**に起因し、病変は椎骨動脈分岐部よりも**中枢側に発生**する。

●症状：中枢側に起こると**鎖骨下動脈盗血現象**（subclavian steal phenomenon）があり、**椎骨脳底動脈系の一過性脳虚血発作、めまい**や**失神**を来す。

●鎖骨下動脈盗血現象、上肢の動脈性arm claudication（上肢血圧が80mmHgを下回り、血圧左右差が30mmHg以上）、内胸動脈を用いた冠動脈バイパス術後の不安定狭心症や心筋梗塞、手指壊疽や潰瘍、シャント不全、腋窩大腿動脈バイパス術やLeriche症候群の下肢虚血などが血管内治療の適応となる。

④鎖骨下動脈、腋窩動脈の血管内治療

鎖骨下動脈近位部狭窄症による急性動脈閉塞症の造影画像（左上肢冷感）

術前CT（冠状断）

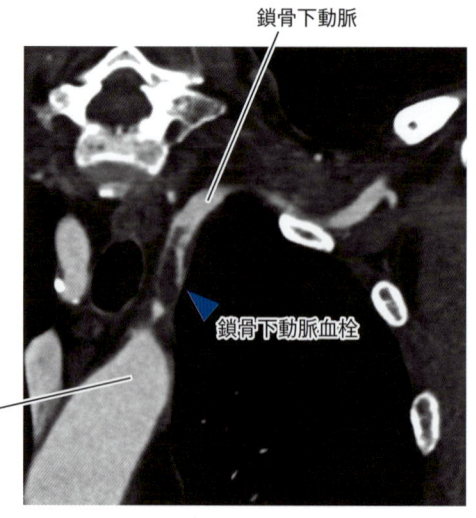

鎖骨下動脈

鎖骨下動脈血栓

弓部大動脈

血栓除去後の造影画像（斜位像、LAO 5°）

- フォガティーカテーテルによる血栓除去後、**椎骨動脈分岐部より中枢側**に病変（矢頭）を認めた。

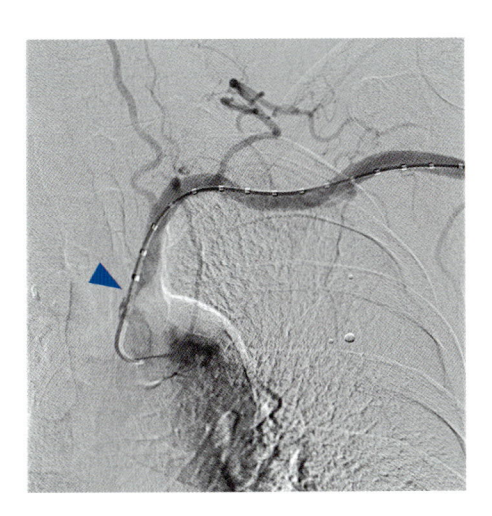
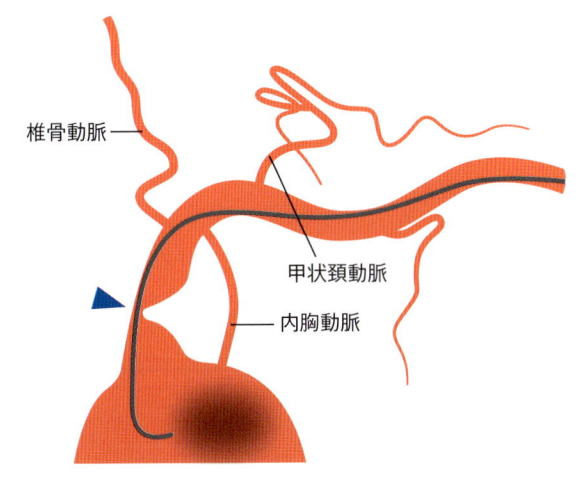

椎骨動脈

甲状頸動脈

内胸動脈

ステント留置後の造影画像（斜位像、LAO 5°）

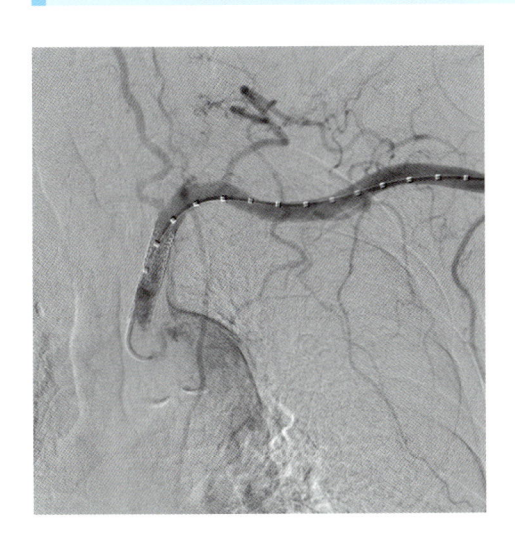

- 狭窄部位にバルーン拡張型ステントを留置した。血流は改善した。

交通外傷による鎖骨下動脈損傷

大動脈造影画像（斜位像、LAO 44°）

● 鎖骨下動脈遠位（矢頭）から描出不良（途絶）。

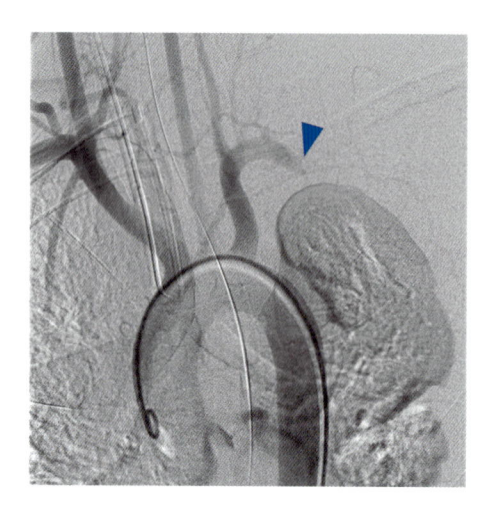
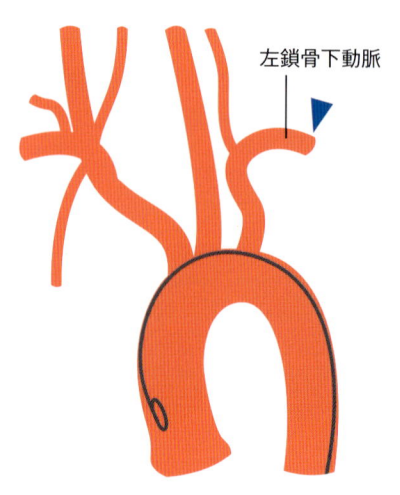

左鎖骨下動脈

左上腕動脈造影画像（斜位像、LAO 27°）

● 腋窩動脈中枢側（矢頭）から描出不良。

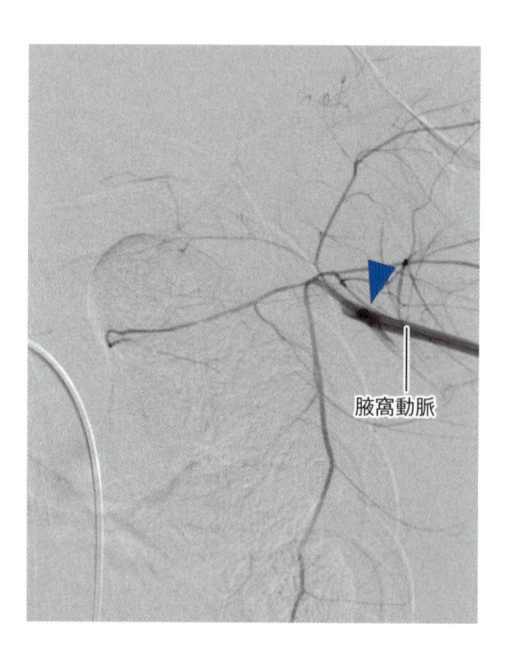

腋窩動脈

中枢側の造影画像（斜位像、LAO 27°）

● 中枢側の造影（左鎖骨下動脈選択造影）を頼りに、末梢側から4Frアングル型カテーテルと0.035インチガイドワイヤーで病変部の通過を試みている。

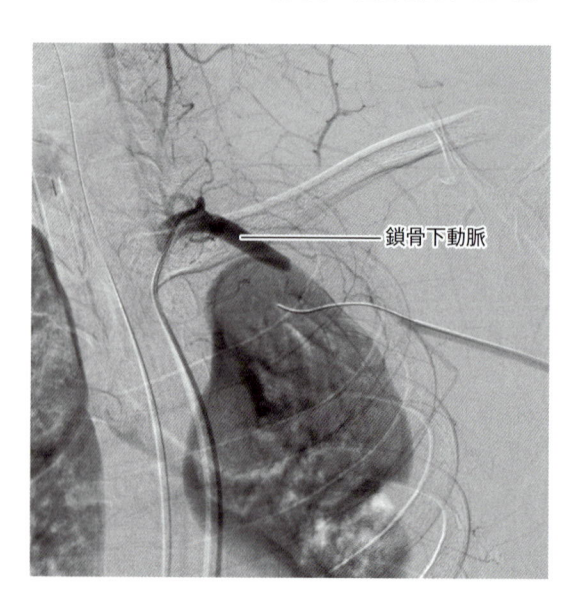

鎖骨下動脈

ガイドワイヤー通過成功（斜位像、LAO 19°）

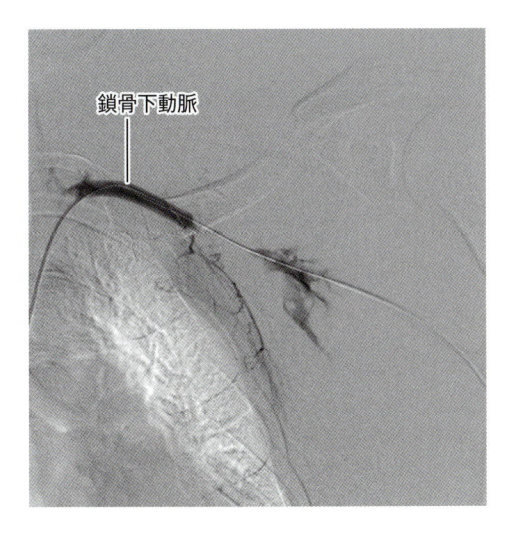

鎖骨下動脈

ステントグラフトを留置（斜位像、LAO 49°）

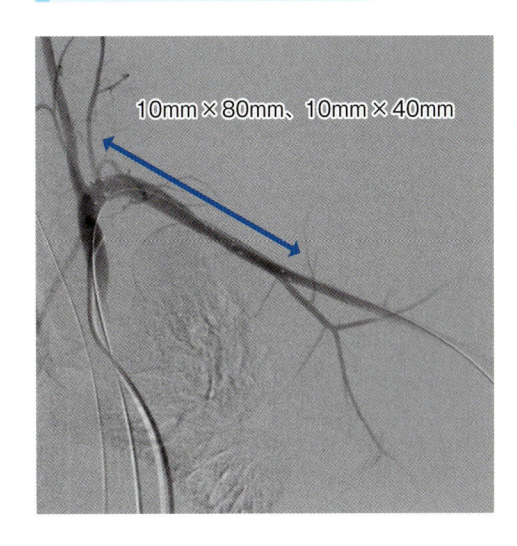

10mm×80mm、10mm×40mm

医原性鎖骨下動脈損傷

術前CT（冠状断）

- 鎖骨下動脈の椎骨動脈分岐部直後に仮性瘤（矢頭）を認めた。

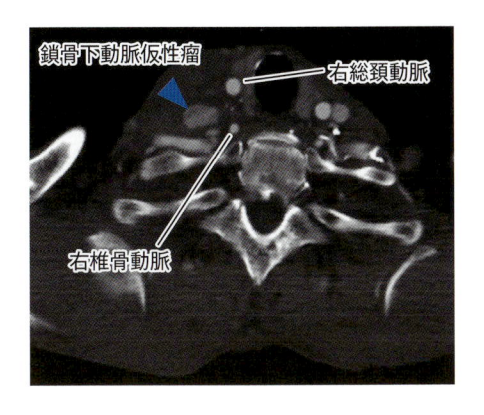

鎖骨下動脈仮性瘤

右総頚動脈

右椎骨動脈

術前3D-CTA（正面像）

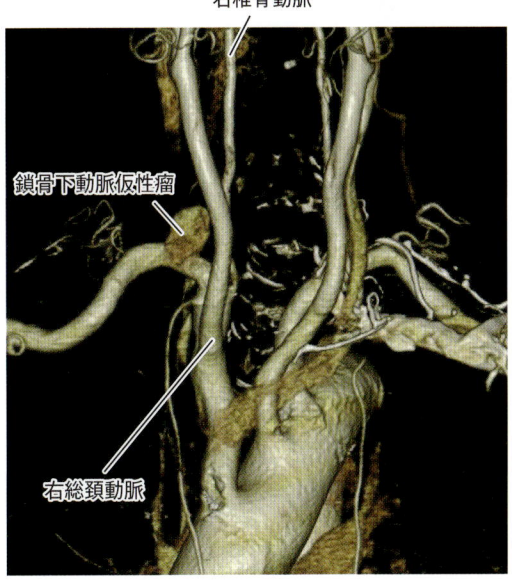

右椎骨動脈

鎖骨下動脈仮性瘤

右総頚動脈

ステントグラフト内挿術（斜位像、LAO 19°）

●右上腕動脈からステントグラフトを留置したところ**動脈瘤は消失**した。

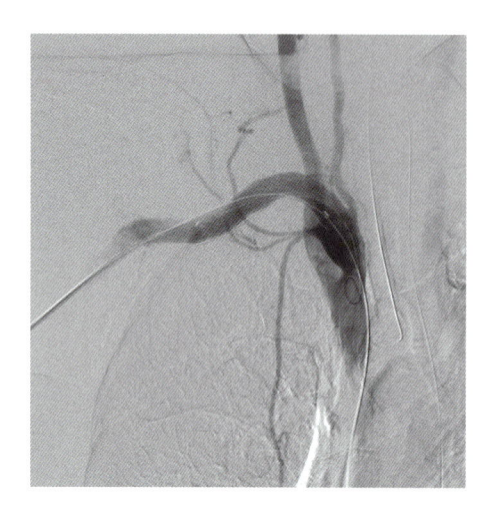

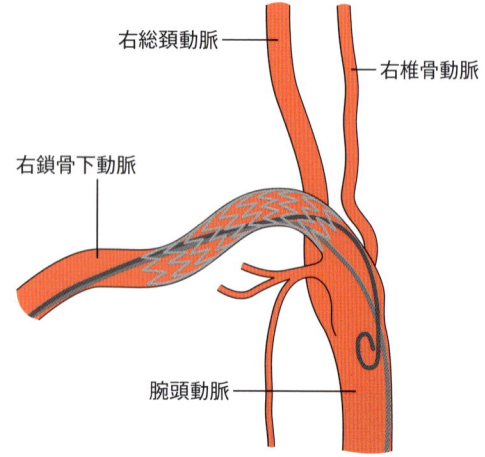

右総頚動脈

右椎骨動脈

右鎖骨下動脈

腕頭動脈

ステントグラフト留置後の3D-CTA（正面像）

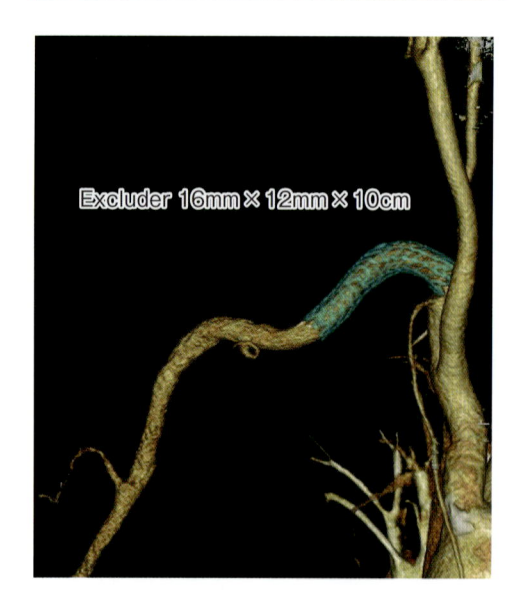

Excluder 16mm×12mm×10cm

腋窩動脈の屈曲部位

●総大腿動脈と同様に、**腋窩動脈の遠位側は屈曲部位**であるため、**ステント留置は望ましくない。**人工心肺確立のため送血管の挿入部位であり、腋窩-大腿動脈バイパスの際のinflowとして用いられることが多いため、血管内治療の際には注意が必要となる。

（大久保博世）

8 腕頭動脈（BCA）

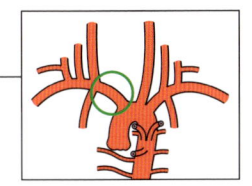

①腕頭動脈（BCA）の解剖

- 腕頭動脈：腕頭動脈（brachiocephalic artery：BCA）は、**大動脈弓**から最初に分枝し、右の胸鎖関節の後ろで右腕への**右鎖骨下動脈**と頭への**右総頸動脈**に2分枝するまでの血管である。
- bovine arch：左の総頸動脈が腕頭動脈から起始すること（13%）があり、**bovine arch**とよばれる。

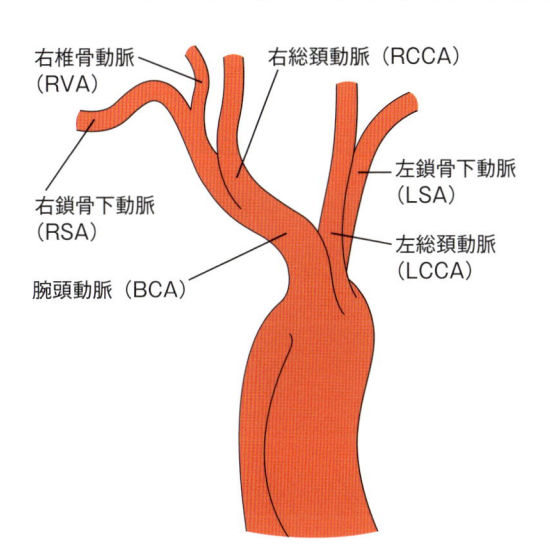

右椎骨動脈（RVA）
右総頸動脈（RCCA）
左鎖骨下動脈（LSA）
右鎖骨下動脈（RSA）
左総頸動脈（LCCA）
腕頭動脈（BCA）

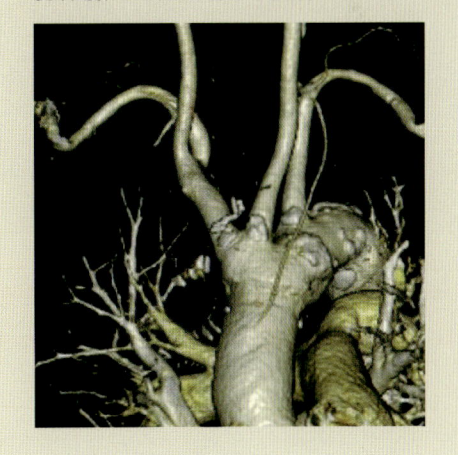

bovine arch（3D-CTA）

- 腕頭動脈と左総頸動脈が**共通幹**となっている。

血管のトラブル

- 腕頭動脈は大動脈弓から分岐して、気管に沿って上行し、気管の前方を交差したのち、右鎖骨下動脈と右総頸動脈に分岐するが、頸部の上方まで気管に沿って走行するものもあり、**気管切開時**には注意が必要である。
- 腕頭動脈からは右総頸動脈が分岐しており、**腕頭動脈の血流が低下**すると広範囲な**脳梗塞**を発症することがある。

腕頭動脈3D-CTA
（斜位像、RAO 30°）

腕頭動脈造影画像
（斜位像、LAO 60°）

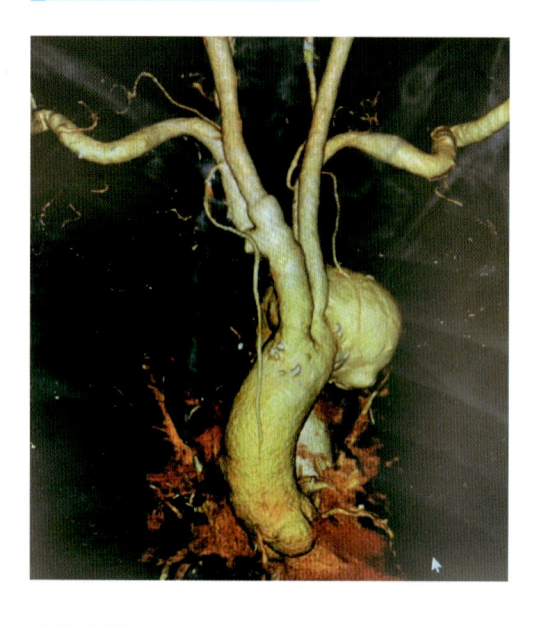

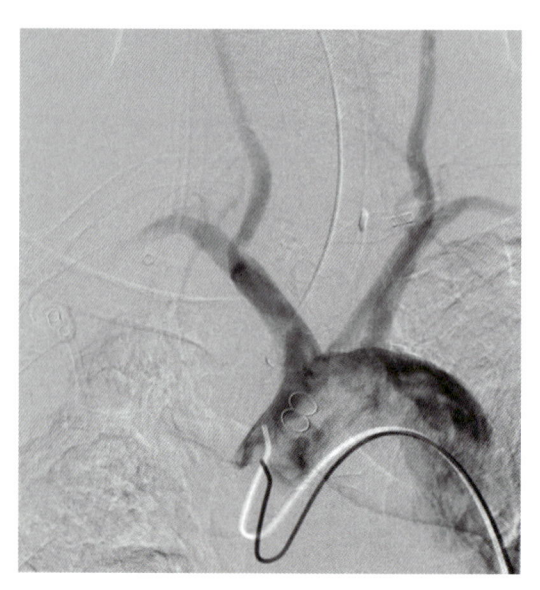

②腕頭動脈（BCA）に生じる疾患

腕頭動脈気管支瘻

- 気管切開チューブによる慢性的な圧迫が、気管に隣接する腕頭動脈壁に圧損傷を来し、**瘻孔**を形成する。**突然の出血**を来す予後不良な疾患である。

- 腕頭動脈気管支瘻の治療：**腕頭動脈離断術**などの外科的な手術が必要であるが、脳梗塞後遺症などの理由で適応とならないこともある。

長期気管切開患者の腕頭動脈気管支瘻の造影画像（体軸断面）

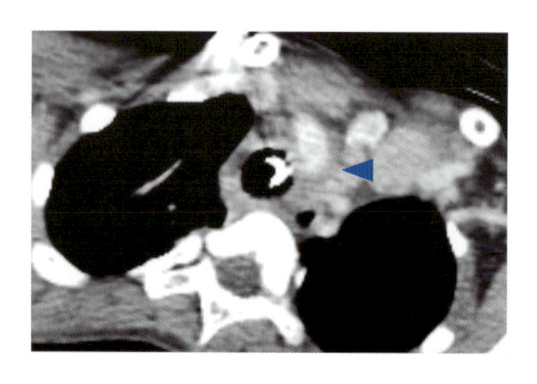

- 気管カニューレと接触していた腕頭動脈が気管と交通、**出血**（矢頭）を起こしている。

③腕頭動脈（BCA）の血管内治療中のトラブル

総頚動脈の損傷

- 内頚静脈からスワンガンツカテーテルのシースを挿入する際に、腕頭動脈から分岐した直後の総頚動脈を損傷していた。大腿動脈から腕頭動脈までカテーテルを誘導し造影、損傷部位を同定した。
- この後、手術室にて外科的に修復術を行った。

大腿動脈から腕頭動脈までカテーテルを誘導し造影

造影画像（斜位像、RAO 40°）

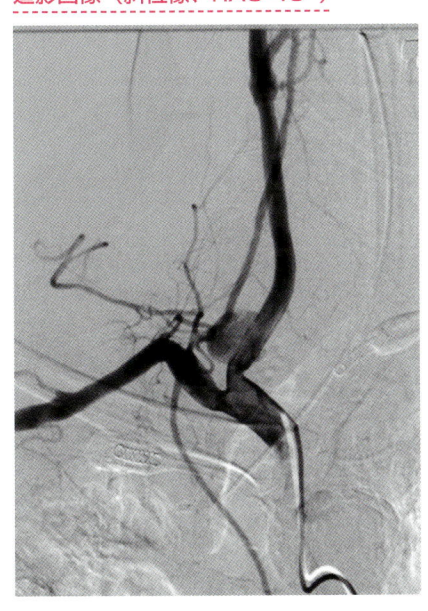

3D-CTA（斜位像、RAO 40°）

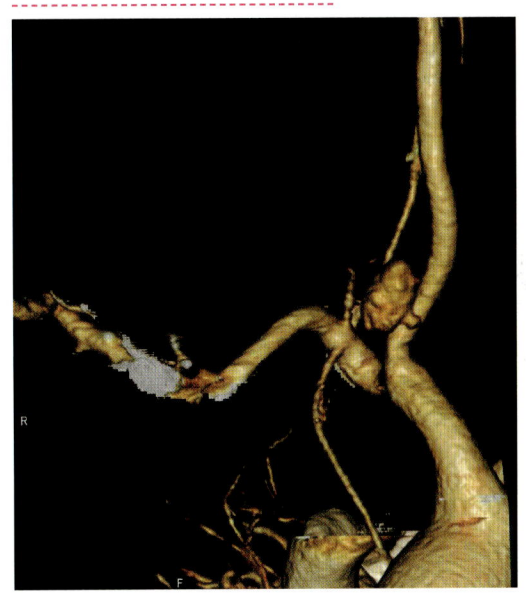

カテーテル中のトラブル

- 総頚動脈を穿刺で損傷した場合：慎重な止血が必要となる。頚部の**血腫が気管を圧迫**すると、最悪の場合、**窒息**に至る。
- 誤って頚動脈にシースを挿入した場合：安易に**抜去**せず、**外科的な修復**を検討すべきである。

（藤岡俊一郎）

9 肺動脈（PA）

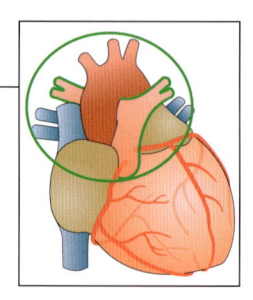

① 肺動脈（PA）の解剖としくみ

- 肺動脈（pulmonary artery：PA）は、右心室の肺動脈弁から始まり、肺動脈幹より左右に分岐し、その後、区域枝（右10区域、左8区域）へ分岐する。肺動脈は気管支に伴走し分岐する。肺動脈の走行や分岐は**患者ごとに異なることが多く**、CTなど他の画像モダリティも参考にすることで正確な同定が可能となる。
- 肺動脈壁は大動脈壁と比較し薄く、低圧系を形成する。そのため、**肺循環の正常圧は低く**、平均圧20mmHg以下と**体血圧の約6分の1**である。

肺動脈の区域枝の記号および名称

		区域枝	
右肺動脈	上葉	A1：肺尖動脈	
		A2：後上葉動脈	
		A3：前上葉動脈	
	中葉	A4：外側中葉動脈	
		A5：内側中葉動脈	
	下葉	A6：後下葉動脈	
		A7：内側肺底動脈	
		A8：前肺底動脈	
		A9：外側肺底動脈	
		A10：後肺底動脈	

		区域枝	
左肺動脈	上葉	A1+2：肺尖後動脈	
		A3：前上葉動脈	
	舌区	A4：上舌区動脈	
		A5：下舌区動脈	
	下葉	A6：後下葉動脈	
		A8：前肺底動脈	
		A9：外側肺底動脈	
		A10：後肺底動脈	

血管のトラブル

肺動脈が狭窄・閉塞する疾患

- 肺動脈圧が高値である状態を**肺高血圧症**とよぶ。肺動脈へ変化をもたらす疾患の多くは、**肺高血圧症**を来す疾患である。
- 肺高血圧症を来す疾患は、肺動脈性肺高血圧症（1群）、左心性疾患に伴う肺高血圧症（2群）、肺疾患に伴う肺高血圧症（3群）、慢性血栓塞栓性肺高血圧症（4群）、原因不明の複合的要因（5群）に分類されるが、本項では肺動脈の器質化血栓を原因とし、慢性的な肺高血圧症が持続する**慢性血栓塞栓性肺高血圧症**（chronic thromboembolic pulmonary hypertension：CTEPH）に対するカテーテル治療を想定し解説する。

②肺動脈（PA）の撮影

●正面像：肺動脈と肺、心臓の位置関係など**全体像の把握**に役立つ。肺動脈の同定において正面は**外側区域枝と内側区域枝の分離**に役立つ。例えば、A9・A10は分離しやすい。

右肺動脈造影画像（正面像）

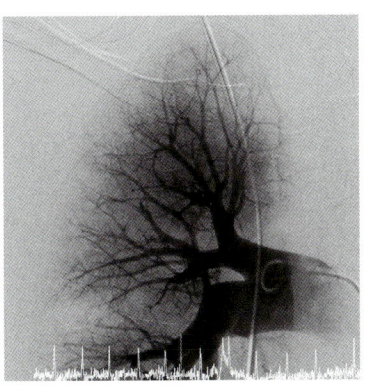
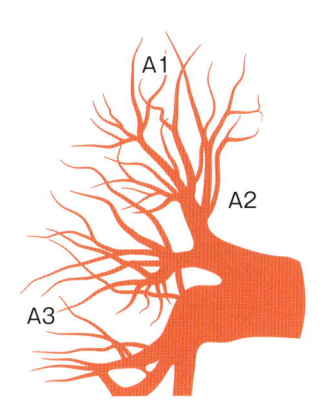
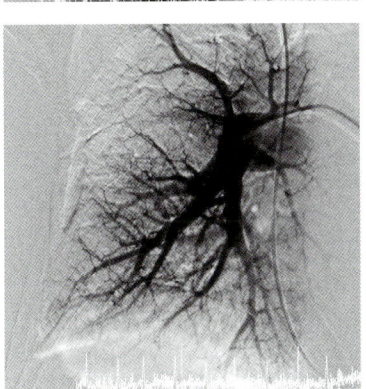
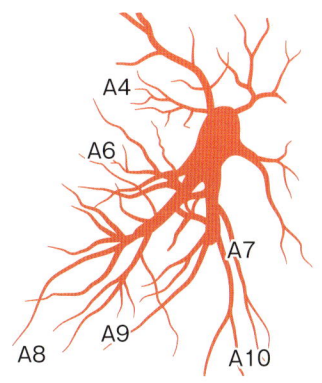

右肺動脈 3D-CTA（正面像）

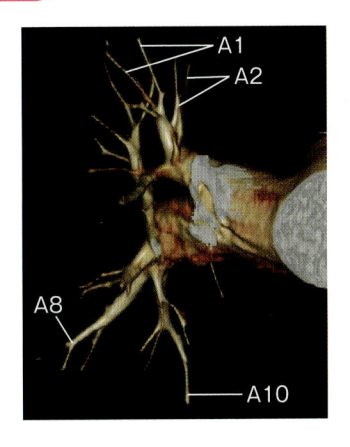

- 斜位像・側面像：撮影目的に応じて追加することが多い。斜位や側面は**前区域枝と後区域枝の分離**に役立つ。例えば、A3・A4・A5・A8は左前斜位が、A2・A6は側面が分離しやすい。また、A9・A10は**右前斜位**が分離しやすい。

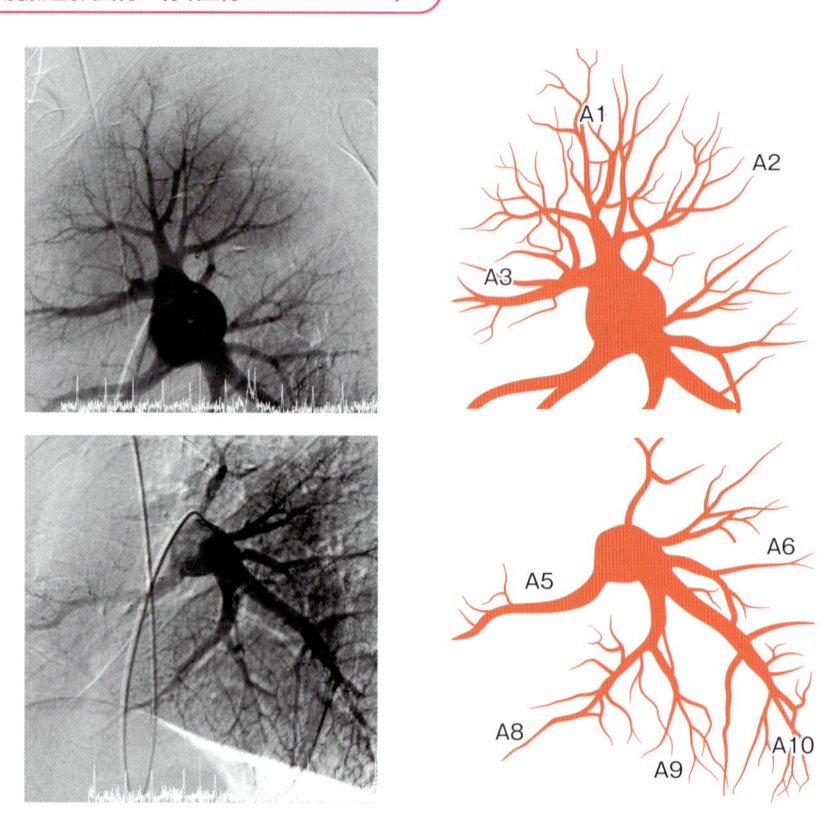

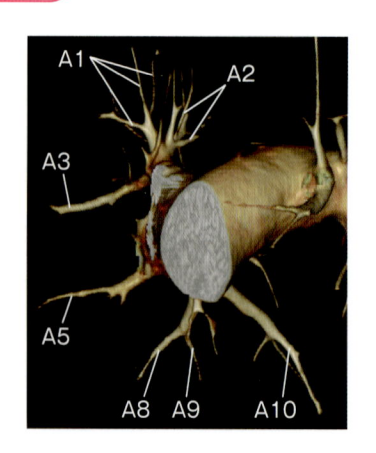

左肺動脈造影画像（正面像）

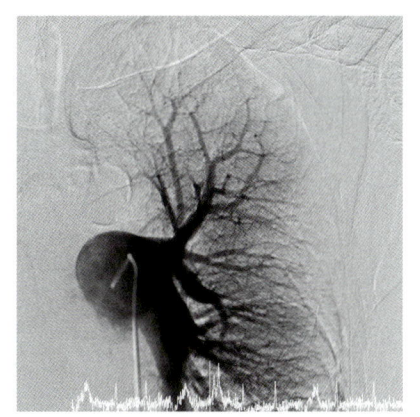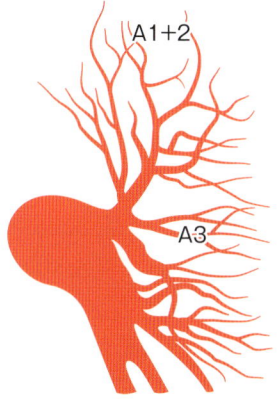

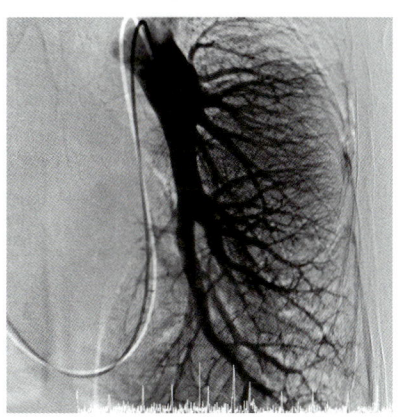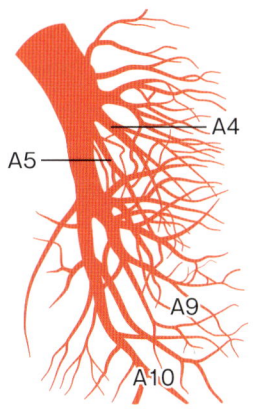

左肺動脈3D-CTA（正面像）

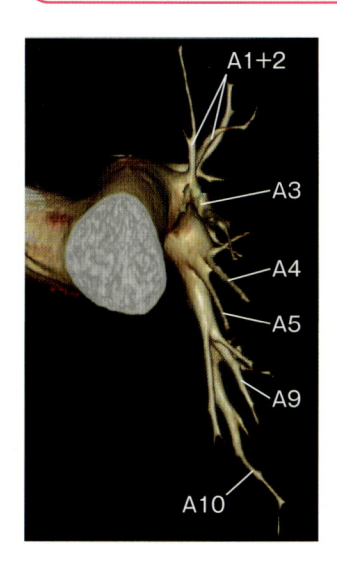

バルーン肺動脈形成術（BPA）に用いる ガイディングカテーテル

- BPAに用いるガイディングカテーテルは通常6〜8Frであり、著者らの施設では6Frを第一選択としている。
- カテーテルの形状は、ターゲットとする血管の分岐角に合わせて選択するが、左右のJudkins型またはmultipurpose型を用いることが多い。

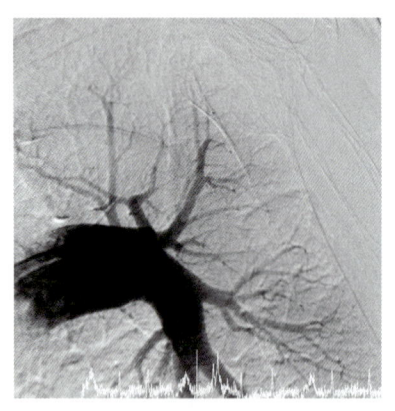

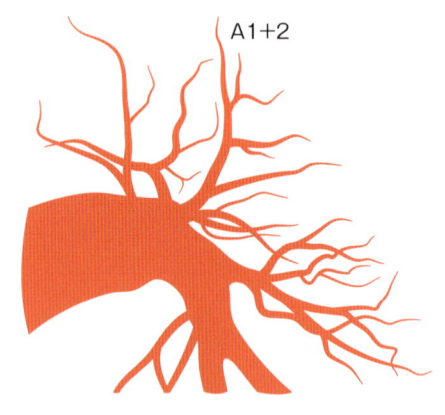

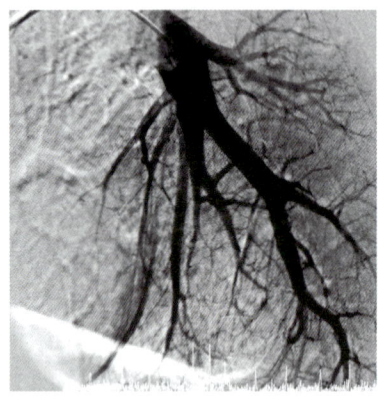

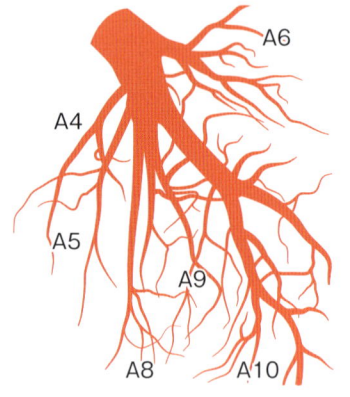

左肺動脈3D-CTA（斜位像）

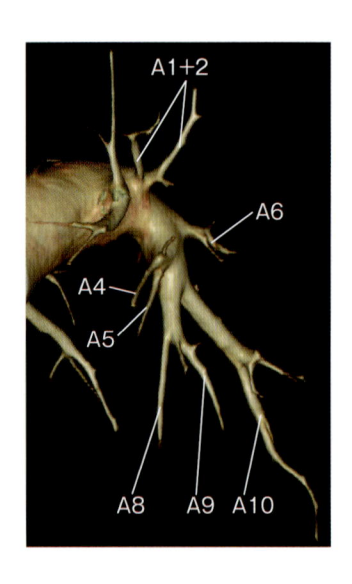

カテーテル中のトラブル

肺障害・肺出血

● バルーン肺動脈形成術（BPA）中の最も高頻度かつ気をつけるべき合併症は、**肺障害・肺出血**である。

● 再灌流に伴う血管透過性亢進や**肺動脈穿孔・破裂が原因**となるが、経過観察のみのもの、気管挿管による人工呼吸器管理を要するものまでさまざまであり、**早期発見のため血痰出現**などの観察が重要である。

③肺動脈（PA）の血管内治療

慢性血栓塞栓性肺高血圧症（CTEPH）に対するカテーテル治療

- CTEPHは器質化血栓が肺動脈を慢性的に狭窄・閉塞する疾患であり、肺高血圧症の原因となる。近年、肺動脈の狭窄・閉塞をバルーンで拡張するカテーテル治療である**バルーン肺動脈形成術**（balloon pulmonary angioplasty：**BPA**）がCTEPHに対し有効であることが明らかとなっている。

バルーン肺動脈形成術（BPA）前後の選択的肺動脈造影画像

- CTEPHにおける血管造影像では、さまざまな病変形態が存在し、完全閉塞のほか、正面像（上）のような**web and bands**とよばれる造影不鮮明領域や血管内スリットとして観察されたり、側面像（下）のような**abrupt narrowing**とよばれる病変部以遠の急激な先細り像として観察されたりする。
- BPAではガイディングカテーテルを用いて区域枝／亜区域枝レベルの肺動脈を選択的に造影し、ガイドワイヤーを用いて病変部を通過、バルーンで病変部を拡張する。
- 肺動脈末梢の走行を把握するため、各目標血管の分離に適した角度からの撮影を必要とする。

右前肺底動脈（A8、正面像）

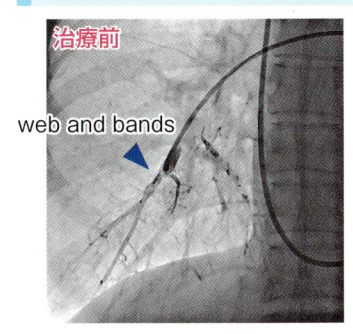 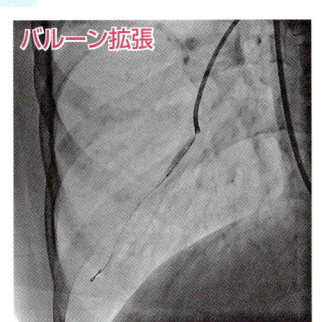 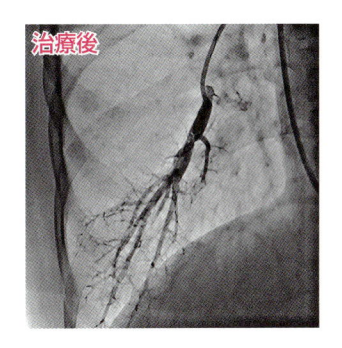

右内側中葉動脈（A5、斜位像、LAO 55°）

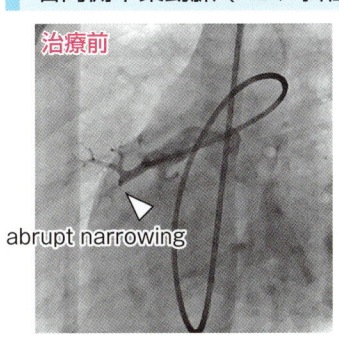 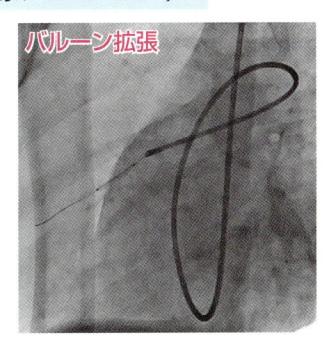 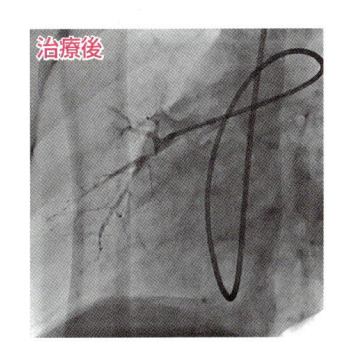

（池田祐毅）

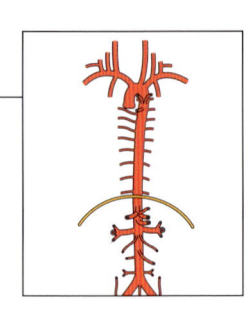

10 気管支動脈／肋間動脈／腰動脈

①気管支動脈、肋間動脈、腰動脈の解剖

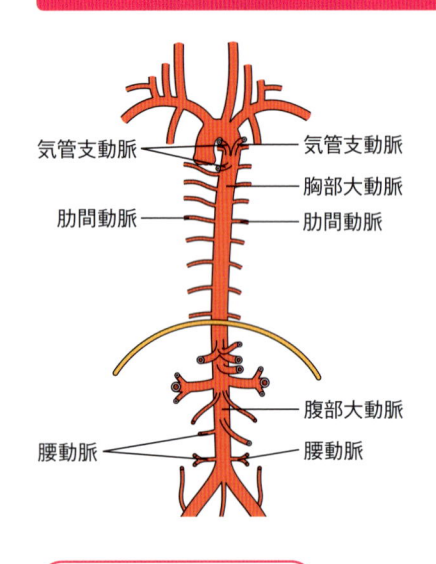

気管支動脈　　気管支動脈

肋間動脈　　肋間動脈

胸部大動脈

腹部大動脈

腰動脈　　腰動脈

- 気管支動脈：気管、気管支、肺胞、心膜、食道を栄養する血管である。気管支動脈の数、分岐のレベル、太さはさまざまである。

- 肋間動脈：**胸部下行大動脈**の後壁から分岐する動脈であり、筋肉、脊髄、神経根、乳腺、皮膚に栄養を与える。椎体の左右両側面に接して大動脈より側方に走行し、背枝を出した後、肋間動脈として走行する。

- 腰動脈：通常4対分岐し、**第5腰動脈**は**正中仙骨動脈**や**腸腰動脈**より分枝する。腰筋や前腹筋に分布する。**深腸骨回旋動脈**、**腸腰動脈**、**上殿動脈**と吻合する。

気管支動脈の分岐

- 共通幹、直接分岐：最も高頻度な分岐は、右気管支動脈が肋間動脈と**共通幹を形成して分岐し**（common right intercostobrachial trunk；RICBT）、2本の左気管支動脈か、左右それぞれ2本ずつ気管支動脈が存在するが右気管支動脈の1本はRICBTから分岐するパターンである。**RICBTはほとんどが大動脈右前側方**より分岐する。左右の気管支動脈が共通幹を形成することもある。胸部下行大動脈中枢側から**直接分岐する気管支動脈**は、分岐部の上下1cm、**Th5からTh6**で分岐することが多い。

- そのほかの分岐：大動脈弓遠位、鎖骨下動脈、肋頚動脈、下部胸部下行大動脈、腕頭動脈、内胸動脈、冠動脈から分岐することもある。

肋間動脈、腰動脈の分岐

- 共通幹、直接分岐：2本の肋間動脈が短い共通の幹をもって分岐することもある。右第3肋間動脈はしばしば右気管支動脈とRICBTを形成する。第1、第2肋間動脈の多くは、肋頚動脈として鎖骨下動脈から分岐する。最も下位の肋間動脈は第12肋骨の下を走行し、肋下動脈とよばれる。

- 肋間動脈、腰動脈：肋間動脈、腰動脈は脊髄枝が分岐し、これより前根動脈と後根動脈が分岐し、神経根を栄養する。このうち直接、脊髄動脈と吻合する根髄動脈は、左右各5本から8本存在し、そのうち最も太い前根動脈が**大前根髄動脈（アダムキュービッツ動脈）**であり、左側に多い。特徴的なヘアピンカーブを描き前脊髄動脈と合流する。

②気管支動脈の撮影

右気管支動脈の造影画像（正面像）

● **右気管支動脈**は右**第３肋間動脈**と**共通幹**を形成し、第５胸椎レベルより分岐している。

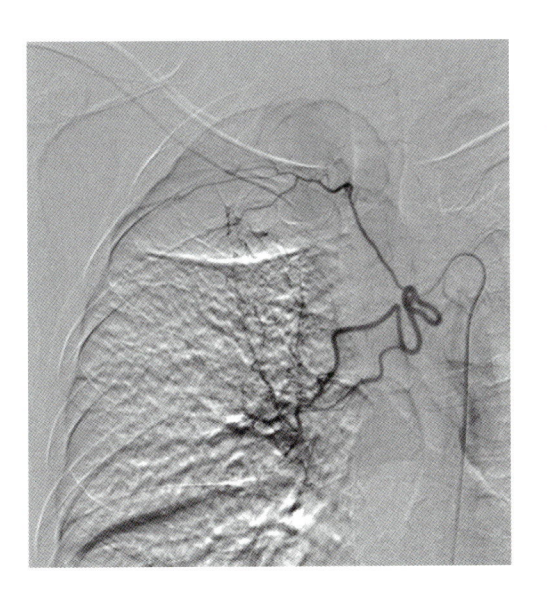

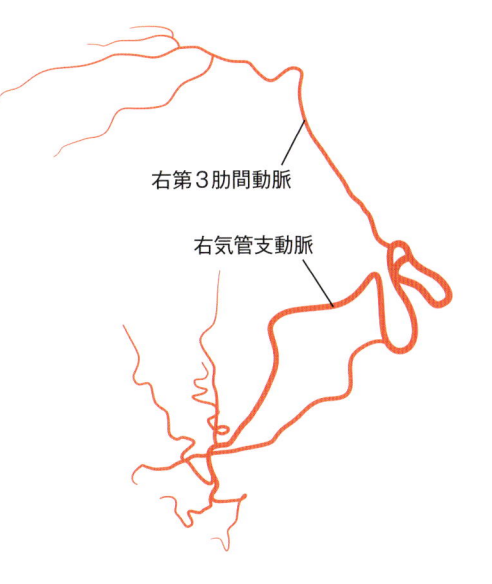

右第３肋間動脈

右気管支動脈

同患者の左右気管支動脈共通幹の造影画像（正面像）

● 左右気管支動脈の共通幹がTh6/7から分岐している。

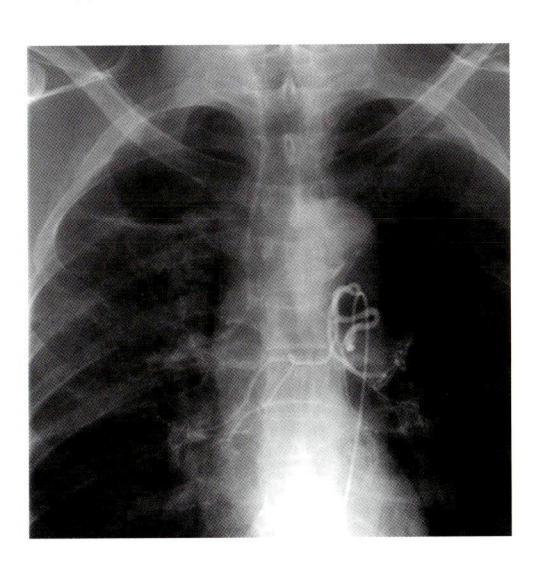

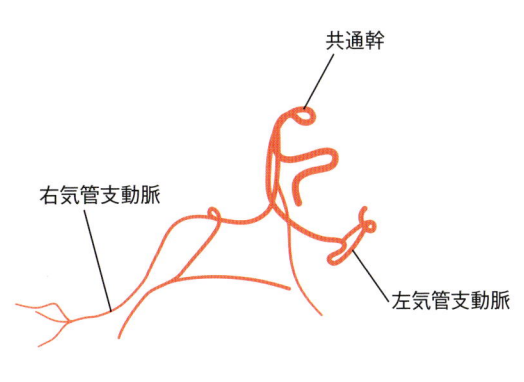

共通幹

右気管支動脈

左気管支動脈

③気管支動脈の血管内治療

- 喀血に対して動脈塞栓術を施行する場合：気管支動脈のみならず、側副血行路の塞栓も必要となるため、**CTアンギオグラフィによる事前の血管走行の確認**が、効率のよい手技と確実な止血効果を得るためには必須である。

喀血の症例における側副血行路の発達

肺野や胸膜に慢性的な炎症が存在する場合
- 気管支動脈は縦隔に分布する他の血管と潜在的なネットワークを形成しているが、肺野や胸膜に**慢性的な炎症**が存在する場合は**拡張し、側副血行路**として発達する。
- 高頻度に認められるのは、**肋間動脈、下横隔動脈、内胸動脈、鎖骨下動脈分枝、外側胸動脈、肺動脈との吻合**である。

④肋間動脈、腰動脈の撮影

上行大動脈からの造影画像（正面像）

- 胸部下行大動脈から分岐する**肋間動脈**（矢印）が描出されている。

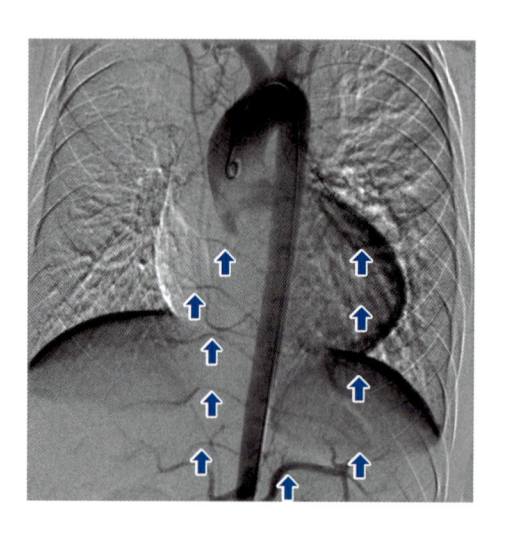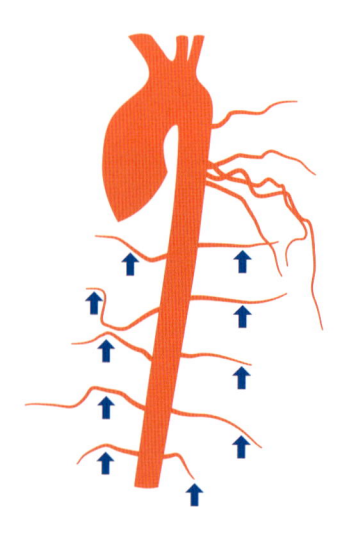

腎動脈分岐レベルからの腹部大動脈造影画像（正面像）

● **左右四対の腰動脈**（青矢印）が描出されている。

● **左卵巣動脈**が発達している。

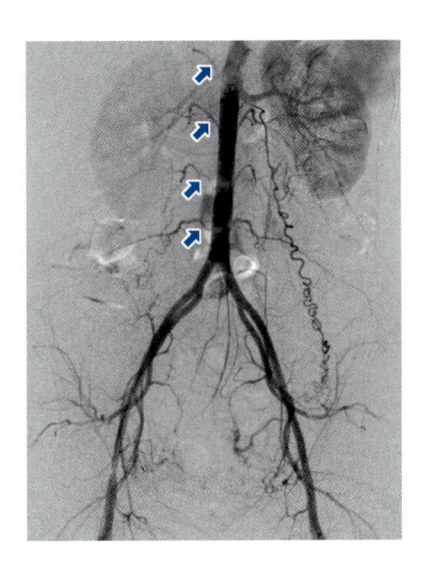
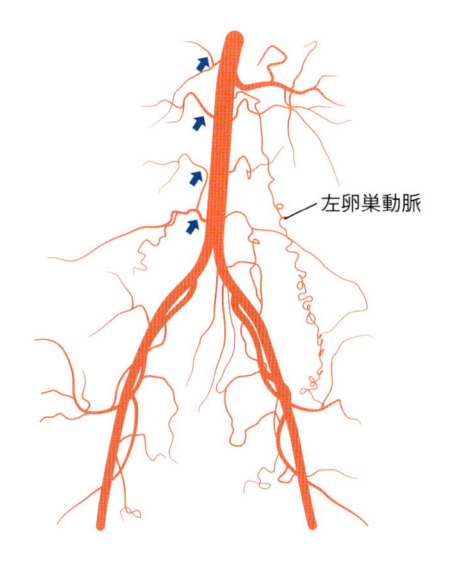

左卵巣動脈

左第9肋間動脈造影画像（正面像）

● **前根髄動脈**と**前脊髄動脈**が描出されている。

● 吻合枝を介して、左第10肋間動脈も造影されている。

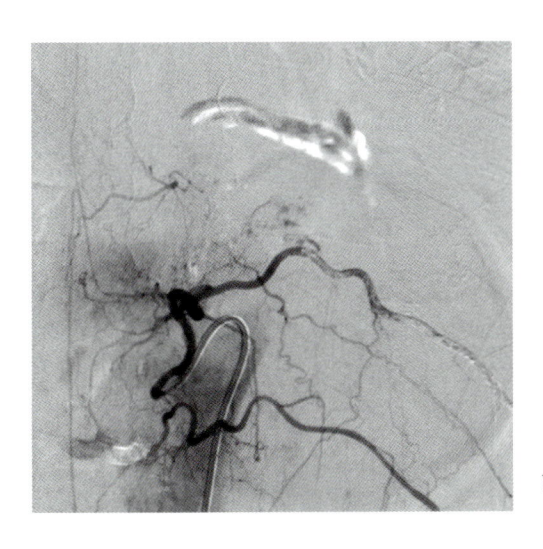
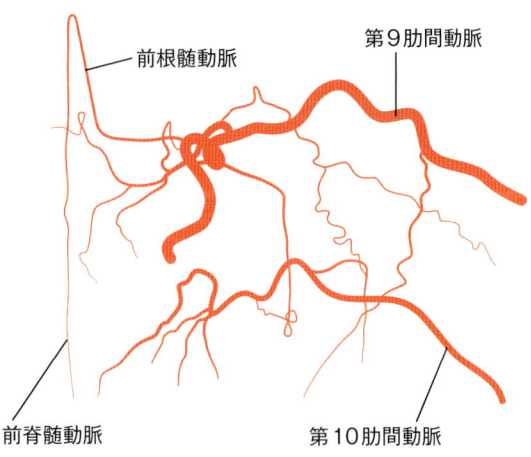

前根髄動脈

第9肋間動脈

前脊髄動脈

第10肋間動脈

⑤肋間動脈、腰動脈の血管内治療

- 胸腹部人工血管置換術やステントグラフト内挿術：**アダムキュービッツ動脈の血流途絶は脊髄虚血の原因**となりうるため、術前にアダムキュービッツ動脈同定のためCTアンギオグラフィが施行される。
- 肋間動脈や腰動脈の出血に対する動脈塞栓術、肋間動脈が関与する喀血のTAE：血管造影時にアダムキュービッツ動脈の存在を注意深く確認し、同定された場合は**アダムキュービッツ動脈分岐部より末梢**にマイクロカテーテルを選択的に挿入し、**塞栓物質をバックフローさせないよう**注意する。

大動脈解離術前のアダムキュービッツ動脈精査を目的とした CTアンギオグラフィから作成したvolume rendering画像

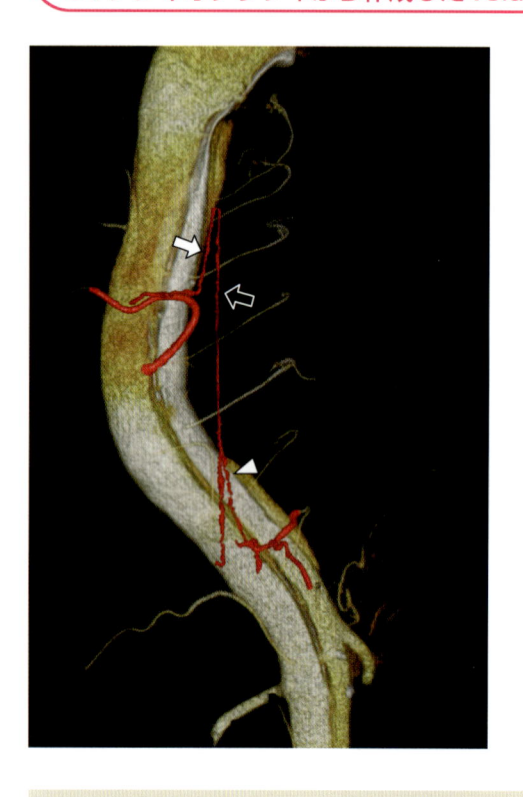

- 大動脈を背側から見ている。
- 頭側は左第9肋間動脈から描出されているアダムキュービッツ動脈（白矢印）と前脊髄動脈（黒矢頭）。右第9肋間動脈からも前根髄動脈が分岐している（白矢頭）。

カテーテル中のトラブル

インターベンションにおける肋間動脈の血管損傷
- 肋間動脈は末梢側では肋骨下縁を走行するが、椎体近位側では肋骨から離れて走行し、また、**高齢になるほど、肋間動脈の位置に変異が生じる**ため、胸水ドレナージなどのインターベンションにおける血管損傷のリスクが上昇する。
- 肋間動脈からは**複数の穿通枝が分岐**し、筋肉に分布する。これらも血管損傷による出血の原因となりうる。

**左胸水に対する胸水穿刺による肋間動脈損傷に対する
動脈塞栓術の際の肋間動脈造影画像（正面像）**

- 肋間動脈は肋骨の下縁を走行するため、**胸水穿刺の際は、肋骨の上縁から穿刺**を行う。

- しかし、本患者は肋間動脈の分枝が肋骨上縁を走行していたため、穿刺によって動脈を損傷し、**活動性出血**（矢頭）を生じた。

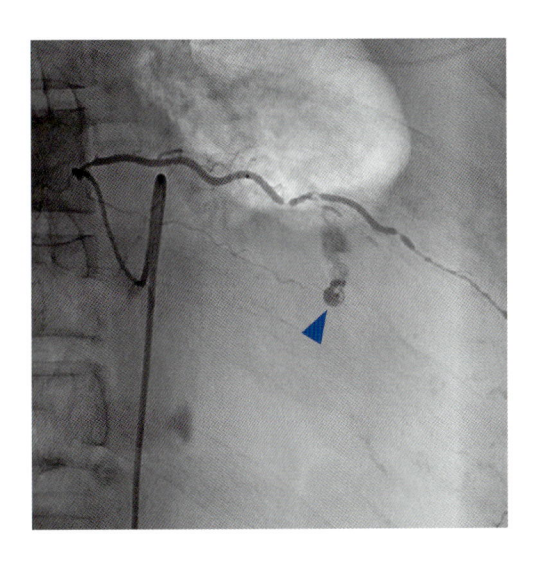

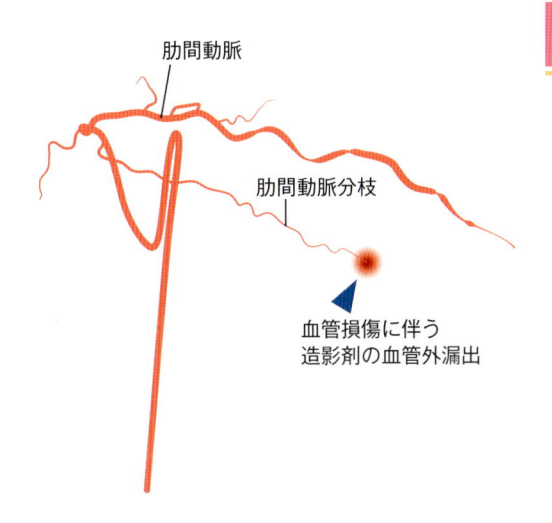

肋間動脈

肋間動脈分枝

血管損傷に伴う
造影剤の血管外漏出

（ウッドハムス 玲子）

腹部骨盤血管分枝

1 腹部の血管のしくみと生理

①腹部の血管の解剖

腹部の動脈

- 腹部の動脈：胸部下行大動脈から連続する**腹部大動脈とその分枝**から構成される。
- 大動脈から腹側に分岐する血管：**腹腔動脈**、**上腸間膜動脈**（superior mesenteric artery：SMA）、**下腸間膜動脈**（inferior mesenteric artery：IMA）があり、肝・胆・膵・脾・胃から直腸上方の消化管を栄養している。
- 大動脈から側方へ分岐する血管：左右の**腎動脈**、**中副腎動脈**、**精巣動脈**あるいは**卵巣動脈**があり、それぞれの臓器を栄養している。
- 大動脈の背側へ分岐する血管：左右の**肋間動脈**、**腰動脈**が分岐する。筋肉や脊髄を栄養している。
- 骨盤内の動脈：腹部大動脈は、第4腰椎付近のレベルで左右の**総腸骨動脈**（common iliac artery：CIA）へ分岐し、その後それぞれ**外腸骨動脈**（external iliac artery：EIA）、**内腸骨動脈**（internal iliac artery：IIA）へと分岐する。また、左右の総腸骨動脈の間から**正中仙骨動脈**が分岐している。
- 内腸骨動脈：直腸下部や膀胱、前立腺や陰茎、子宮や腟、および殿筋を栄養する。
- 外腸骨動脈：下肢へと連続するが、鼠径靭帯を超える前に、**下腹壁動脈**を分岐する。
- 下腹壁動脈：腹壁の裏側に沿って上行し、胸部の**内胸動脈**から連続する**上腹壁動脈**と連続する。

腹部の動脈と体循環系静脈   腹部の動脈と門脈系静脈

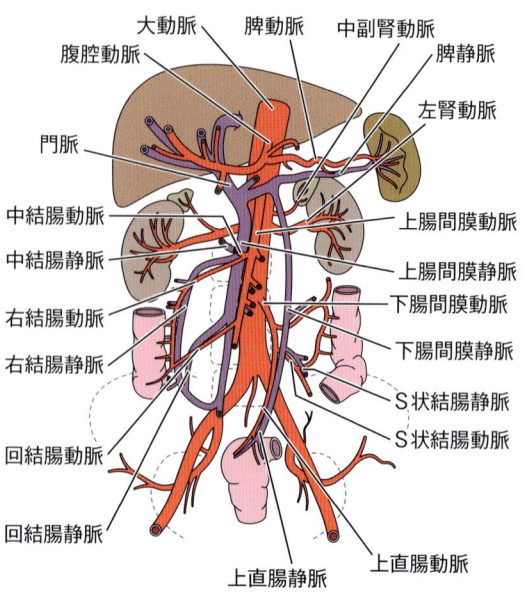

腹部の静脈

- **腹部の静脈**：下大静脈（inferior vena cava：IVC）へと合流する**体循環系の静脈**と、腹部臓器の内、消化管、膵、脾からの静脈が合流し、肝臓へ向かう**門脈系の静脈**の2系統存在する。
- **外腸骨静脈**：両側の外腸骨静脈は**下肢**からの血流が流入する。鼠径靭帯の直上で**下腹壁静脈**が合流する。
- **内腸骨静脈**：骨盤腔の血流を受けた内腸骨静脈は**外腸骨静脈**と合流し、**総腸骨静脈**となる。
- **総腸骨静脈**：左右の総腸骨静脈は合流し、**下大静脈**となる。
- **腰静脈、肋間静脈**：左右の腰静脈、肋間静脈は椎体の**右側で奇静脈へ**、椎体の**左側で半奇静脈**へ合流し、上行する。これらは、**下大静脈が閉塞**した場合の重要な側副血行路となる。
- **腎静脈**：下大静脈の側方からは両側の腎静脈が合流する。**右副腎静脈、右性腺静脈は下大静脈**へ合流するが、**左副腎静脈、左性腺静脈は左腎静脈**へと合流する。
- **下腸間膜静脈、上腸間膜静脈、脾静脈**：下腸間膜静脈と上腸間膜静脈、脾静脈は合流して**門脈**（portal vein：PV）を形成し、**肝臓**へ流入する。
- **肝静脈**：横隔膜下方で**下大静脈**に流入する。

腹部の体循環系静脈と門脈系静脈

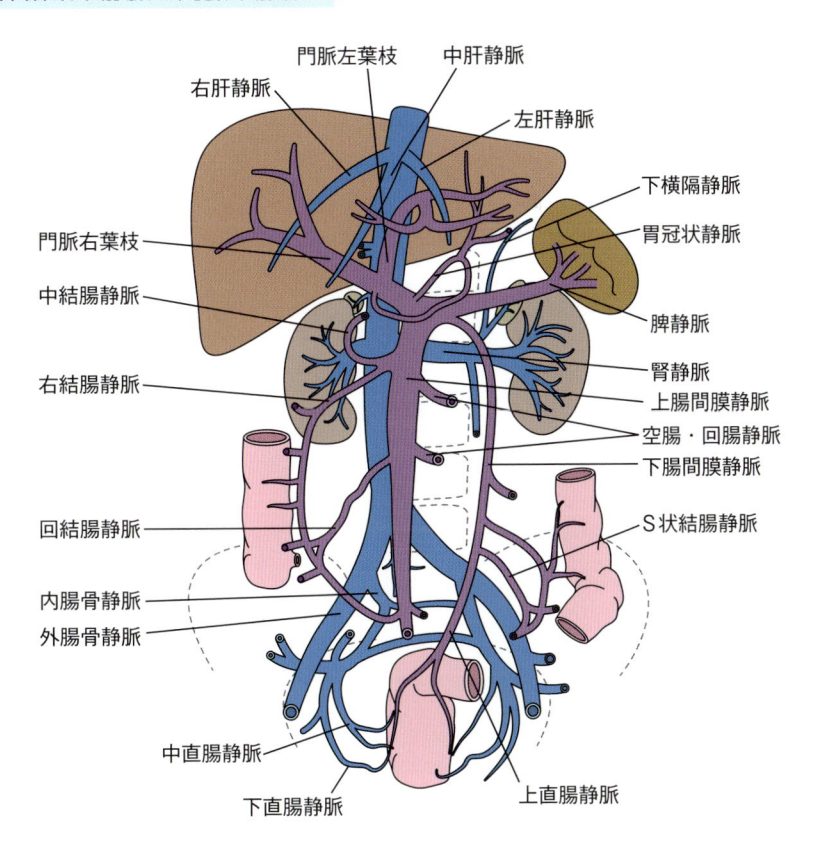

②腹部の正面・後面からの撮影

3D-CTA（正面像）

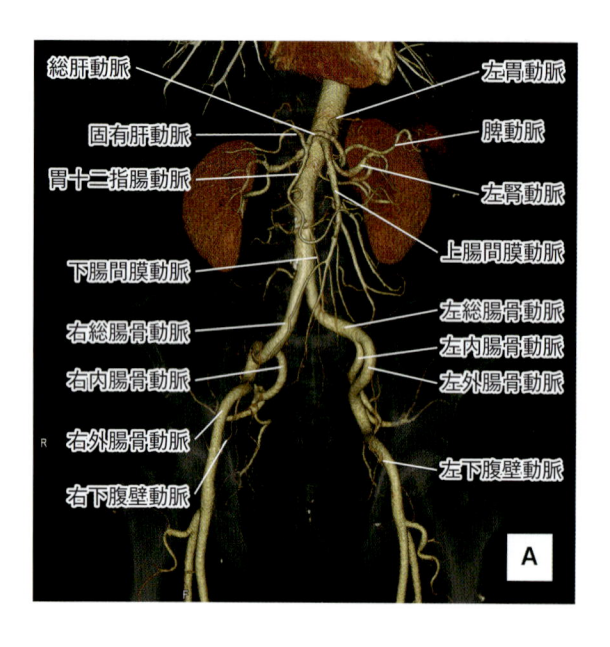

- 腹部血管の撮影は、**正面像が基本**となる。
- **腹腔動脈**や**上腸間膜動脈など大動脈**からの一次分枝をカテーテルで選択するときは、この正面像を用いる。

3D-CTA（後面像）

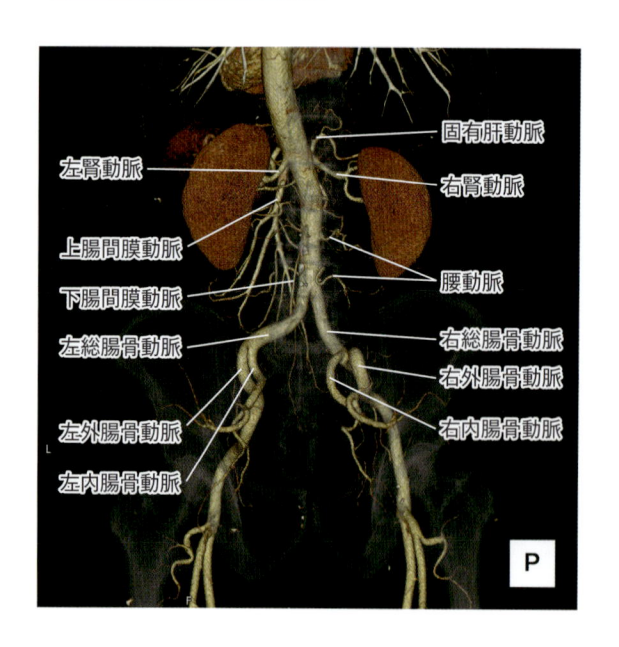

- 通常は、後面像を用いることはない。
- 鼠径部や上肢からのアプローチができず、**膝窩動脈からアプローチ**する場合、患者を**腹臥位**にする必要があり、後面像となる。

③腹部のさまざまな角度からの撮影

3D-CTA（左前斜位：LAO）

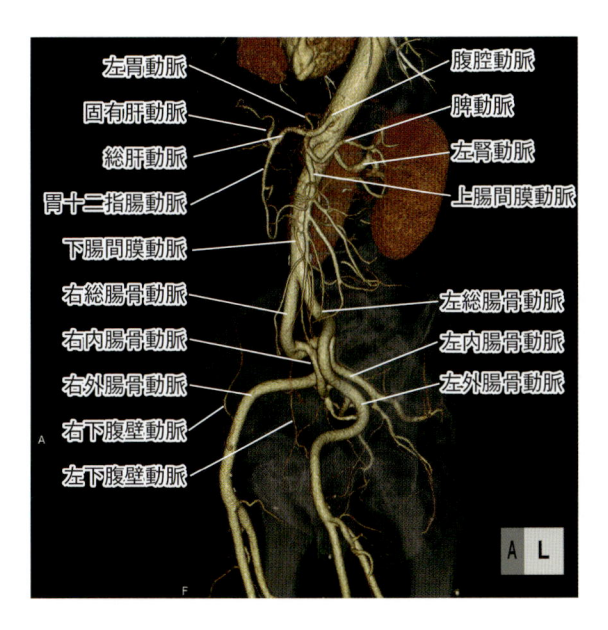

- **右総腸骨動脈の分枝**をみる場合、この角度を用いるとよい。
- **腹腔動脈領域の分枝**も、患者や分枝形態によりさまざまであるが、この角度がわかりやすい場合がある。

3D-CTA（右前斜位：RAO）

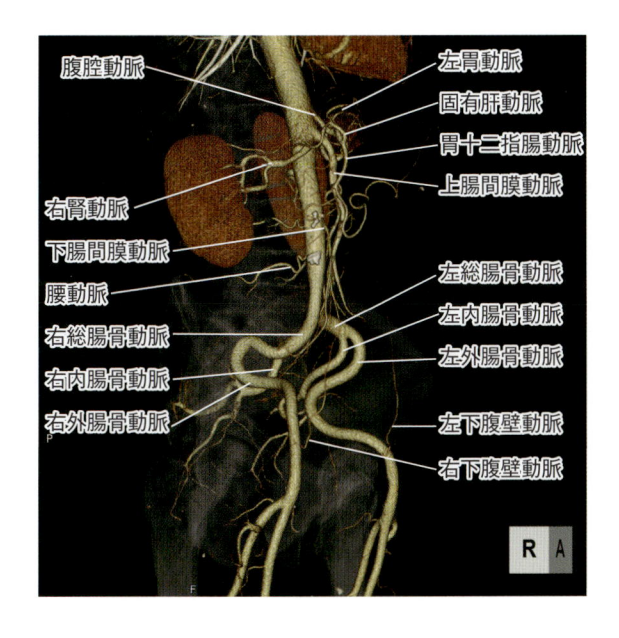

- **左総腸骨動脈の分枝**をみる場合、この角度を用いるとよい。
- **腹腔動脈領域の分枝**も、患者や分枝形態によりさまざまであるが、この角度がわかりやすい場合がある。

（松永敬二）

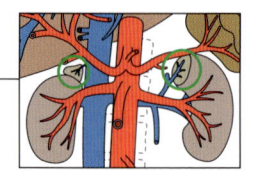

2 副腎静脈

①右副腎静脈

右副腎静脈の解剖

- 右副腎：主に**上側支**、**外側支**、**下側支**の3本の副腎支脈静脈が合流して、**右副腎中心静脈**となる。
- 右副腎静脈の撮影には30～40°の右前斜位が適している。
- 右副腎中心静脈：第11～12胸椎の高さで、下大静脈右斜め後方に直接流入することが多い。しかし、左に比べて**右副腎静脈の位置や角度は個人差が多く**、カテーテル挿入が非常に難しく熟練を要する。
- 吻合している**腎被膜静脈が**描出される場合には、**右副腎静脈**を選択している可能性が高い。

右副腎静脈造影画像（斜位像、RAO 40°）

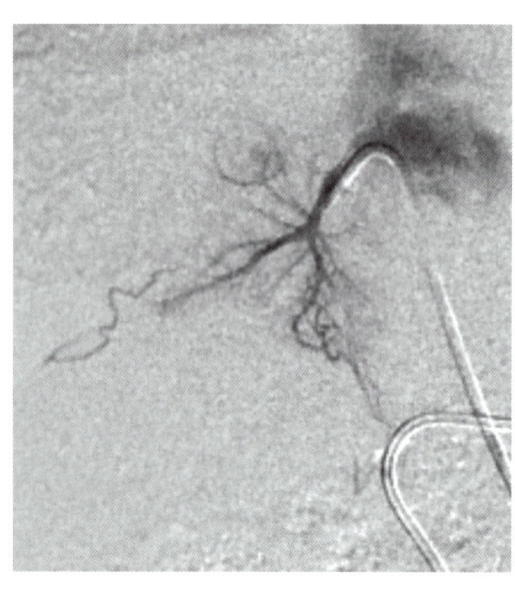

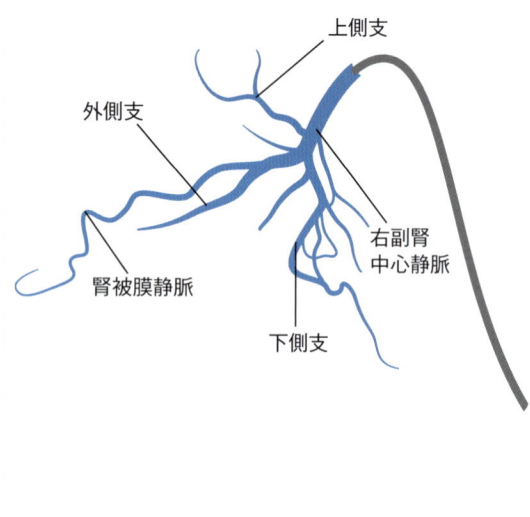

上側支
外側支
腎被膜静脈
右副腎中心静脈
下側支

カテーテル中のトラブル

呼吸の影響でカテーテルが抜けてしまう
- 副腎は**横隔膜の近く**に存在しているため、特に右副腎は思っている以上に**呼吸に伴って上下に動く**。話すことだけでも横隔膜は動くので、**患者との会話は必要最低限に抑える**。
- 右副腎静脈へのカテーテル挿入は難しいが、せっかく挿入できても、呼吸の動きによりカテーテルが安定せず抜けてしまうことも多い。患者が咳やくしゃみをしたら、まず確実に抜けてしまう。
- 造影の際にも**深呼吸はさせずに「そのまま息を止めて撮影する」**といった工夫が必要である。

②左副腎静脈

左副腎静脈の解剖

- 左副腎：主に上側支、外側弧状支の2本の副腎支脈静脈が合流して、**左副腎中心静脈**となる。
- 左副腎中心静脈：**左副腎中心静脈**は、**左下横隔静脈**と合流した後に**左腎静脈**に流入することが多い。
- 左副腎静脈の撮影には、**正面から30°左前斜位**が適している。

左副腎静脈造影画像（正面像）

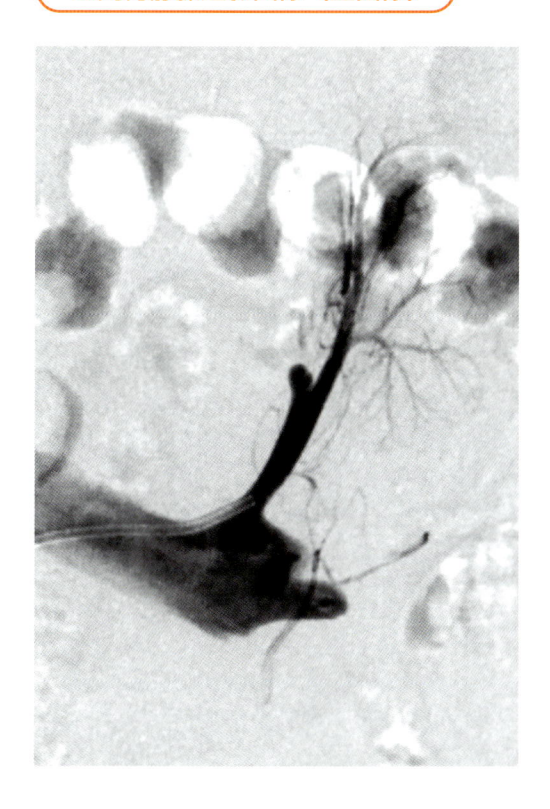

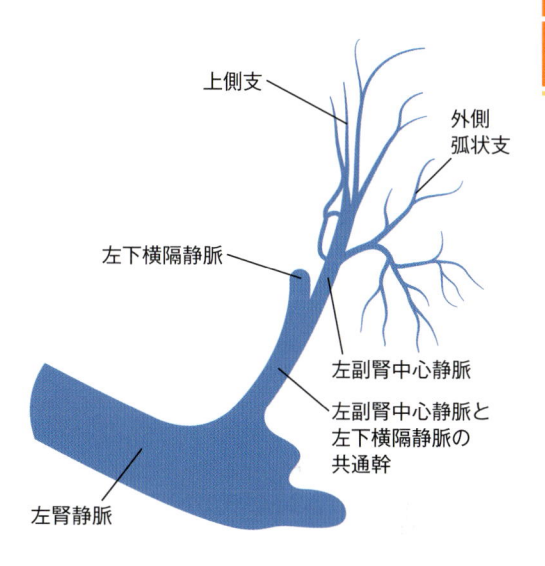

上側支

外側
弧状支

左下横隔静脈

左副腎中心静脈

左副腎中心静脈と
左下横隔静脈の
共通幹

左腎静脈

副腎静脈サンプリング（AVS）

- 副腎静脈の解剖は、副腎静脈サンプリング（adrenal venous sampling：AVS）の際に必要になる。AVSは、**原発性アルドステロン症（primary aldosteronism：PA）の局在診断**のgold standardである。
- 副腎静脈にカテーテルを選択的に挿入して採血し、副腎静脈血のアルドステロン濃度を測定する。アルドステロンの過剰分泌が片側副腎か両側副腎かを正確に診断できるのはAVSのみであり、片側副腎のみからの場合は手術によりPAの治癒が可能である。

カテーテル中のトラブル

副肝静脈への誤挿入

- 右副腎静脈にカテーテルを挿入しようとして、近傍の副肝静脈に誤挿入してしまう場合がある。気付かずに副肝静脈から採血すると、**副腎静脈サンプリング（AVS）**は失敗となる。
- 副肝静脈造影では、副腎静脈に比べて**肝実質**（＊）が強く造影されるのが判別点となる。

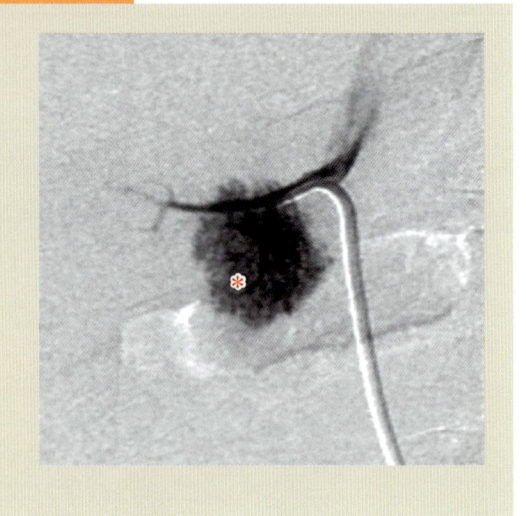

カテーテル中のトラブル

造影時の出血

- 造影により副腎静脈が破綻して出血し、造影剤の血管外漏出（矢頭）が起きることがある。
- その際に患者は**背部痛**を訴える。

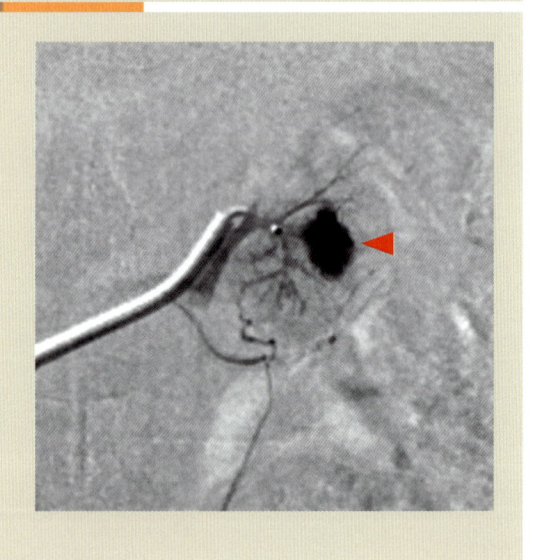

（原 敏将）

3 門脈および関連する静脈

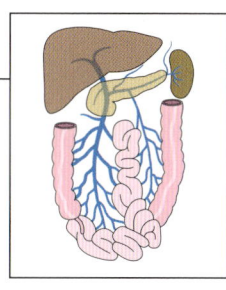

①門脈および関連する静脈の解剖

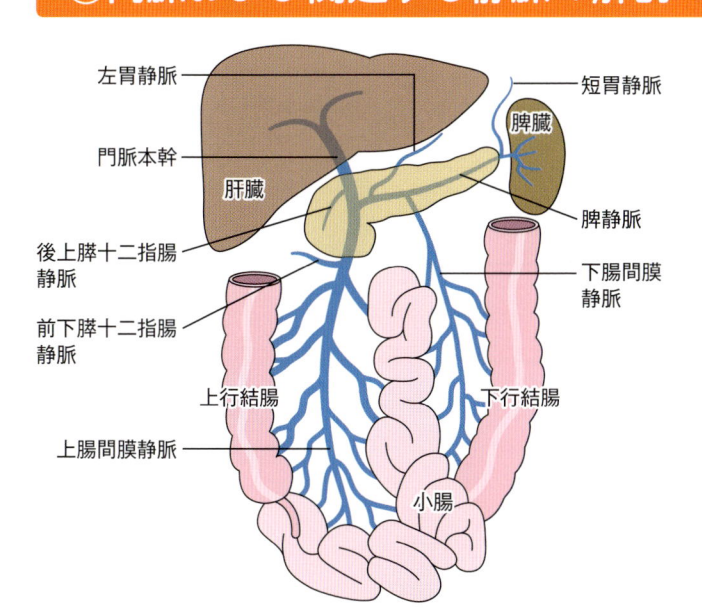

- ●門脈：**上腸間膜静脈**と**脾静脈**が合流して膵背側を走行し、左右肝内門脈枝に分岐する。これらに**下腸間膜静脈**や**左胃静脈**、**前後上下膵十二指腸静脈**なども合流する。
- ●下腸間膜静脈：合流形態が上腸間膜静脈、脾静脈、上腸間膜静脈と脾静脈の合流角部の**3経路**ある。
- ●左胃静脈：合流形態が門脈本幹、脾静脈、門脈本幹と脾静脈の合流角部の**3経路**ある。

②門脈の撮影

- ●門脈を造影するには、腹腔動脈または上腸間膜動脈からの**経動脈的門脈造影が最も簡便**である。そのほかに、**侵襲性は高いが経皮経肝的門脈造影**などもある。

上腸間膜動脈からの経動脈的門脈造影画像（正面像）

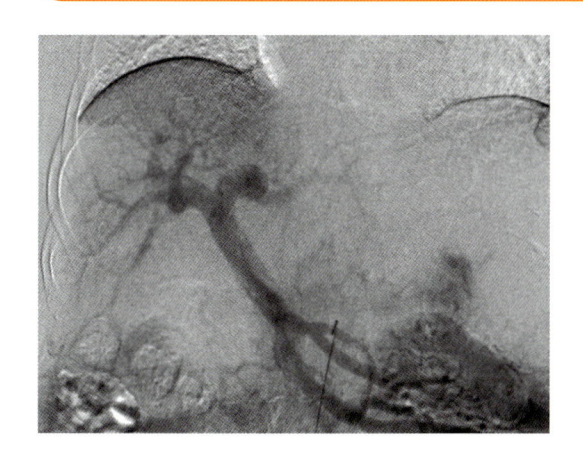

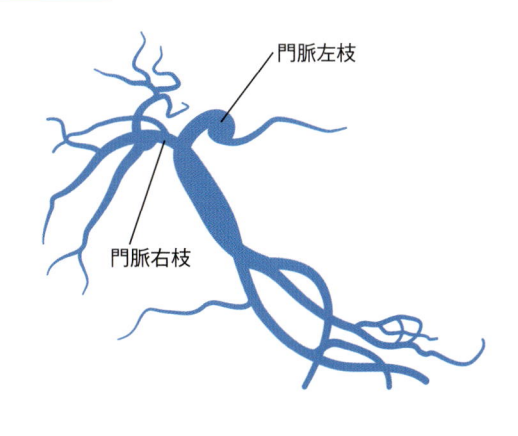

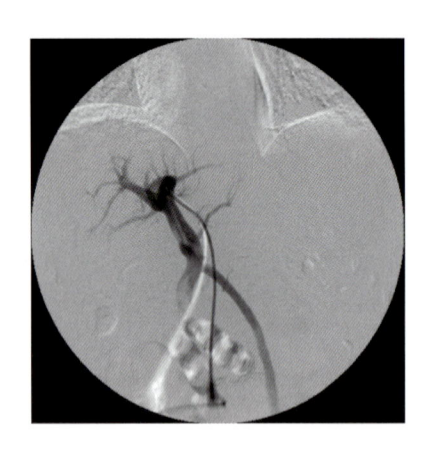
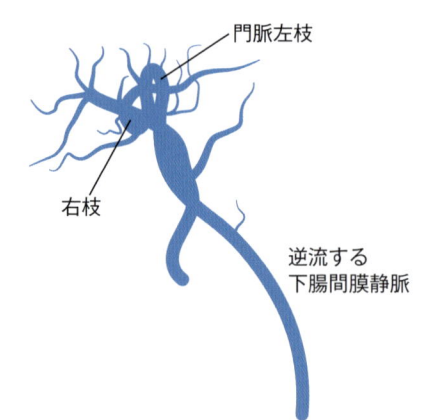

門脈左枝

右枝

逆流する
下腸間膜静脈

③門脈大循環短絡

● **肝硬変**などによる門脈圧亢進を背景に門脈血流が滞り、**門脈大循環短絡**が形成される。それにより**食道胃静脈瘤、肝性脳症**などを引き起こす。

代表的な門脈大循環短絡

● 種類は多数あるため、代表的なものについて記載する。

● **胃腎短絡**：胃静脈（左胃静脈、後胃静脈、短胃静脈）から逆流し、左副腎静脈と合流して左腎静脈に流入する経路である。**胃静脈瘤の主たる短絡路**である。

● **胃から下横隔静脈を介した短絡**：胃静脈から横隔膜下で左下横隔静脈を経由して下大静脈に合流する経路である。また心膜横隔静脈が拡張し、左腕頭静脈に合流する経路もある。**稀だが胃静脈瘤の主排血経路**になる。

● **脾腎短絡**：脾静脈から逆流し、腎周囲の腎被膜静脈から左腎静脈に流入する経路である。**肝性脳症などの原因**になる。

● **腸間膜から性腺静脈を介した短絡**：上腸間膜静脈や下腸間膜静脈から後腹膜で性腺静脈（精巣静脈、卵巣静脈）に合流する経路である。**肝性脳症などの原因**になる。

カテーテル中のトラブル

● 静脈内の操作であることから、比較的容易に損傷し、出血する。

● 後腹膜での操作になることが多く、通常は**低圧のため出血量は少なく**、あまり問題になることはない。ただし血管をカテーテルで広範囲に裂いてしまうと出血量が多くなる。

● **横隔膜下**や**心膜**などの血管での出血は重篤になる場合もあり、注意が必要である。

胃腎短絡からのバルーン閉塞下逆行性造影画像（正面像）

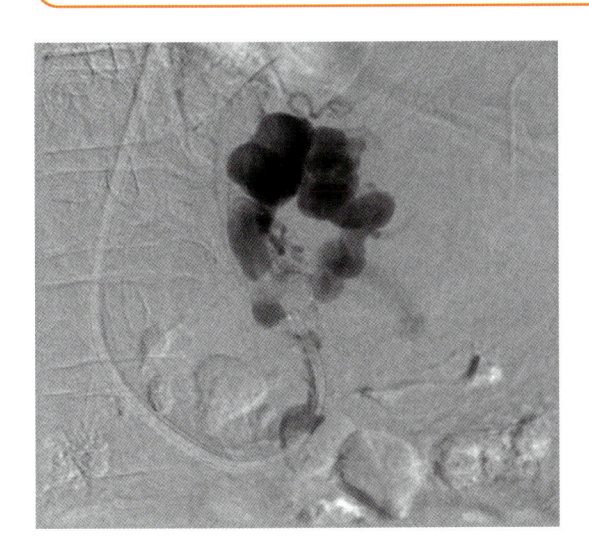

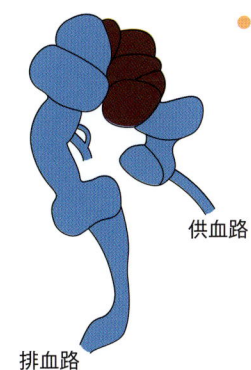

● **胃静脈瘤（胃内腔に突出する瘤、茶色部分）全体像**が描出される。ただしCTなどで比較しないとわからない。

供血路

排血路

右卵巣静脈からのバルーン閉塞下逆行性造影画像（正面像）

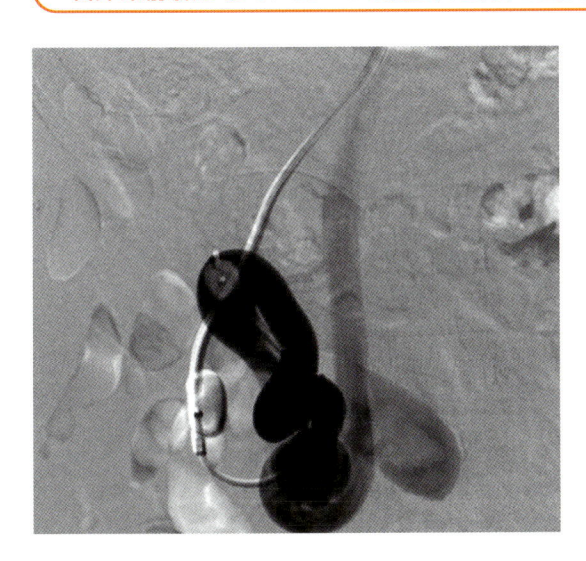

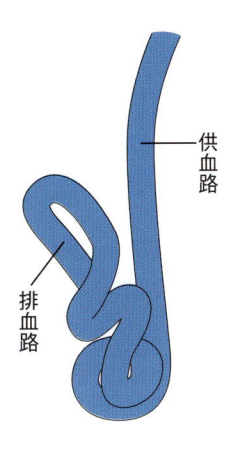

● **上腸間膜静脈**が描出される。

供血路

排血路

バルーン閉塞下逆行性経静脈的塞栓術（B-RTO）

● 門脈系のIVRとして広く行われている治療に、**バルーン閉塞下逆行性経静脈的塞栓術**（balloon-occluded retrograde transvenous obliteration：**B-RTO**）がある。

● B-RTOは、短絡路の静脈合流部にバルーンカテーテルを挿入し、膨らませ、経路を遮断し、硬化剤を注入する治療で、**胃静脈瘤**や**肝性脳症**に対する治療法として確立している。

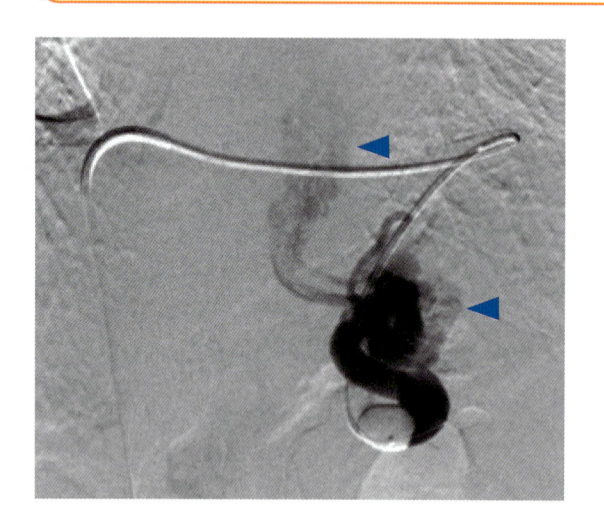

- 右下横隔静脈から**逆行性に胃静脈瘤**全体像が描出される。

食道静脈瘤

胃静脈瘤

排血路

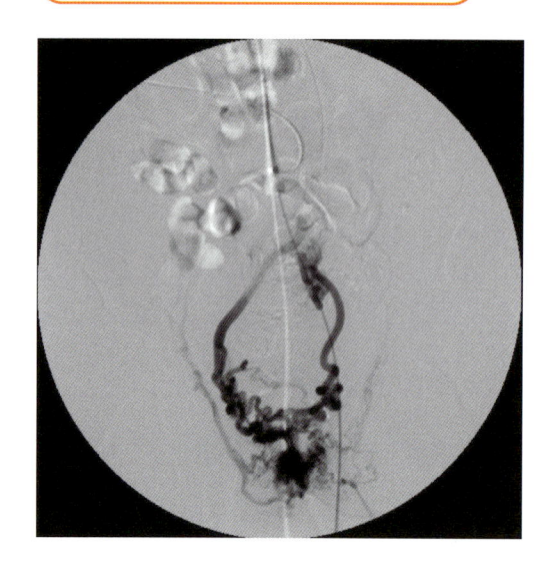

供血路

排血路

排血路

- 経皮経肝的門脈アプローチ。
- 下腸間膜静脈から**直腸静脈瘤全体像**が描出される。

カテーテル中のトラブル

- 直腸静脈瘤などの治療では、前述したように経皮経肝的に門脈にアプローチし、供血路から**硬化療法**や**塞栓術**が必要となる。その際は**門脈穿刺に伴う出血**などがある。

（藤井 馨）

4 腹腔動脈とその分岐

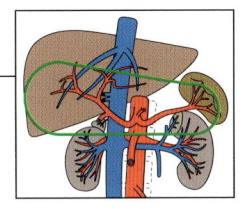

①腹腔動脈

腹腔動脈の解剖

- 腹腔動脈：第12胸椎下部から第1腰椎のレベルで大動脈前面から分岐した後、**脾動脈**と**総肝動脈**、**左胃動脈**（left gastric artery：LGA）に分岐する。
- 総肝動脈：**胃十二指腸動脈**（gastroduodenal artery：GDA）を分岐後、**固有肝動脈**となる。固有肝動脈または左肝動脈起始部から**右胃動脈**（right gastric artery：RGA）が分岐することが多い。また、腹腔動脈近位から左右の**下横隔動脈**が分岐することがある。
- この領域は**分岐の変異**が多い。

腹腔動脈造影画像（正面像）

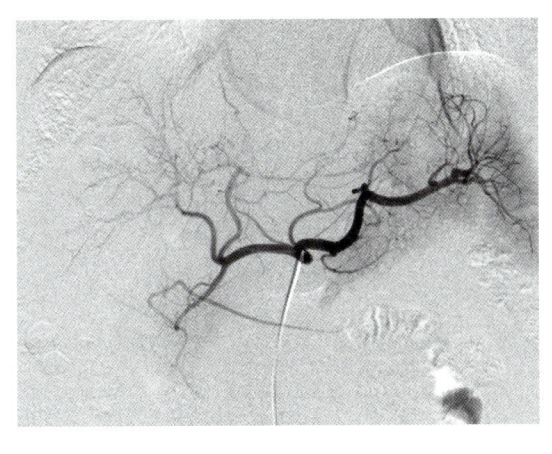

左下横隔動脈
左胃動脈
右下横隔動脈
左肝動脈
右肝動脈
固有肝動脈
胃十二指腸動脈
総肝動脈
背側膵動脈
脾動脈

血管のトラブル

腹腔動脈が閉塞した場合
- 動脈間の吻合が発達しており、一部が**閉塞しても側副血行路を介した血流が保たれる**ことが多い。
- 動脈硬化や横隔膜脚の圧迫により**腹腔動脈起始部が狭くなる**と、上腸間膜動脈から膵のアーケードを介した**側副血行路が発達する**。

血管のトラブル

- 胃は側副血行路や吻合枝が発達しているため、**塞栓術による虚血**は起こしにくい。
- 逆に、**近位塞栓**となった場合には出血が持続する可能性が高く、**側副血行路を造影して遠位側の塞栓術**を追加する必要がある。

②腹腔動脈の分岐（胃動脈）

胃動脈の解剖

- 左胃動脈：腹腔動脈から分岐した後、胃噴門部から胃小弯側に沿って走行し、**右胃動脈**と連続する。
- 右胃動脈：**固有肝動脈**または**左肝動脈起始部**から分岐することが多い。
- 胃十二指腸動脈：後上膵十二指腸動脈（posterior superior pancreaticoduodenal artery：PSPDA）、前上膵十二指腸動脈（anterior superior pancreaticoduodenal artery：ASPDA）を分岐後、**右胃大網動脈**となる。胃大弯側に沿って走行し、脾門部で**脾動脈**から分岐する**左胃大網動脈**と吻合する。

胃の動脈造影画像（正面像）

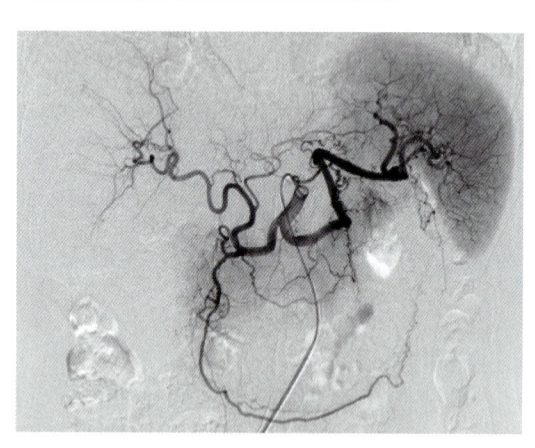
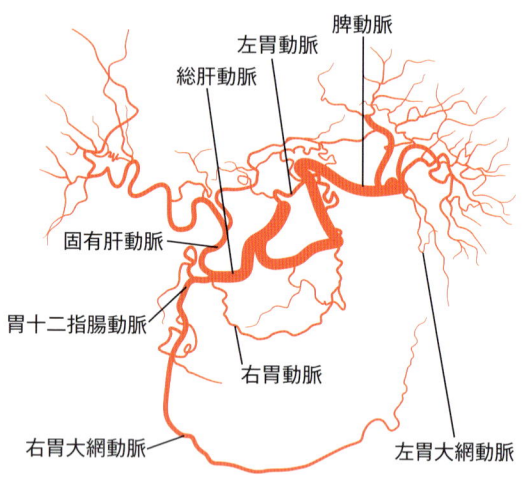

カテーテル中のトラブル（進行胃癌に伴う出血）

- 胃十二指腸動脈からカテーテルを進め、**右胃大網動脈からの出血**を確認（**左図**、矢頭）。遠位側の血管が描出されないため、この位置から**金属コイルを用いて塞栓術を施行**した。
- **塞栓術後の左胃動脈造影**：胃壁の吻合枝を介して右胃大網動脈の遠位側が造影され、**出血**（**右図**、矢頭）が持続していた。この後、吻合枝を介して出血部までカテーテルを進め、**金属コイル**および**NBCA**（n butyl-2-cyanoacrylate）を用いて塞栓術を追加し、止血が得られた。

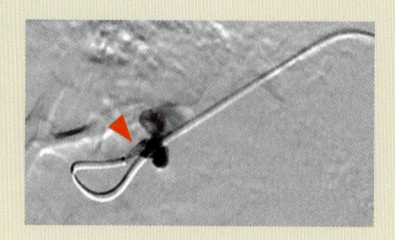
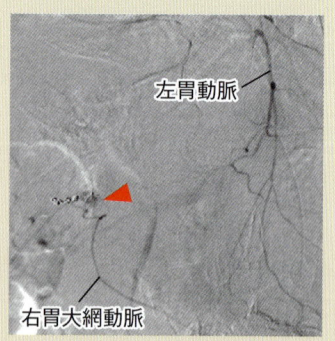

③腹腔動脈から分岐した血管の変異

肝動脈左葉枝が左胃動脈から分岐する正常変異の造影画像（正面像）

- このような血管分岐の肝左葉に対するIVRでは、**左胃動脈を経由したカテーテルの挿入**が必要となる。
- **固有肝動脈の塞栓術**が必要となった場合にも、肝内の吻合を介して左肝動脈から肝右葉へ動脈血流が供給される。

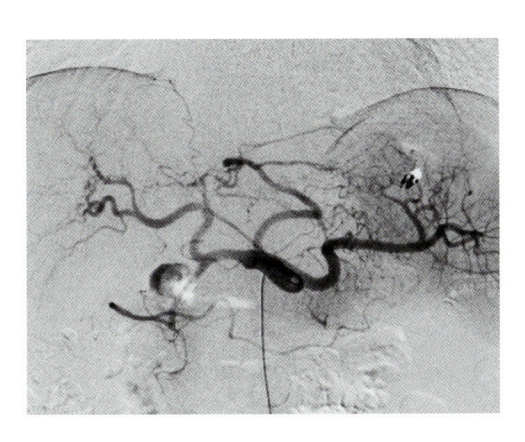
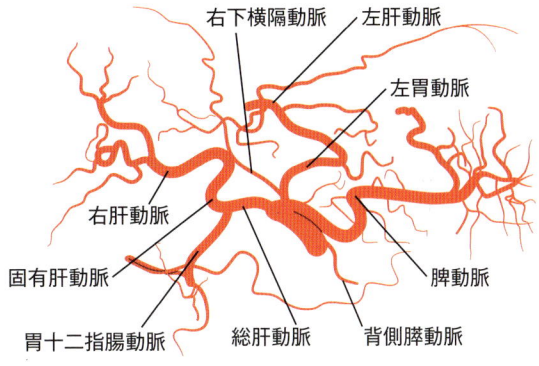

3章
4
腹腔動脈とその分岐

血管の変異

主な分岐の変異
①**下横隔動脈**：左右の下横隔動脈がそれぞれ単独で大動脈から分岐する場合、共通幹で大動脈から分岐する場合、左胃動脈と共通幹で大動脈から分岐する場合、腹腔動脈から分岐する場合などがある。

②**左胃動脈**：大動脈から直接分岐する場合がある。

③**左肝動脈**：左胃動脈から分岐する場合がある。

④**右肝動脈**：上腸間膜動脈から分岐する場合がある。

⑤**背側膵動脈**：腹腔動脈から分岐する場合、総肝動脈から分岐する場合、脾動脈から分岐する場合、上腸間膜動脈から分岐する場合がある。

⑥**総肝動脈**：上腸間膜動脈から分岐する場合がある。

⑦**腹腔動脈と上腸間膜動脈**：共通幹を形成する場合がある。

（松永敬二）

5 肝動脈

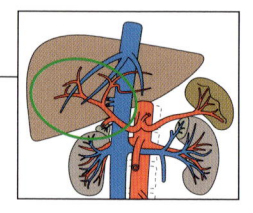

①肝動脈の解剖

- **腹腔動脈**から分岐した**総肝動脈**は胃十二指腸動脈を分岐した後**固有肝動脈**となる。そこから右葉に**右肝動脈**、左葉に**左肝動脈**、左葉内側区域（S4）に**中肝動脈**が分岐する。

肝動脈造影画像（正面像）

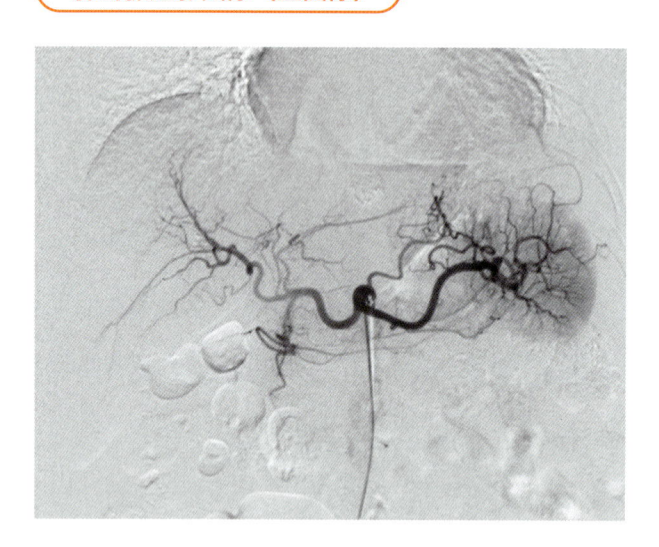

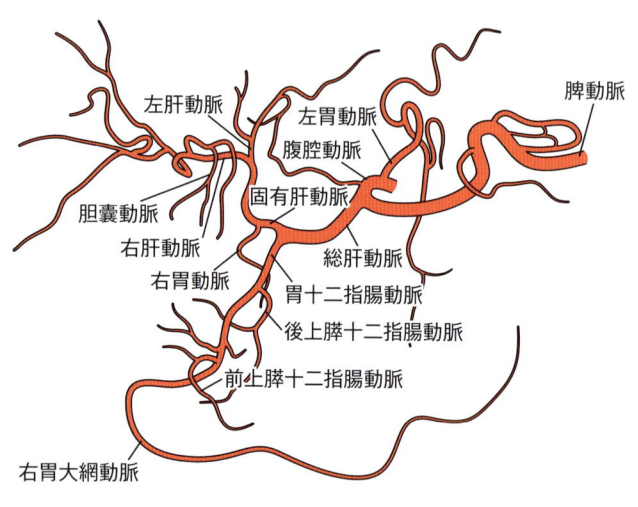

※上記の画像とイラストは一部異なります。

血管のトラブル

肝硬変による血管の屈曲蛇行と血管損傷

- 末梢の動脈や分岐などは、**肝硬変**による**屈曲蛇行**が強く、血管損傷などの合併症が起きうる。ただ肝実質内であり、肝外の大出血に至ることは非常に稀である。状況に応じて同時に塞栓術を追加する場合もある。またガイドワイヤーによる動脈解離なども稀に起きる。

カテーテル中のトラブル

肝動脈から分岐する臓器の血管への誤挿入

- 稀であるが、肝動脈から分岐する臓器の血管への**誤挿入**は重要な合併症の一つである。最も注意が必要なのが肝動脈から分岐する**胆嚢動脈**で、そのほかに左肝動脈から分岐する**副左胃動脈**なども重要である。

②肝動脈から分岐する代表的な血管の変異

- 肝動脈から分岐する血管の分岐形態にはさまざまな変異があり、種々の分類がなされているが複雑である。その種類に関しては多数あるが、代表的なものについて提示する。

右肝動脈造影画像（正面像）

- 右肝動脈が**上腸間膜動脈**より分岐する。

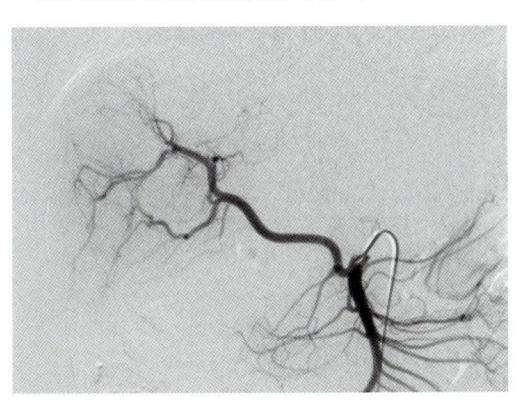
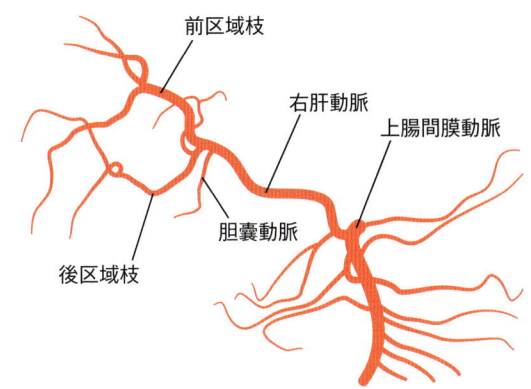

左肝動脈造影画像（正面像）

- 左肝動脈が**左胃動脈**より分岐する。

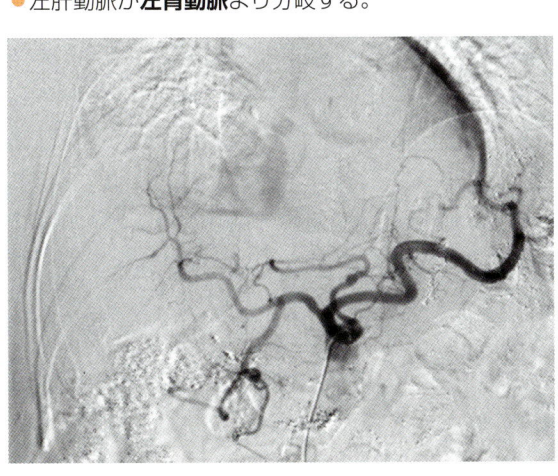
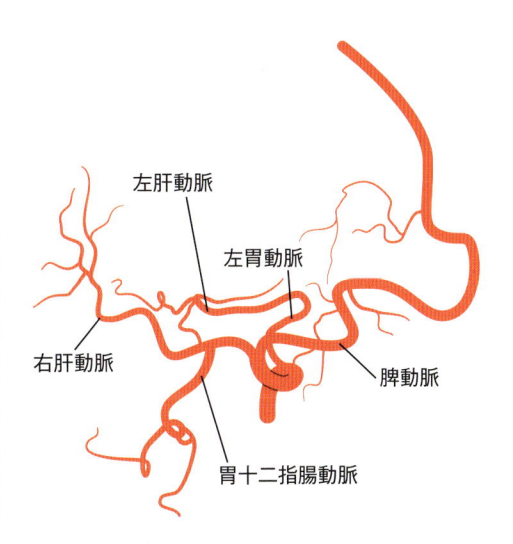

カテーテル中のトラブル

膵頭十二指腸切除後膵液漏による肝動脈の仮性動脈瘤出血

- 肝動脈のIVRでのトラブルの一つに、膵頭部癌などの**膵頭十二指腸切除後膵液漏による肝動脈の仮性動脈瘤出血**がある。**緊急IVRの適応**であり、迅速に肝動脈を**コイル塞栓**する必要がある。

③肝動脈の撮影

肝S8横隔膜下の巨大肝細胞癌造影画像（正面像）

● 右下横隔動脈より**腫瘍濃染**（腫瘍の存在を意味する濃い色の描出）が認められる。

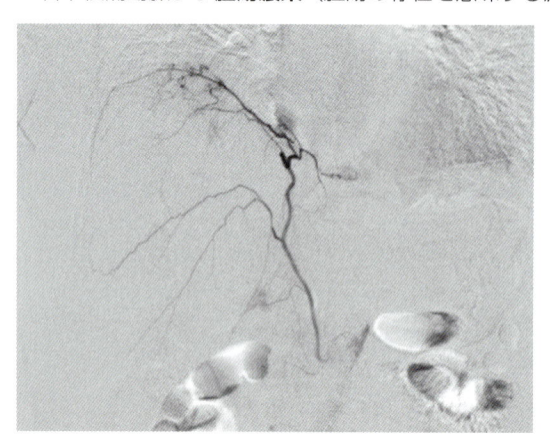
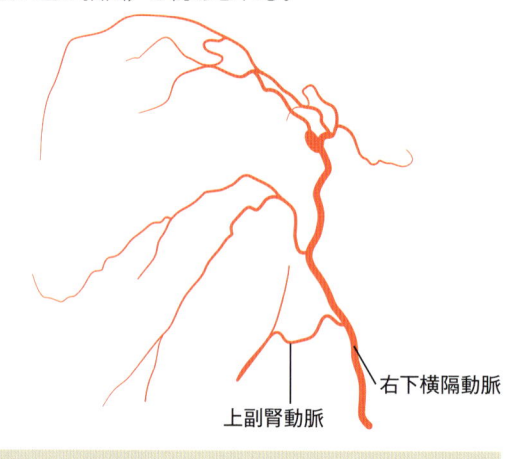

上副腎動脈

右下横隔動脈

肝動脈化学塞栓療法（TACE）

● **肝動脈化学塞栓療法**（transcatheter arterial chemoembolization：**TACE**）は、腹腔動脈に挿入したカテーテルからマイクロカテーテルを肝動脈末梢に進め、抗がん剤とリピオドールの混合物を注入した後、ゼラチンスポンジで塞栓する。**肝動脈におけるIVRの大多数**は、**肝細胞癌**に対するTACEである。

● TACEを複数回施行した場合や肝表の腫瘍などは、肝内の血管ではなく肝外の血管から供血されるため、**同部位からTACEを施行する**必要がある。最も多いのが**右下横隔動脈**である。その他肋間動脈、内胸動脈、胃大網動脈、左胃動脈など多数ある。

仮性動脈瘤と出血の造影画像（正面像）

● 胃十二指腸動脈断端部に生じた**仮性動脈瘤（矢印）と出血（矢頭）**が認められる。

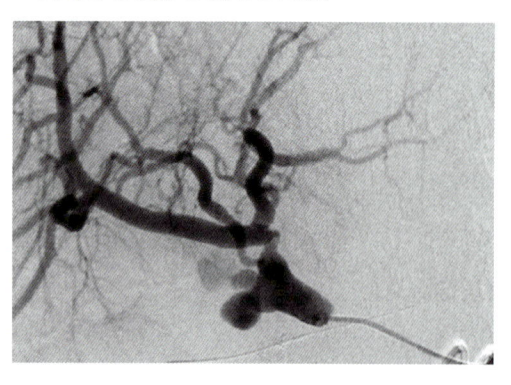
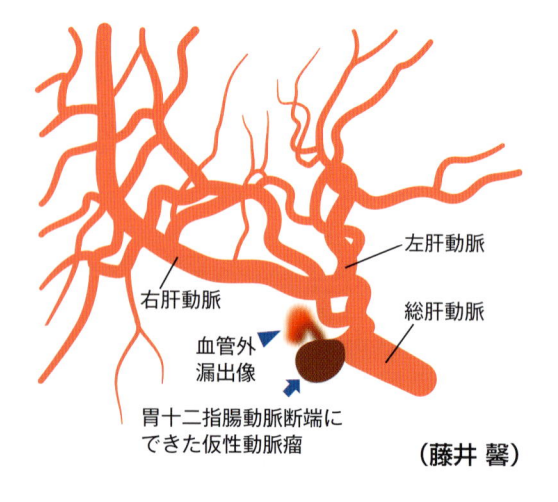

左肝動脈

右肝動脈

総肝動脈

血管外
漏出像

胃十二指腸動脈断端に
できた仮性動脈瘤

（藤井 馨）

6 脾動脈

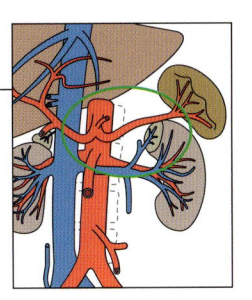

①脾動脈の解剖

- **位置**：脾動脈は**総肝動脈**と**左胃動脈**との共通幹、つまり**腹腔動脈**から分岐する様式が最も一般的である。左胃動脈との共通幹（**胃脾動脈幹**）、あるいは総肝動脈との共通幹（**肝脾動脈幹**）を形成することもある。

- **脾動脈から分岐する動脈**：**膵臓**の上縁に沿って脾腎ヒダを脾門まで走行し、**膵臓に5〜6本**の分枝を出す。脾門付近で上方に**数本の短胃動脈**が起始する。また、下方に**左胃大網動脈**が起始し、大弯に胃枝、大網に大網枝を送り、胃十二指腸動脈分枝の**右胃大網動脈**と合流する。**脾動脈本幹**からは膵枝が分岐し、膵臓に分布する。

腹腔動脈造影画像（正面像）

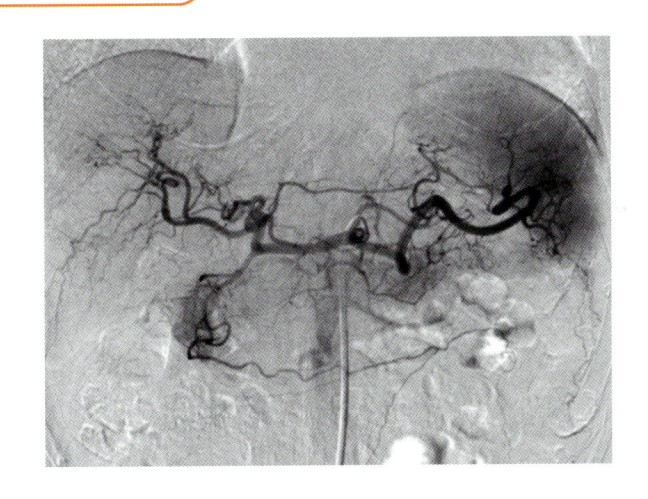

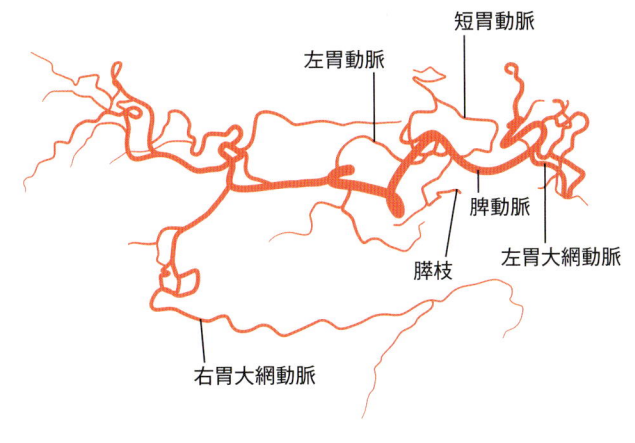

②脾動脈の血管内治療

- 動脈瘤塞栓術：脾動脈の血管内治療で**最も頻度が高い手技は、脾動脈瘤塞栓術**である。
- 真性瘤：通常**長径20mm以上**で治療対象となるが、門脈圧亢進症、女性、膠原病などの基礎疾患を有する場合は増大、破裂のリスクがあるため、早めに治療することが望ましい。
- 仮性瘤：膵炎の波及や、悪性腫瘍浸潤、術後の炎症波及による**脾仮性動脈瘤**にもしばしば遭遇するが、**仮性瘤は破裂のリスクが高い**ため、**サイズにかかわらず緊急**で動脈塞栓術を行う必要がある。

門脈圧亢進症と肝細胞癌で治療中の症例

脾動脈瘤の腹腔動脈造影画像

- 脾動脈には大きな4個の動脈瘤と血管の拡張蛇行が認められる。
- 動脈塞栓術においては、**脾門部**から塞栓を開始し、**脾動脈瘤手前**まで塞栓物質で充填する必要がある。

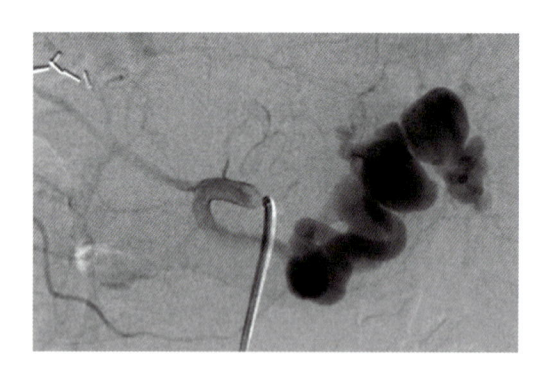
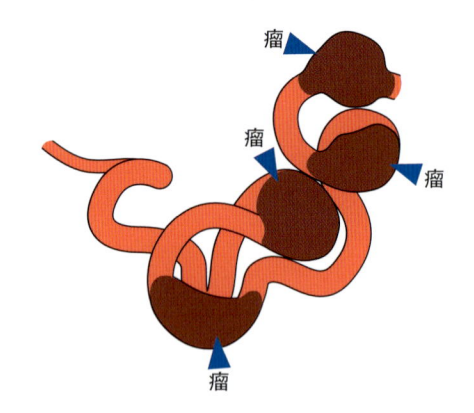

血管のトラブル

脾梗塞
- **側副血行路が多く吻合**しているため、脾動脈本幹が閉塞しても、他の吻合枝から脾臓への血流が保たれ、**脾梗塞になることは稀**である。ただし、**脾門部の分枝を塞栓**すると支配領域が梗塞になることが多い。それでも末梢側で短胃動脈や左胃大網動脈から血流が流入するため、予想より**梗塞範囲は狭い**ことが多い。

動脈の解離、瘤の穿孔
- **動脈瘤が増大するほど本幹径も増大し、蛇行する**ため、手技に難渋し、動脈の解離や瘤の穿孔といった合併症のリスクも高くなる。

中枢側だけの塞栓
- **中枢側だけの塞栓**では、必ず末梢側から血流が流入し**再発**するため、**流入路と流出路の塞栓が必須**である。膵枝への塞栓物質流入に伴う**膵炎の発生**にも十分注意する。

上述の患者に対する動脈塞栓術中の動脈瘤破裂

- 動脈塞栓術の途中で手前の動脈瘤が破裂したため、**止血のためやむなく脾門部の動脈瘤を残して手前の動脈瘤のみ**を金属コイルと液状塞栓物質で塞栓した。
- 塞栓後の腹腔動脈造影上、脾動脈の順行性の血流は消失しているが、**胃大網動脈**（矢印）や**短胃動脈**（矢頭）を介して脾門部の動脈瘤が逆行性に造影されている。
- 後日、**右胃大網動脈からのアプローチ**で脾門部の動脈瘤を塞栓した。

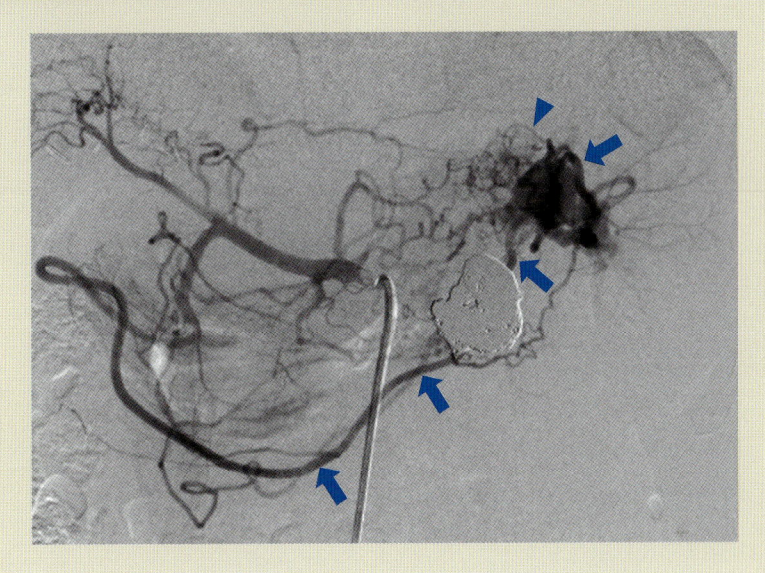

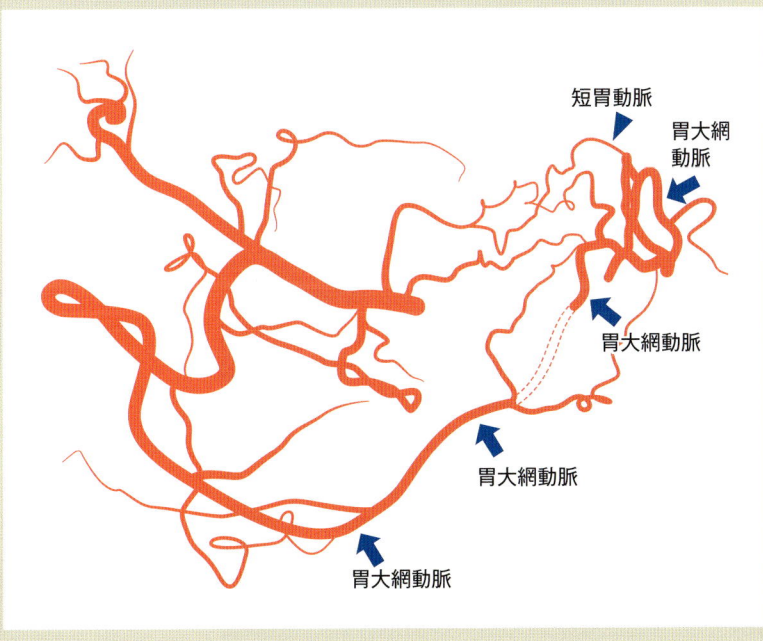

右胃大網動脈からのアプローチ（斜位像、LAO 25° Caudal 15°）

- マイクロカテーテルの先端は**脾門部の動脈瘤内**である。

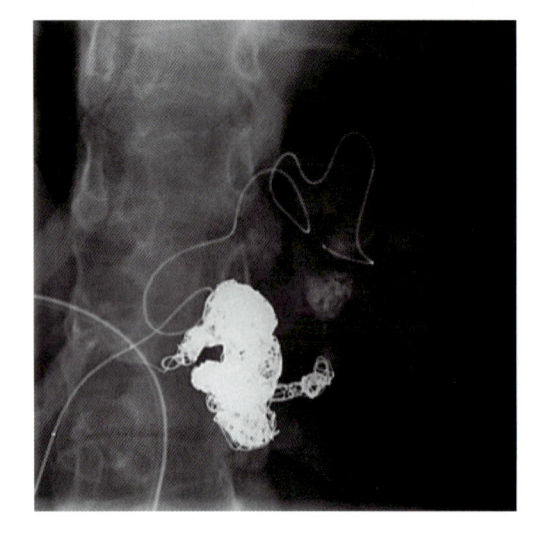

塞栓術後の腹腔動脈造影画像（正面像）

- 脾動脈の血流は**消失**している。

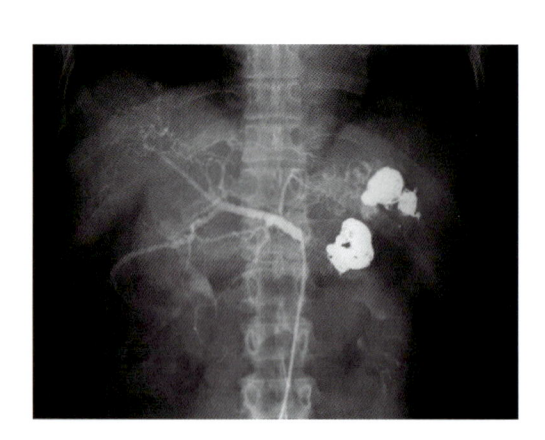

後日撮像された造影MRI

- 血管造影上は脾臓の造影効果がはっきりしなかったが、後日施行された造影MRI上では脾臓の梗塞範囲は3割ほどで、脾臓のサイズは比較的保たれていることがわかる（矢印）。

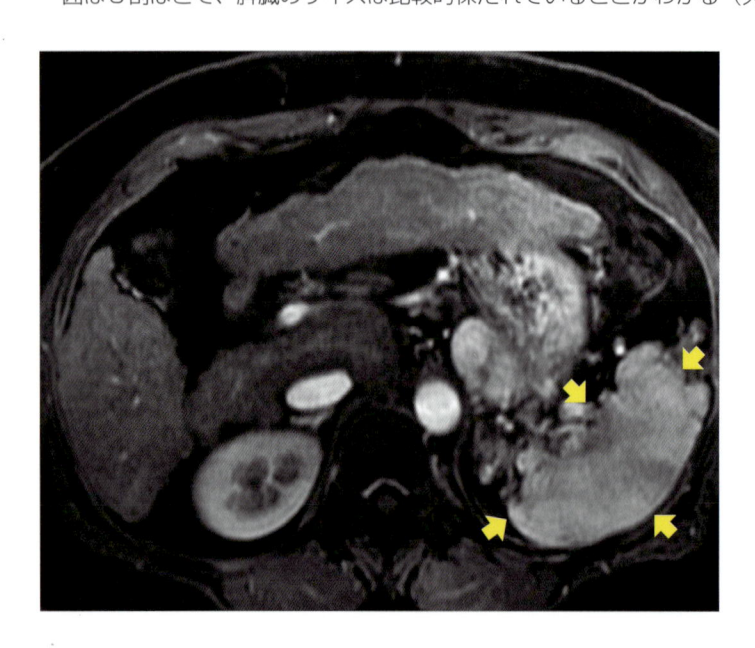

（ウッドハムス 玲子）

7 胃十二指腸動脈および膵のアーケード

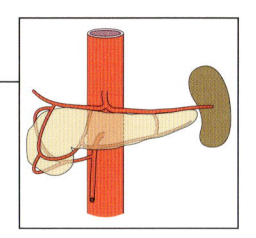

①胃十二指腸動脈および膵の解剖

- 膵頭部の血管：**十二指腸と共通**である。
- 膵のアーケード：胃十二指腸動脈から分岐する2本の血管（**前上膵十二指腸動脈**と**後上膵十二指腸動脈**）が、**上腸間膜動脈**より分岐する**下膵十二指腸動脈**と吻合し（2系統の動脈を結ぶ）、膵のアーケードを形成する。
- 下膵十二指腸動脈：**前下膵十二指腸動脈**、**後下膵十二指腸動脈**が2本別分岐することもある。
- 腹腔動脈領域、上腸間膜動脈：**背側膵動脈**が分岐し、**アーケード**を形成する

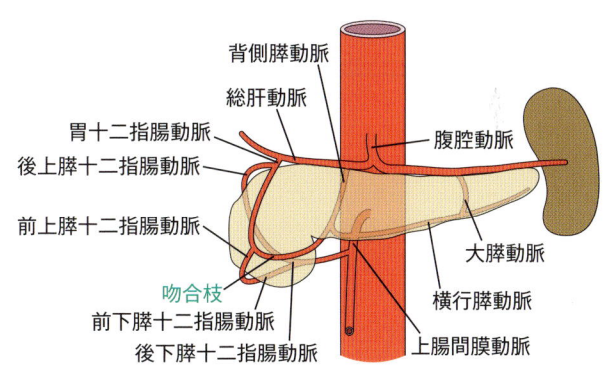

②胃十二指腸動脈および膵の撮影

- 通常は**腹腔動脈**と**上腸間膜動脈**の血流が拮抗しているため、**どちらか一方の造影で全体が描出されることは稀**である。

上腸間膜動脈造影画像（正面像）

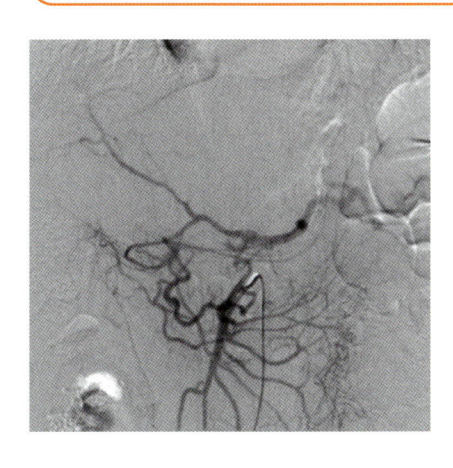

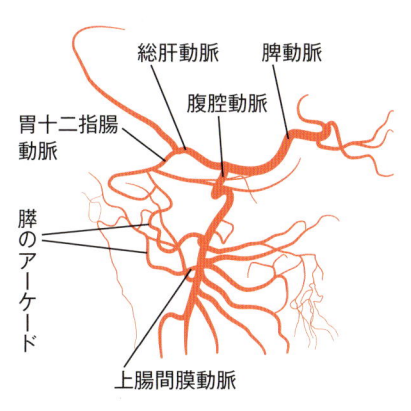

- 本画像は**腹腔動脈狭窄**があり、上腸間膜動脈から膵のアーケードを経由して腹腔動脈が造影される。

③胃十二指腸動脈および膵の血管内治療

●動脈塞栓術（transcatheter arterial embolization：TAE）：これらの領域の血管内治療では、**膵癌術前造影検査**、**十二指腸出血**、膵癌や膵炎後の**仮性動脈瘤出血**、**膵アーケード動脈瘤**に対するTAEが多い。

重症急性膵炎後に生じた膵アーケードの仮性動脈瘤の造影画像（正面像）

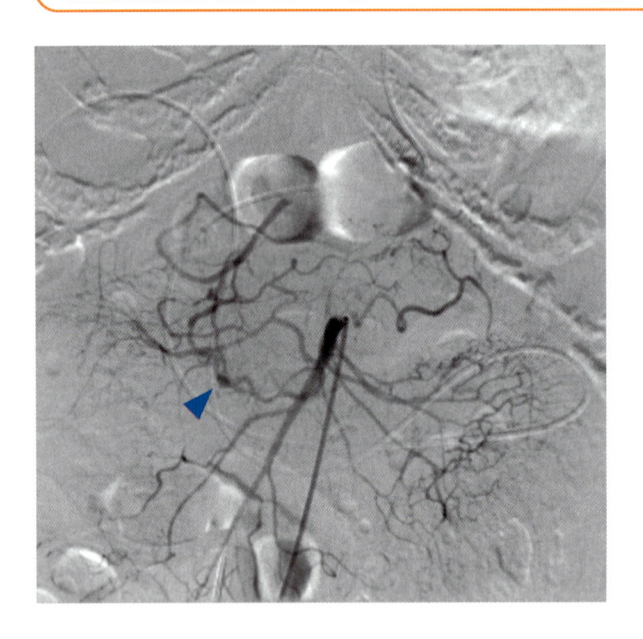

血管＆カテーテル中のトラブル

●造影で全体像がわかりにくいことが多く、また血管の蛇行屈曲が強い場合、**血管の選択が難しいこと**がある。
●コイル留置などができず、**NBCA**（n butyl-2-cyanoacrylate）などを血栓塞栓剤として使用するケースも出てくる。その際に**広範囲の塞栓**に至った場合、**膵炎や腸管壊死**などの合併症の可能性がある。

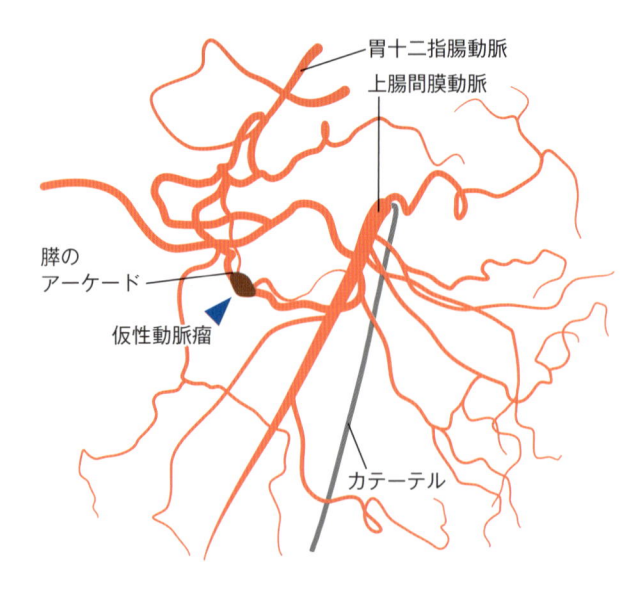

胃十二指腸動脈
上腸間膜動脈
膵の
アーケード
仮性動脈瘤
カテーテル

（藤井 馨）

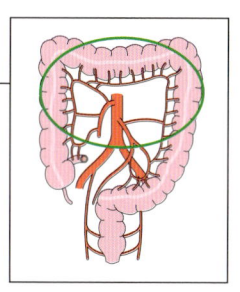

3章 腹部骨盤血管分枝

8 上腸間膜動脈

① 上腸間膜動脈の解剖

- **上腸間膜動脈**：第12胸椎から第2腰椎レベルで、腹腔動脈より下方の大動脈前面から分岐する。上腸間膜動脈は、左側へ**空腸動脈**、**回腸動脈**を分岐し、右側へは**中結腸動脈**、**右結腸動脈**、**回結腸動脈**を分岐する。
- **第一空腸枝**：下膵十二指腸動脈（inferior pancreaticoduodenal artery：IPDA）と共通で分岐し、腹腔動脈領域の胃十二指腸動脈から分岐する前後2本の上膵十二指腸動脈と吻合を形成する。
- **結腸動脈**：腸管の辺縁に沿って互いに吻合し**辺縁動脈**を形成する。この辺縁動脈は下腸間膜動脈領域の辺縁動脈に連続している。この辺縁動脈よりさらに内側で、上腸間膜動脈領域と下腸間膜動脈領域の間に吻合血管が見られることがあり、**Riolanの動脈弓**とよばれる。
- **空腸動脈、回腸動脈**：空腸動脈と回腸動脈は互いに吻合してネットワークを形成している。
- 肝動脈右葉枝など、腹腔動脈領域の動脈が上腸間膜動脈から分岐することもある。

② 上腸間膜動脈の撮影

上腸間膜動脈造影画像（正面像）

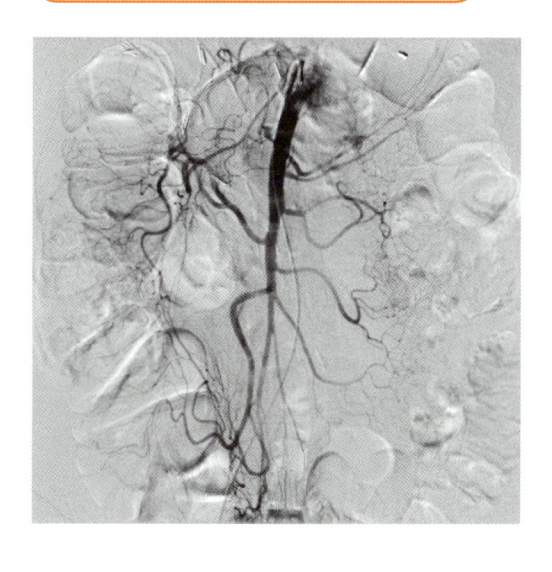

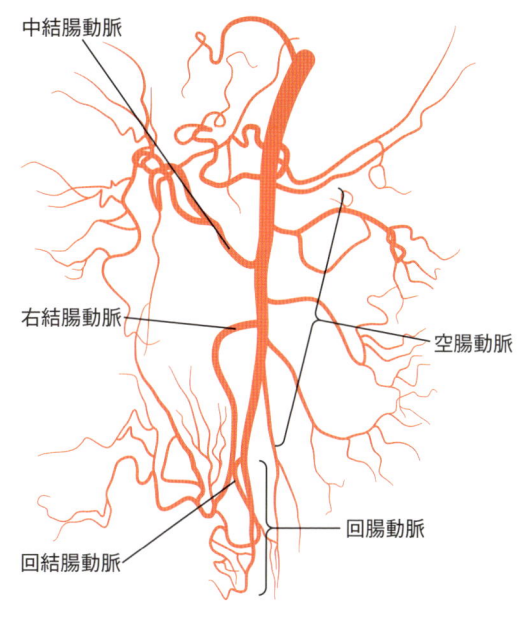

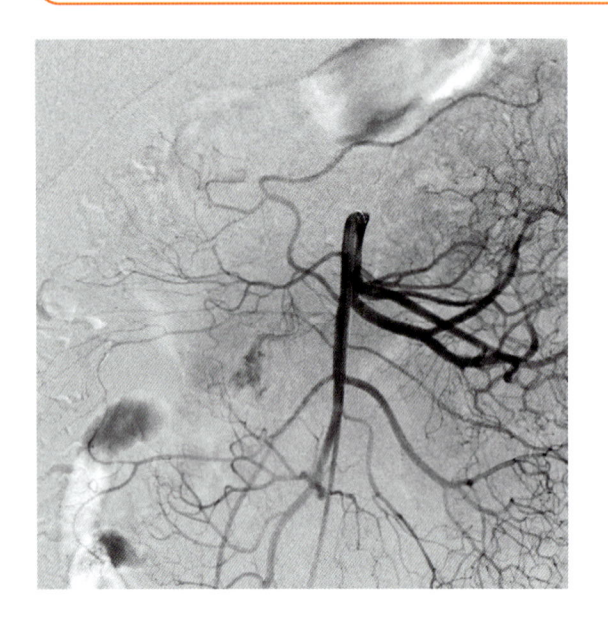

●下膵十二指腸動脈は**第一空腸枝と共通で
分岐する**ことが多いが、このように**単独
で分岐する**こともある。

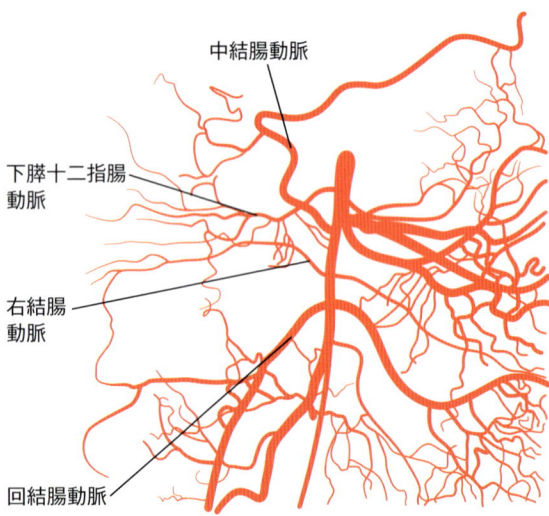

中結腸動脈

下膵十二指腸
動脈

右結腸
動脈

回結腸動脈

血管のトラブル

上腸間膜動脈が閉塞した場合
● 中枢側の閉塞：**側副血行路**により血流が保たれる場合が多い。
● 末梢側の閉塞：**腸管の虚血**が起こる。
● 器質的閉塞がなくても、**動脈のれん縮**により腸管の虚血が生じることがある（**非閉塞性腸管虚血**、non-occlusive mesenteric ischemia：**NOMI**）。

右肝動脈が上腸間膜動脈から分岐する正常変異の造影画像（正面像）

- 右肝動脈が上腸間膜動脈の近位から分岐している。
- 上腸間膜動脈造影で、門脈を明瞭に描出するためには、この右肝動脈の分岐を超えるところまで、カテーテルを進めたほうがよい。

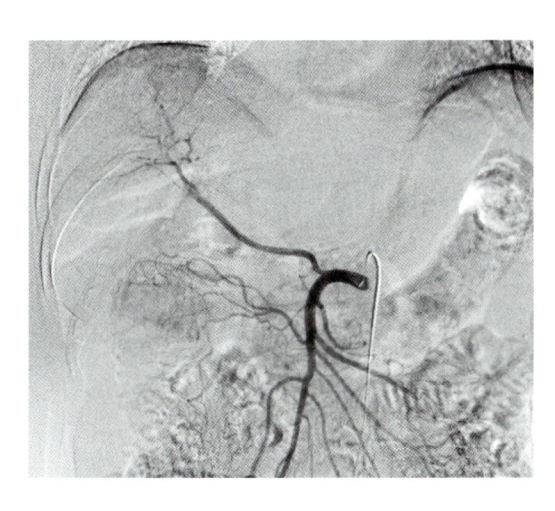

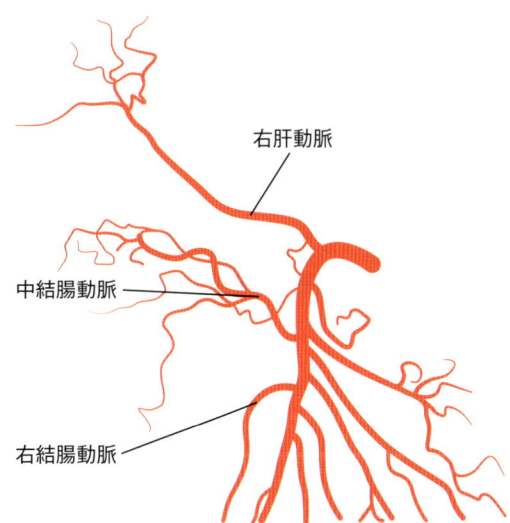

右肝動脈

中結腸動脈

右結腸動脈

右肝動脈が上腸間膜動脈から分岐する場合のカテーテルの選択

- この分岐形態の右肝動脈へは、上腸間膜動脈の起始部に置いたフック型の親カテーテルからマイクロカテーテルを用いて選択が可能な場合も多いが、**ダブルカーブ型（RH型など）やループ型のカテーテル**を用いてもよい。

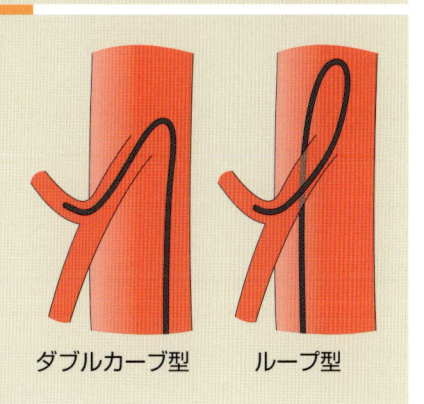

ダブルカーブ型　　ループ型

（松永敬二）

9 下腸間膜動脈

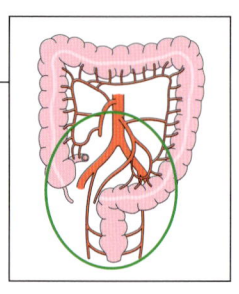

①下腸間膜動脈の解剖

● 下腸間膜動脈：第3腰椎の高さで腹部大動脈から分岐する。**左結腸動脈**、**S状結腸動脈**、**上直腸動脈**が分岐する。

● 左結腸動脈：下行結腸に分布し、上行枝と下行枝に分かれる。上行枝は**辺縁動脈**を介して**上腸間膜動脈**の**中結腸動脈**と吻合する。

● S状結腸動脈：複数本分岐しS状結腸に分布する。

● 上直腸動脈：**下腸間膜動脈**の終末枝であり、直腸上方で左右2本に分岐する。**中直腸動脈**（**内腸骨動脈**の分枝）と吻合する。

下腸間膜動脈造影画像（正面像）

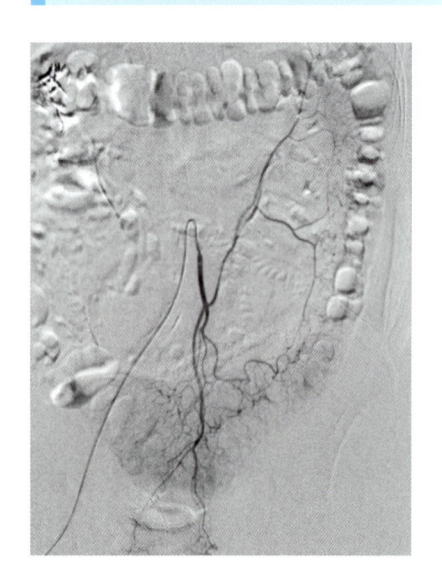

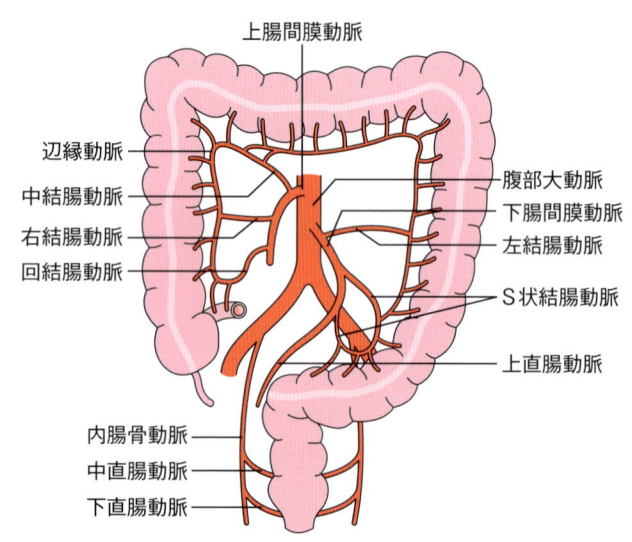

※左記の画像とイラストは一部異なります。

カテーテル中のトラブル

エンドリーク
● 大動脈ステントグラフト内挿術後に、瘤から分岐している血管から逆流して血液が入り込む**エンドリーク**（TypeⅡ）が起きることがある。

ステントグラフト内挿術

- 人工血管（グラフト）に針金状の金属を編んだ金網（ステント）を縫い合わせたものを**ステントグラフト**と言う。**大動脈瘤に対するステントグラフト内挿術**では、下腸間膜動脈分岐部に**瘤**が及ぶ場合、塞いで留置する。その際、遮断された下腸間膜動脈には、左結腸動脈上行枝と上腸間膜動脈から分枝した中結腸動脈との吻合枝が発達し、供血される。
- 上腸間膜動脈からの吻合枝からアプローチしてエンドリークの塞栓術（**TAE**）を行うことがある。

②下腸間膜動脈から分岐する血管

上腸間膜動脈から下腸間膜動脈への吻合枝の造影画像（正面像）

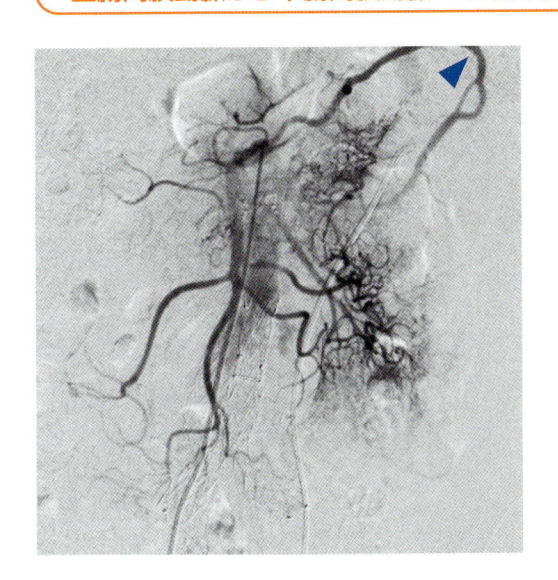

- 大動脈ステントグラフト内挿術後に発達した上腸間膜動脈から下腸間膜動脈への**吻合枝**（矢頭）である。

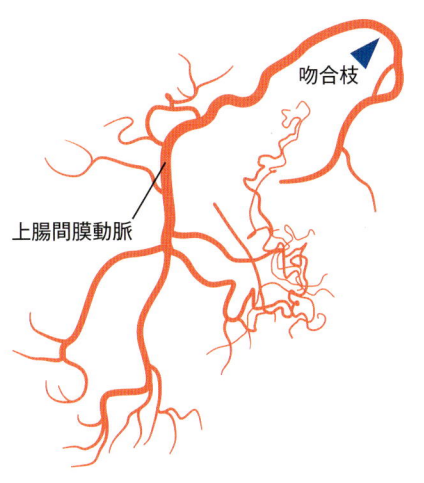

吻合枝

上腸間膜動脈

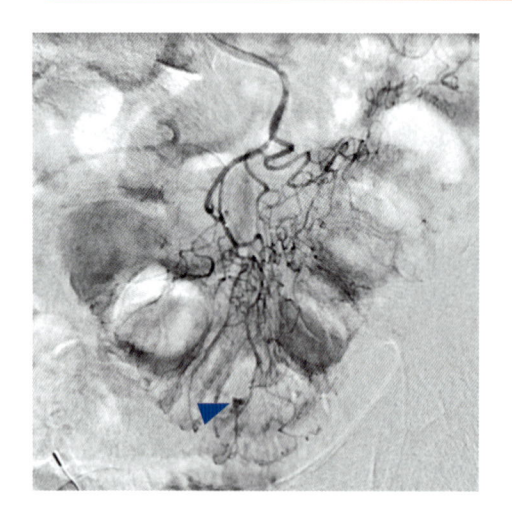

● 造影剤の血管外漏出像（矢頭）が認められる。

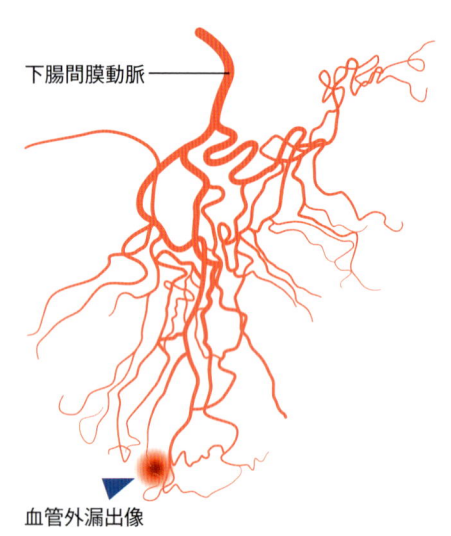

下腸間膜動脈 ——

血管外漏出像

血管のトラブル

● S状結腸には**憩室**が多発することが多く、**S状結腸憩室出血**などで原因血管となることが多い。これらの終末動脈の広範な塞栓により**腸管壊死**を来す可能性があり、出血部位近傍まで選択的にカテーテルを挿入することが望ましい。

（藤井 馨）

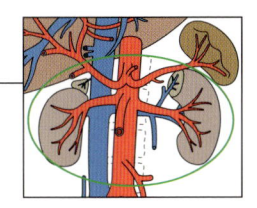

10 腎動脈

①腎動脈の解剖

- 位置・長さ・径：腎動脈は上腸間膜動脈の起始部より約1〜2cm下方で分岐する。腎動脈本幹の長さは4〜6cm、径は5〜6mmである。
- 左右の腎動脈：多くの場合、左腎動脈と比較して**右腎動脈は頭側より分岐する**。通常、**右腎動脈はやや下方背側**に、**左腎動脈はより水平方向**に走行する。
- 腎動脈の変異：腎門部で4本ないし5本の枝に分岐するが、時として**腎門部より手前**から分岐することもある。腎摘出術前や腎移植術前のCT造影でこのような解剖学的な変異を指摘することは、**切離や吻合の際のマージン確保**のため重要である。
- 腎動脈本幹あるいは分枝から分岐しうる動脈：**下横隔動脈**、**腎被膜動脈**、**下副腎動脈**、**生殖腺動脈**があげられる。
- 腎被膜動脈、下横隔動脈：**肝細胞癌**の代表的な腎外側副血行路である。
- 卵巣動脈：**産科出血**における原因血管として重要である。

腹部大動脈の3D-CTA（正面像）

- 両側腎動脈は、第2腰椎上縁より分岐している。

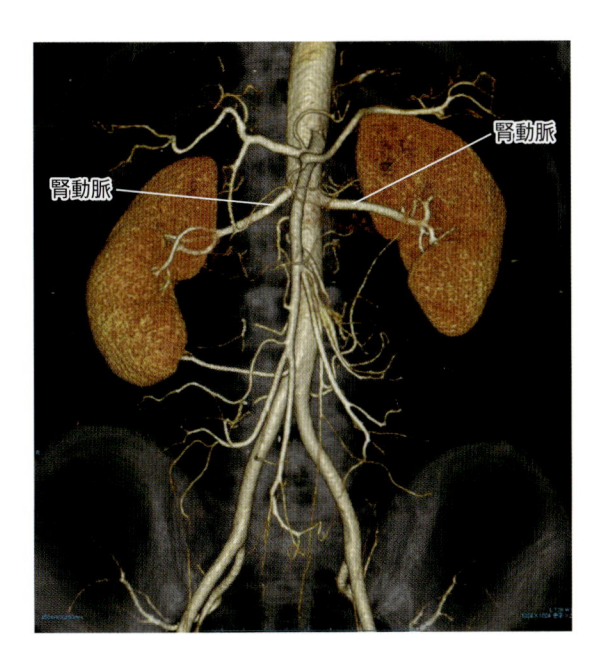

腎動脈

腎動脈

腎動脈の数と分岐

- 左右1本ずつの割合：**7〜8割**とされている。
- 複数の腎動脈：左右それぞれに**2〜4本の複数**の腎動脈が存在することがあり、特に**馬蹄腎で頻度が高い**。
- 腎動脈の分岐の高さ：腎動脈分岐のレベルはL1/L2レベルが最も高頻度であるが、腎臓の高さによっては、**総腸骨動脈**から分岐する場合もある。**複数の腎動脈**が存在する場合、**分岐の高さはさまざま**で、総腸骨動脈、内腸骨動脈、腹腔動脈、上腸間膜動脈から分岐することもある。馬蹄腎では、これらに加え、正中仙骨動脈、腰動脈、外腸骨動脈、下横隔動脈からの分岐の報告がある。

②腎動脈が関与する血管内治療

- **腎動脈が関与する手技**：腎損傷に対する動脈塞栓術、腎動脈瘤や腎動静脈奇形塞栓術、腎血管筋脂肪腫の動脈塞栓術、腎動脈狭窄に対する経皮的腎動脈形成術（percutaneous transluminal renal angioplasty：PTRA）などがある。
- **透視のワーキングアングル**：**母血管温存**や**ステント留置の位置決め**に**透視のワーキングアングル**が重要である。例えば腎動脈分岐部狭窄に対するPTRAにおいては、ステントを数ミリ大動脈に出す必要性があることより、術前のCT造影にて腎動脈分岐部が正面視できる角度を計測し、ワーキングアングルを決定する。通常は、**治療側と同側方向に10°〜20°の角度**である。

カテーテル中のトラブル

腎動脈の血管損傷と血栓形成
- 腎動脈は**終動脈**であり、側副血行路は存在しない。このため、塞栓された動脈の支配領域は**梗塞**となる。腎動脈のカテーテル操作においては、血管損傷や血栓形成が最悪の場合、**腎機能廃絶**につながる可能性があることを常に念頭に置き、慎重に手技に当たる必要がある。

右腎動脈造影（斜位像、RAO 29°）

- 腎動脈本幹より下副腎動脈と腎被膜動脈が分岐している。

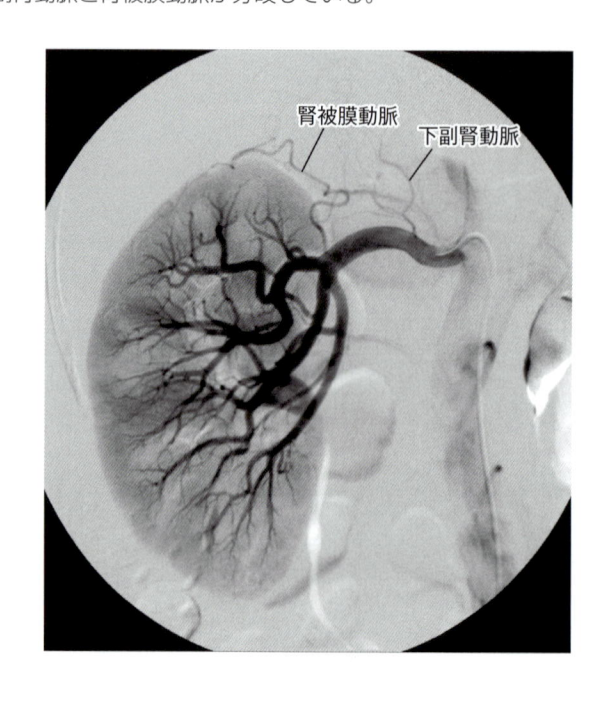

右副腎動脈から分岐する右卵巣動脈造影画像（正面像）

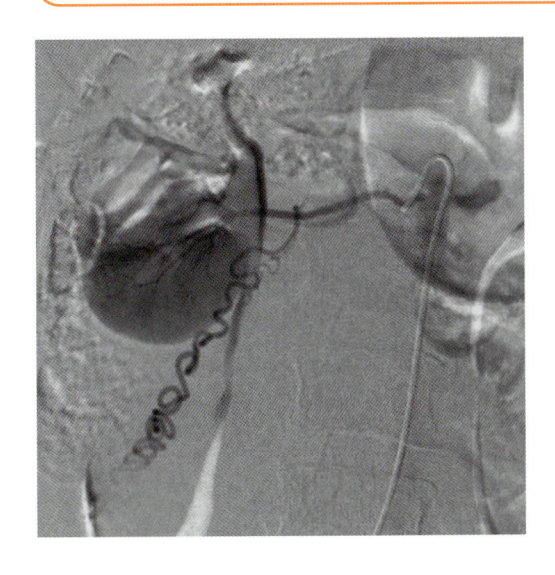

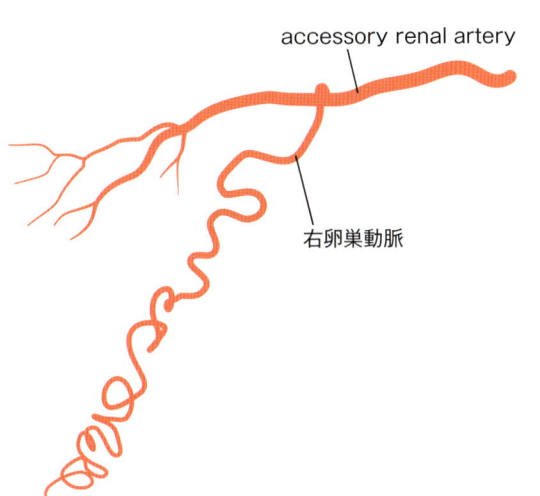

accessory renal artery

右卵巣動脈

左腎動脈狭窄の症例

術前CT造影画像

● 術前CTで、腎動脈分岐部を正面視できる角度を決定する。

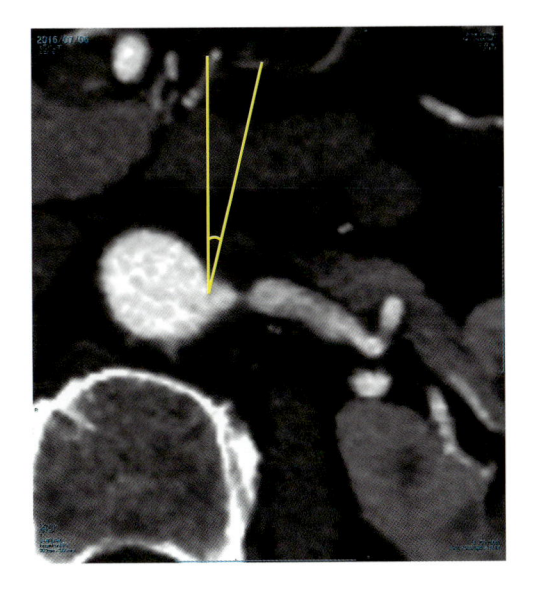

決定した角度による造影画像（斜位像、PTRAワーキングアングル　LAO 20°）

- 腎動脈分岐部が正面視されていることがわかる。

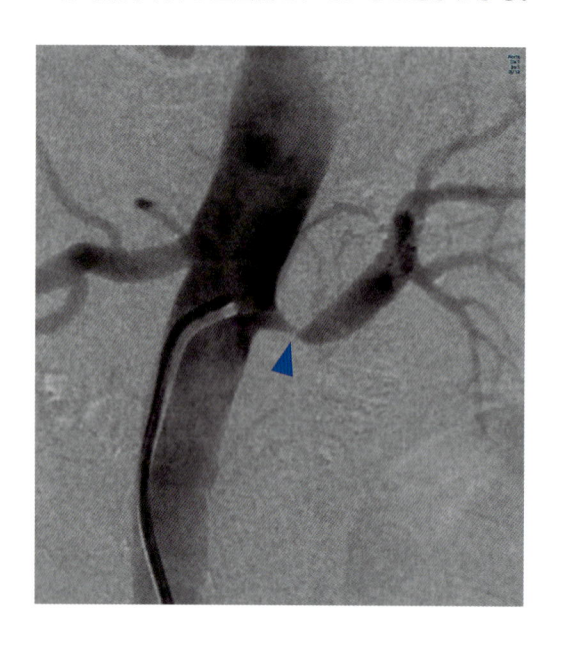

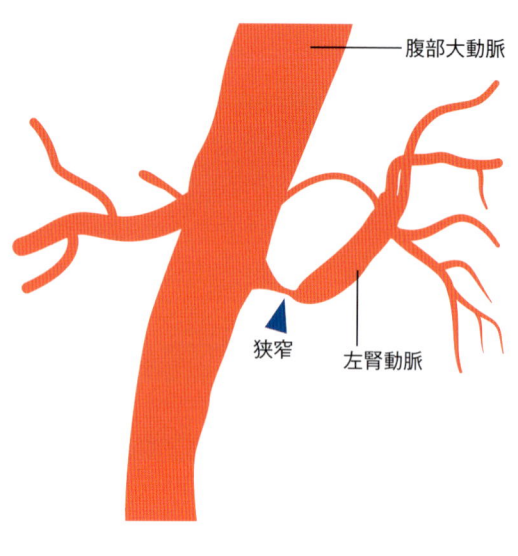

腹部大動脈

狭窄

左腎動脈

ステント留置後（斜位像、LAO 20°）

- 左腎動脈分岐部狭窄に対してステントを留置した。

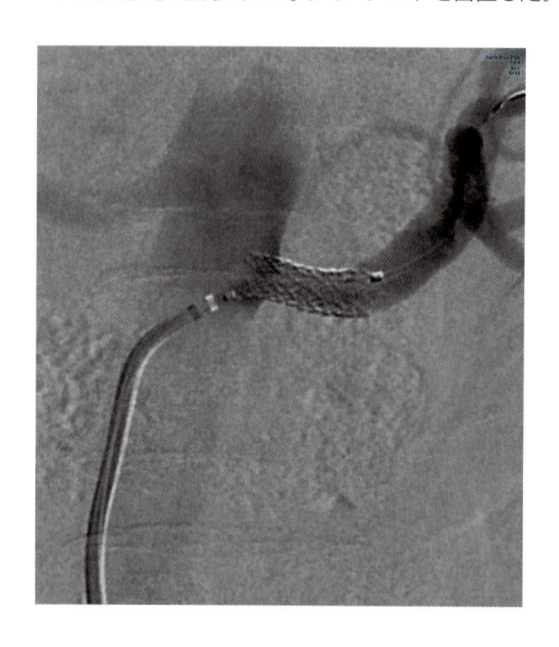

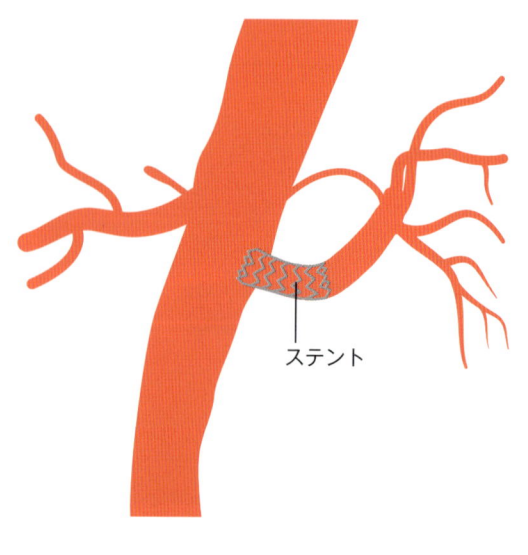

ステント

（ウッドハムス 玲子）

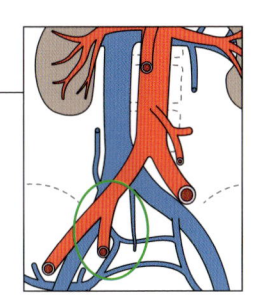

3章 腹部骨盤血管分枝

11 内腸骨動脈

①内腸骨動脈の解剖

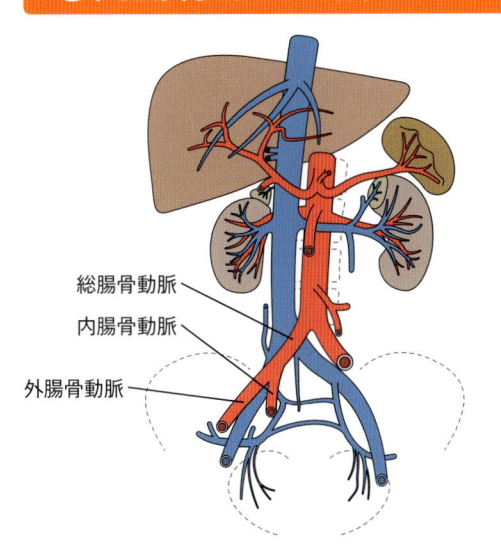

総腸骨動脈
内腸骨動脈
外腸骨動脈

- 内腸骨動脈は、**総腸骨動脈**から内背側に向かって分岐し、**骨盤内臓器**（膀胱、直腸、前立腺、精嚢、子宮）や**骨盤部筋層皮膚**への栄養血管を分岐する。
- 内腸骨動脈分岐形態：いくつかの分類があるが、解剖学的位置関係より、**前枝**と**後枝**の分類を提示する。

表 内腸骨動脈分岐形態

前枝	閉鎖動脈、子宮動脈、臍動脈（上膀胱動脈、尿管枝）、下膀胱動脈、前立腺動脈、内陰部動脈、中直腸動脈、下殿動脈
後枝	腸腰動脈、外側仙骨動脈、上殿動脈

- 内腸骨動脈の分枝様式：最も頻度が高いのは「上殿動脈分岐後に前枝が分岐し、さらにそれより子宮動脈、閉鎖動脈、内陰部動脈、下殿動脈が分岐する」パターンで、「内腸骨動脈から上殿動脈、下殿動脈が共通幹で分岐し、その後前枝が分岐する場合」「上殿動脈から内陰部動脈が分岐する場合」もある。内腸骨動脈の分枝は**他血管との吻合が豊富**である。

成人男性の骨盤部血管3D-CTA（正面像）

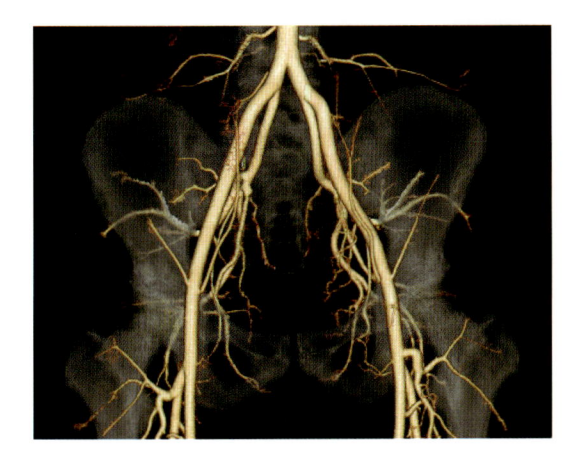

内腸骨動脈の分枝による代表的な他血管との吻合

- 腸腰動脈と腰動脈
- 外側仙骨動脈と正中仙骨動脈
- 子宮動脈と卵巣動脈
- 子宮動脈と子宮円索靭帯動脈
- 閉鎖動脈と下腹壁動脈
- 外腸骨動脈
- 内側大腿回旋動脈
- 下殿動脈と内側大腿回旋動脈
- 上殿動脈と深腸骨回旋動脈
- 中直腸動脈と上直腸動脈

②内腸骨動脈の血管内治療

- 内腸骨動脈の観察：**正面像**だと分枝が重なり分離できないため、**対側斜位**で撮影する。
- **カテーテルの挿入**：それぞれの血管の**特徴的な形態と支配領域**を**正面像**と**側面像**で確認しながら、目的とする血管にカテーテルを挿入する必要がある。

> 前ページ成人男性の骨と外腸骨動脈を除去した左内腸骨動脈3D-CTA（斜位像、RAO 30°）

- 深大腿動脈の分枝である**内側大腿回旋動脈と閉鎖動脈との吻合**が認められる（矢印）。

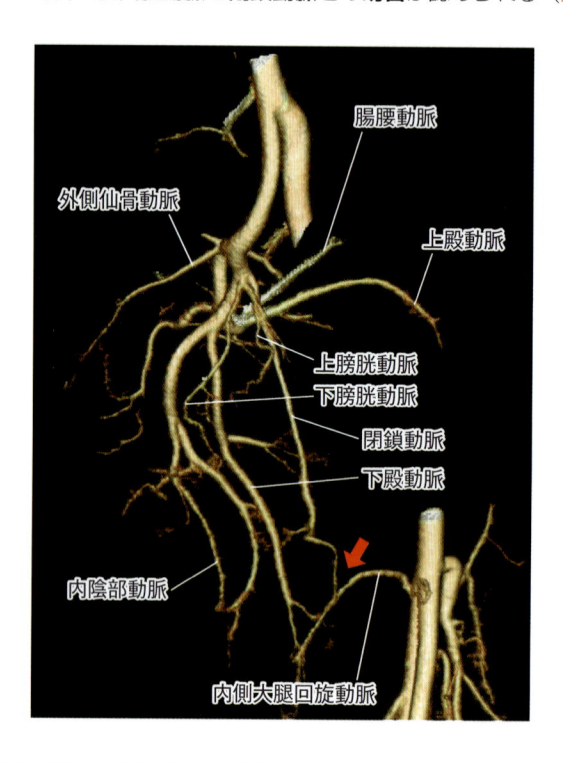

血管のトラブル

内腸骨動脈塞栓術の虚血に伴う合併症
- 側副血行路が豊富であるため、虚血に伴う合併症は起こりにくいが、時として**殿筋跛行**、**殿筋壊死**、**皮膚壊死**、**神経傷害**、**子宮壊死**、**膀胱壊死**、**直腸壊死**を来すことがある。
- **低血圧、長期臥床による圧迫**などの全身状態に関連する要因や、**動脈硬化、側副血行路発達不良、両側内腸骨動脈塞栓**や**小さなサイズの塞栓物質の使用**が原因と考えられる。

内腸骨動脈の動脈塞栓術（とくに産科出血に対する塞栓術）
- **中枢塞栓**や**播種性血管内凝固症候群（DIC）による吻合枝を介した活動性出血**が持続することがあり、**内腸骨動脈吻合枝の知識**は必須である。
- 病態に応じた**塞栓のレベル、塞栓範囲の決定**が手技の成功に影響する。

弛緩出血症例での左内腸骨動脈造影画像（斜位像、RAO 34°）

● 最も頻度の高い内腸骨動脈分岐のパターンである。**内腸骨動脈**から**腸腰動脈**が分岐し、**上殿動脈**が分岐、その後**前枝**が分岐している。

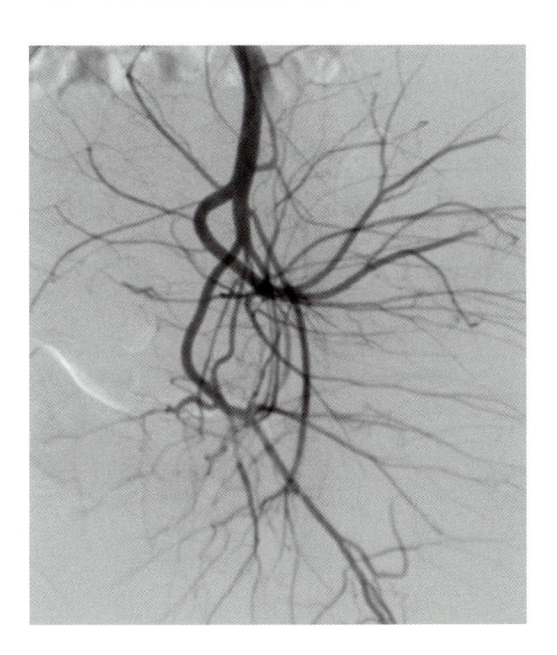

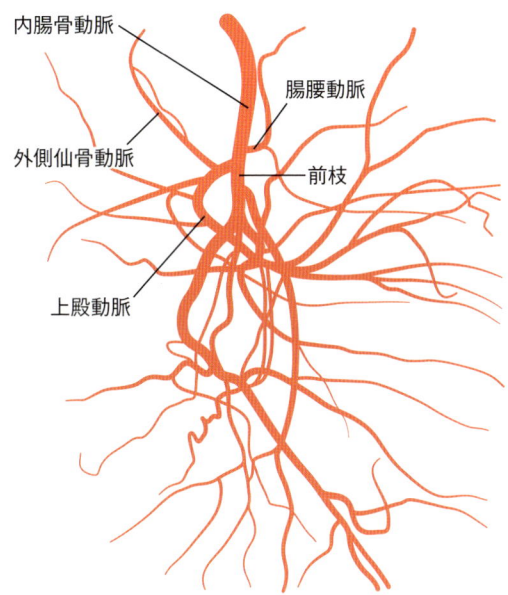

内腸骨動脈
腸腰動脈
外側仙骨動脈
前枝
上殿動脈

3章

11

内腸骨動脈

上記症例の左内腸骨動脈前枝造影画像（斜位像、RAO 34°前枝から）

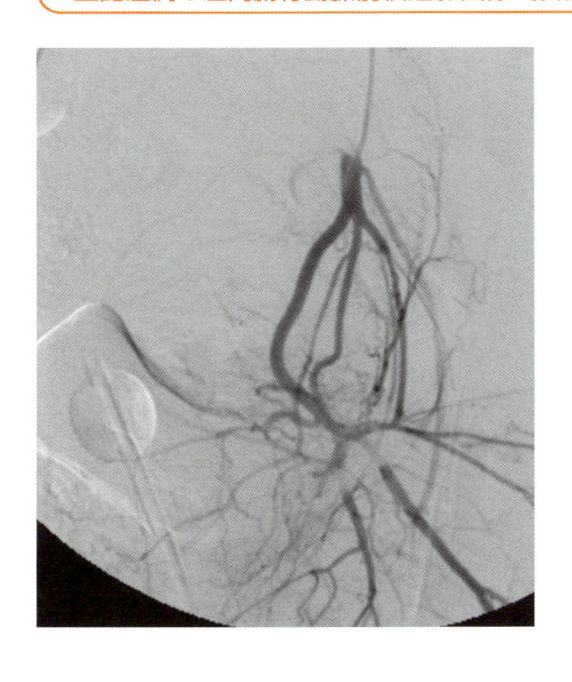

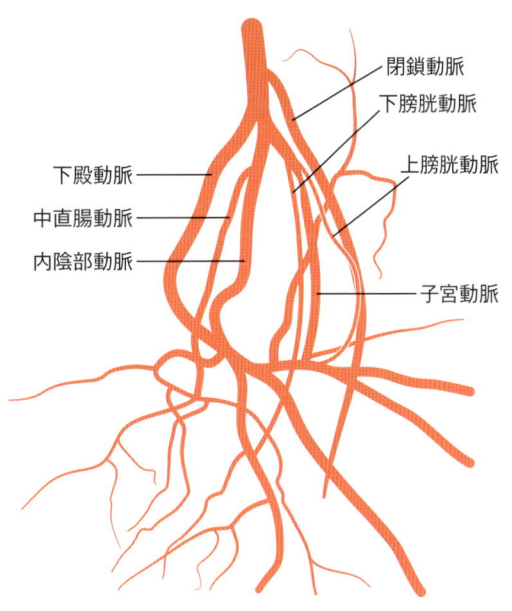

閉鎖動脈
下膀胱動脈
上膀胱動脈
下殿動脈
中直腸動脈
内陰部動脈
子宮動脈

- **内腸骨動脈本幹**から**上殿動脈**と**下殿動脈**が共通幹で分岐し、その後**前枝**が分岐している。

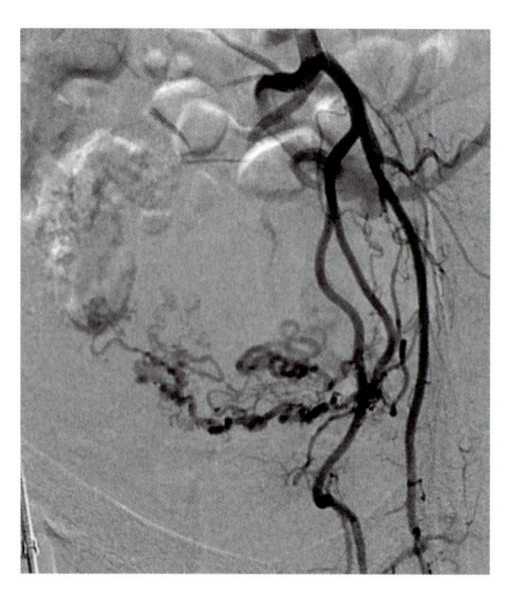
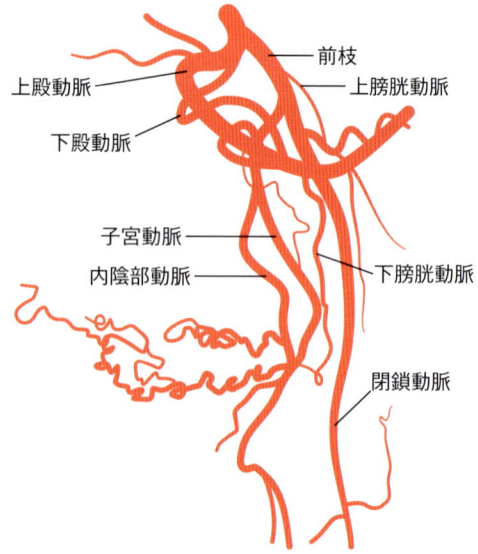

- 動脈瘤より中枢側の**内腸骨動脈本幹**の**閉塞**により、深大腿動脈の分枝である**内側大腿回旋動脈**からの造影で**閉鎖動脈**との吻合を介して**下殿動脈**と**上殿動脈**が造影されている。

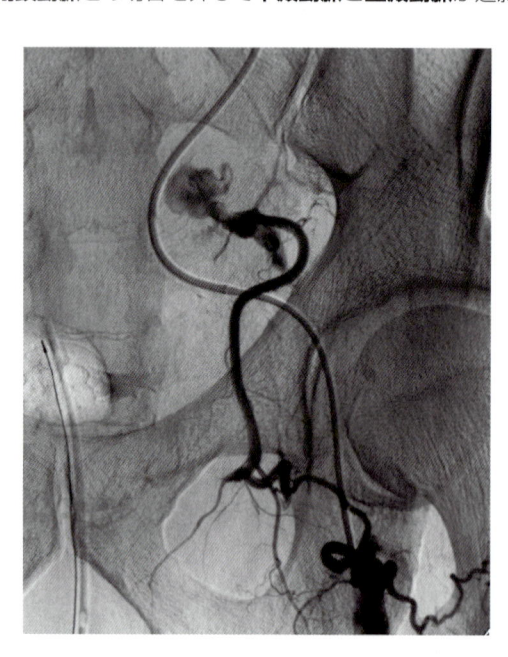
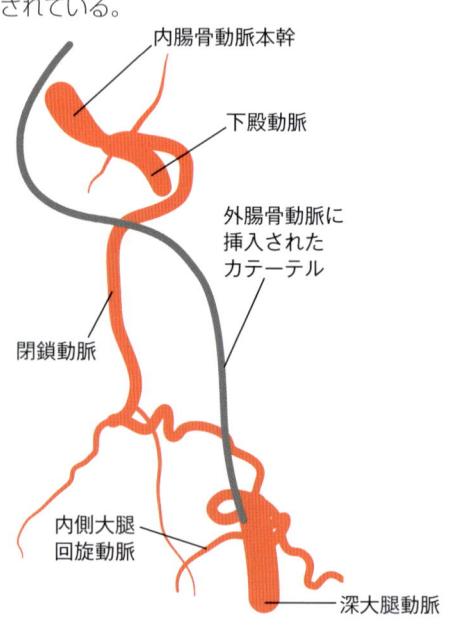

（ウッドハムス 玲子）

144

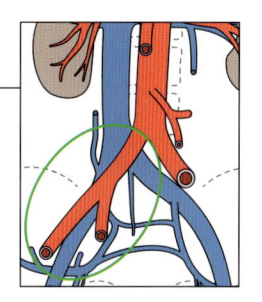

3章　腹部骨盤血管分枝

12 総腸骨動脈／外腸骨動脈

①総腸骨動脈／外腸骨動脈の解剖

● 腸骨動脈：第4腰椎下部から第5腰椎上部の高さで左右の**総腸骨動脈**（common iliac artery：CIA）に分岐する。さらに仙腸関節の前で総腸骨動脈は**内腸骨動脈**（internal iliac artery：IIA）と**外腸骨動脈**（external iliac artery：EIA）に分岐する。腸骨動脈は、血管の正常径が太く、解剖学的に下肢の運動の影響を受けにくい。

● 総腸骨動脈：腸骨動脈分岐で、**殿筋などに分布する下部直腸の血流を担う内腸骨動脈**と**下肢の血管となる外腸骨動脈**に分岐する。

● 外腸骨動脈：外腸骨動脈は、**鼠径靭帯から総大腿動脈**（common femoral artery：CFA）とよばれる。

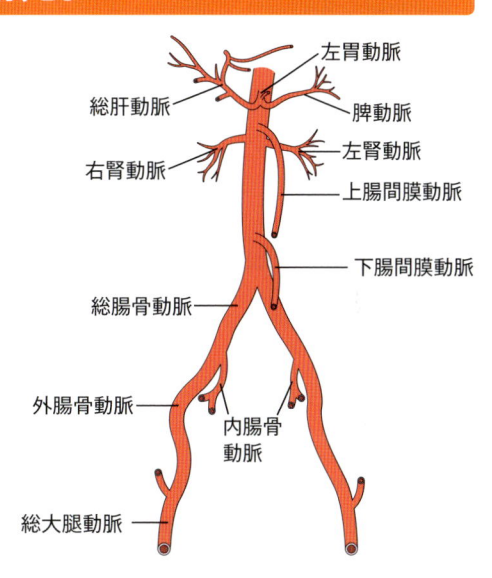

②総腸骨動脈／外腸骨動脈の撮影

腹部の3D-CTA（正面像）

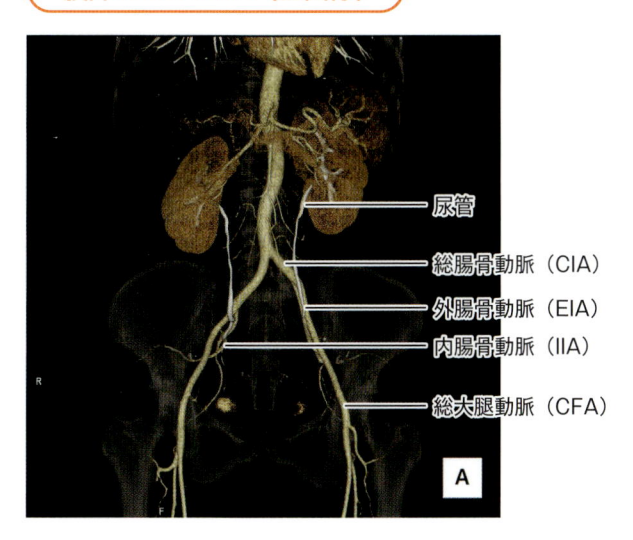

腹部の3D-CTA（斜位像）

●

 p.111「3章1❸腹部のさまざまな角度からの撮影」参照。

③総腸骨動脈／外腸骨動脈に生じる疾患

腸骨動脈瘤

- 腸骨動脈瘤は、30〜35mmを手術適応とし腹部大動脈瘤に準じて行う。腸骨動脈瘤を合併すると**内腸骨動脈の温存**が難しくなるが、手術ではなるべく温存して治療を行う。

閉塞性動脈硬化症

- 腸骨動脈は**血管が太く下肢の運動の影響を受けにくい**ため、動脈硬化性病変に対する血管内治療の長期成績は良好である。血管外科的な血行再建を行う前にまず血管内治療を試みる。

内腸骨動脈温存枝付きステントグラフト

- 従来は**内腸骨動脈のコイル塞栓**を行い犠牲にしていた動脈が、**内腸骨動脈温存枝付きステントグラフトで温存**できるようになり、ステントグラフト内挿術の適応も拡大してきている。

④総腸骨動脈／外腸骨動脈の血管内治療

穿刺部位

- 総大腿動脈は**大腿骨頭の中間部**と**動脈拍動の位置**を目安に穿刺する。原則、治療側（同側）で総大腿動脈を逆行性に行うが、病変が総大腿動脈や大動脈分岐に近い場合は対側で行う。

病変へのアプローチ

- 同側逆行性アプローチ：病変が穿刺部から少し離れている場合に行う。
- 対側順行性アプローチ：病変が総大腿動脈に近い場合に行う。
- 双方向性アプローチ：病変の通過が困難である場合に行う。

病変部の通過方法

- シースを挿入し、病変部の辺縁までガイドワイヤーとカテーテルを用いて到達させる。ガイドワイヤーやカテーテルのアングルで方向づけし、カテーテルやシースでバックアップを取りながら病変部の通過を試みる。

血管のトラブル

穿刺部合併症
- 仮性動脈瘤や動静脈瘻などの合併症を来した場合には、まずは超音波ガイド下に**穿刺部の圧迫**や、**瘻孔閉鎖**を試みる。

カテーテル中のトラブル

動脈の圧迫が不十分で起こる合併症
● 高位穿刺：**鼠径靭帯越しに穿刺**することとなるため、動脈の圧迫が不十分となる。さらに大腿骨頭が後方にないため圧迫が不十分となることが多く、**後腹膜出血**となる可能性がある。**後腹膜出血**は体表上から出血がわからないことがある。
● 低位穿刺：**大腿四頭筋が障害**となり圧迫が不十分となる。また、浅大腿動脈と深大腿動脈の分岐直下には静脈が走行しており、**動静脈瘻**を起こす場合がある。

腹部大動脈瘤・腸骨動脈瘤（82歳男性、悪性リンパ腫）の撮影

腹部大動脈瘤術前CT

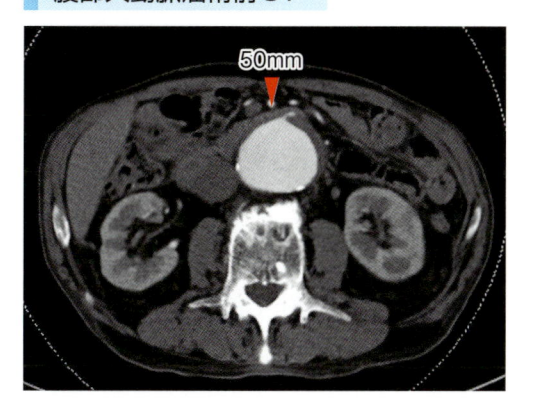

両側総腸骨動脈瘤術前CT

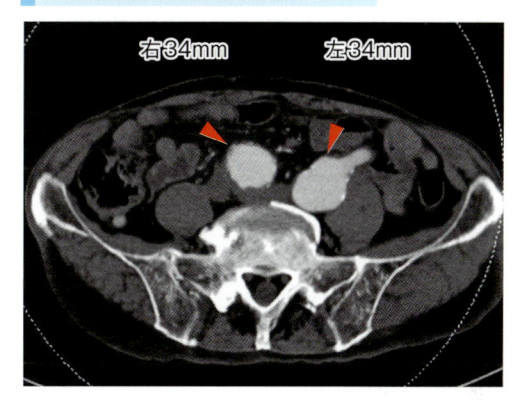

術前3D-CTA（正面像）

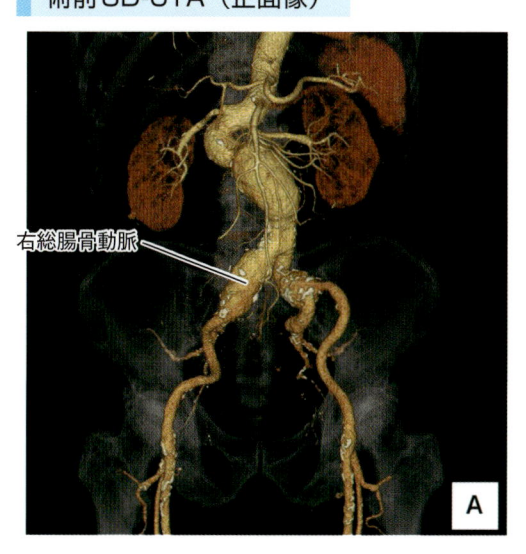

術前3D-CTA（斜位像、RAO 60°）

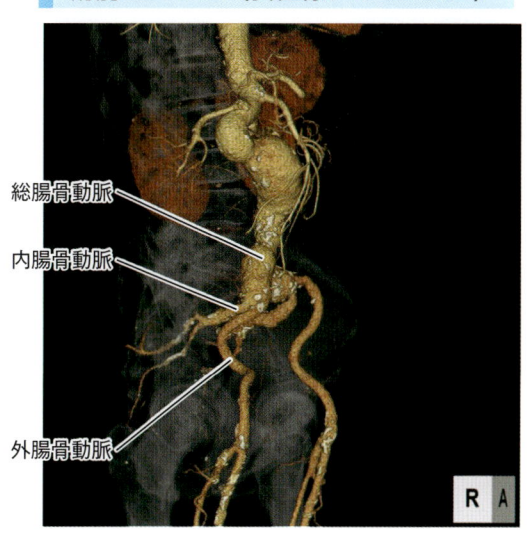

左内腸骨動脈コイル塞栓術（斜位像、RAO 30°）

● 右総大腿動脈から左内腸骨動脈へ対側順行性アプローチし、コイル塞栓した。

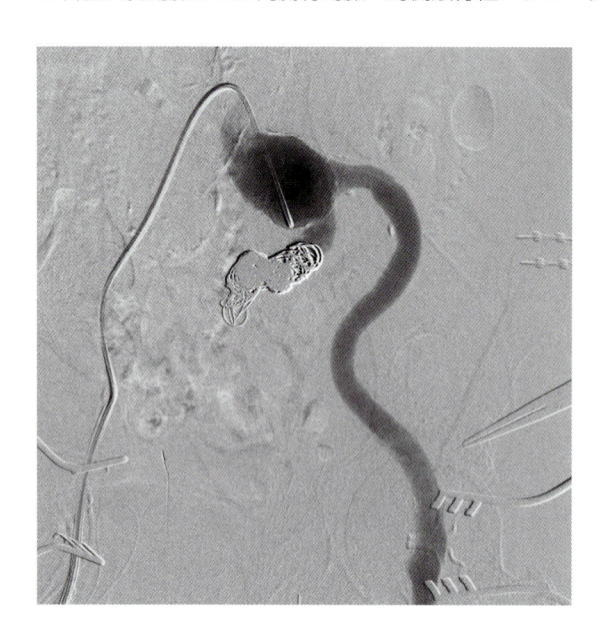
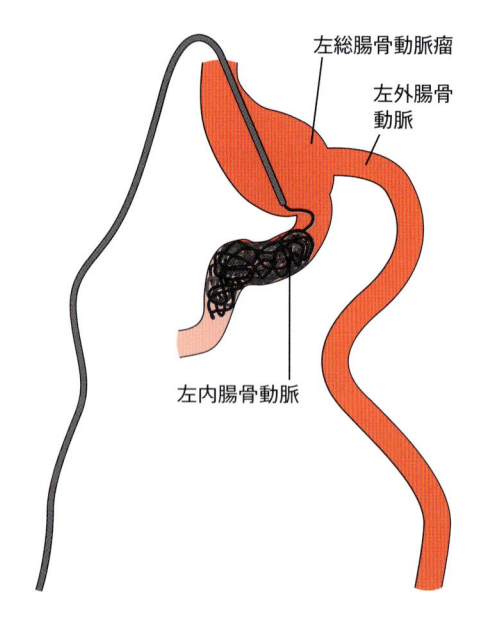

左総腸骨動脈瘤
左外腸骨動脈
左内腸骨動脈

内腸骨動脈温存枝付きステントグラフト挿入（斜位像、LAO 29°Caudal 25°）

● 右内腸骨動脈を温存した。

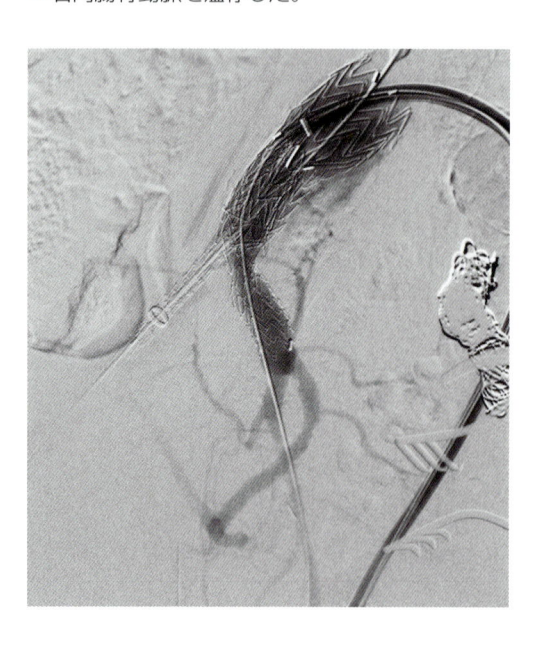
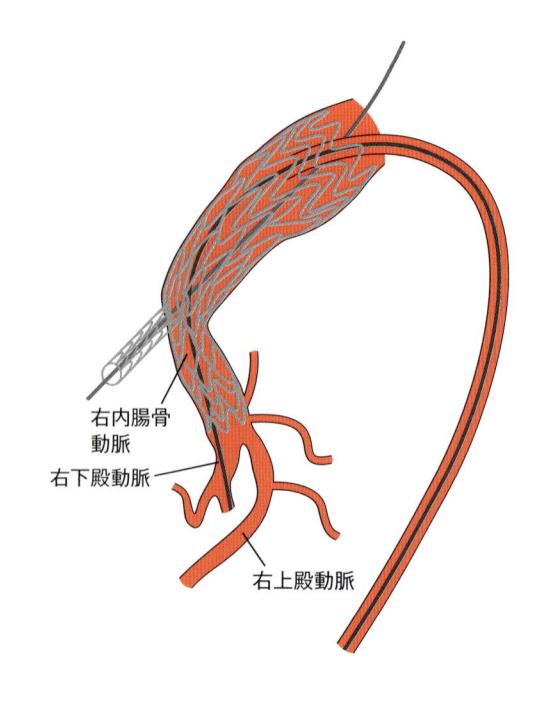

右内腸骨動脈
右下殿動脈
右上殿動脈

ステントグラフト内挿術後の確認造影（正面像）

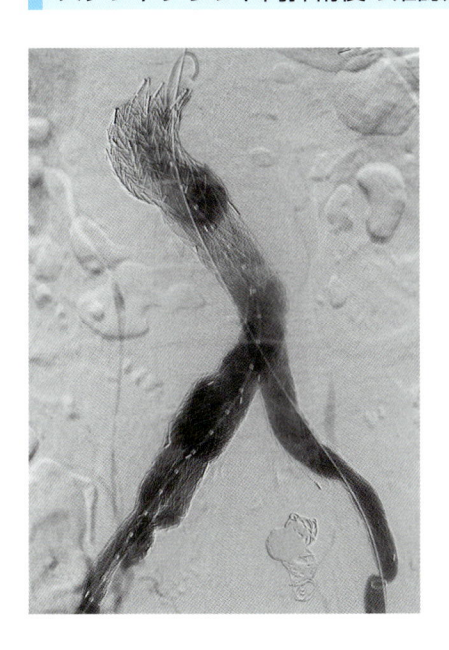

3章
12

総腸骨動脈／外腸骨動脈

術後3D-CTA（正面像）

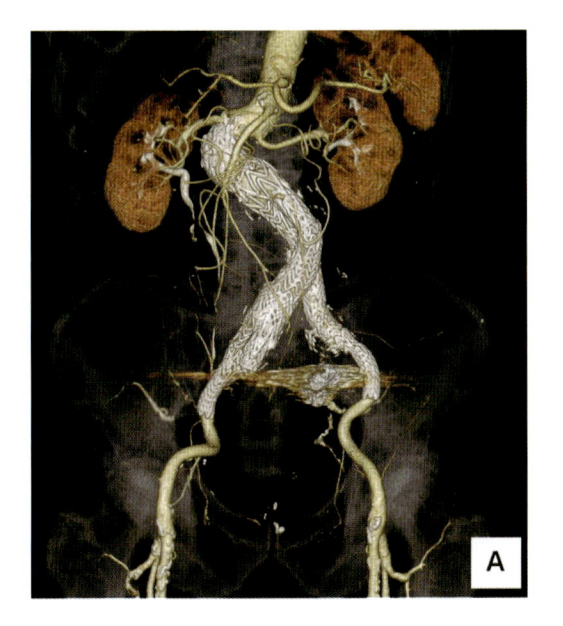

術後3D-CTA（斜位像、RAO 60°）

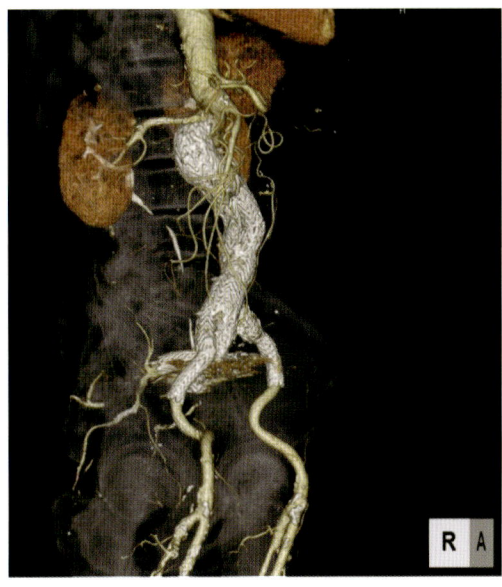

閉塞性動脈硬化症（右総腸骨動脈狭窄）の撮影

右総腸骨動脈狭窄の術前3D-CTA（正面像）

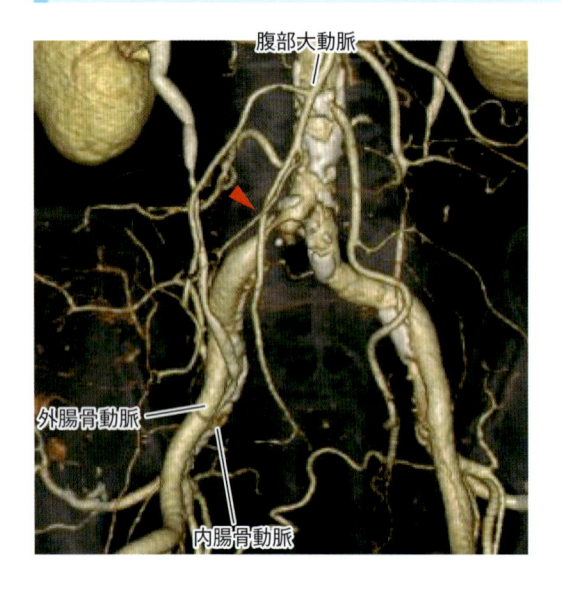

腹部大動脈

外腸骨動脈

内腸骨動脈

右総腸骨動脈カテーテルからの造影画像（正面像）

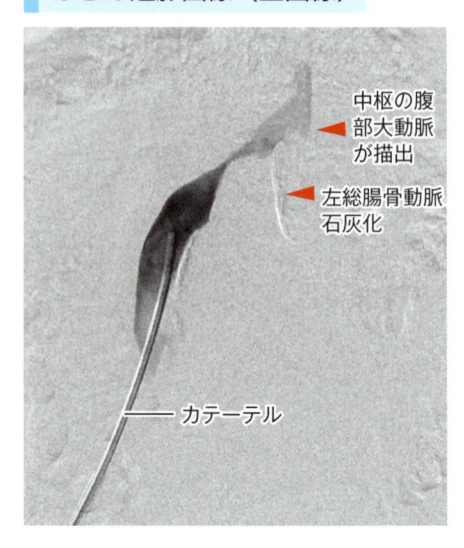

◀ 中枢の腹部大動脈が描出

◀ 左総腸骨動脈石灰化

カテーテル

右総大腿動脈シースからの造影画像（正面像）

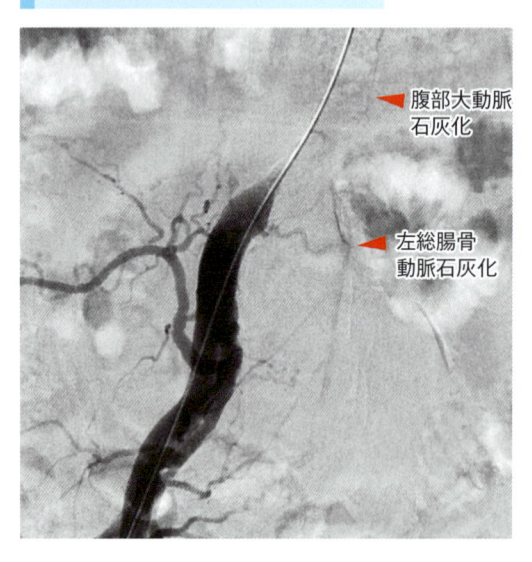

◀ 腹部大動脈石灰化

◀ 左総腸骨動脈石灰化

確認造影（正面像）

- 自己拡張型腸骨動脈ステント（10mm ×40mm）留置、バルーン後拡張し、造影した。

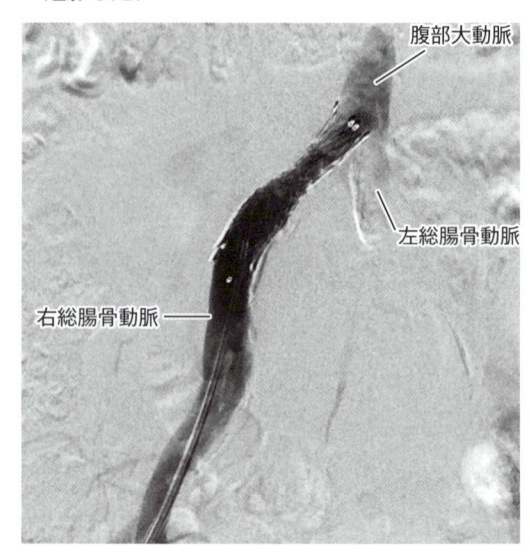

腹部大動脈

左総腸骨動脈

右総腸骨動脈

閉塞性動脈硬化症（左総腸骨動脈閉塞）の撮影

左総腸骨動脈閉塞の術前3D-CTA（正面像）

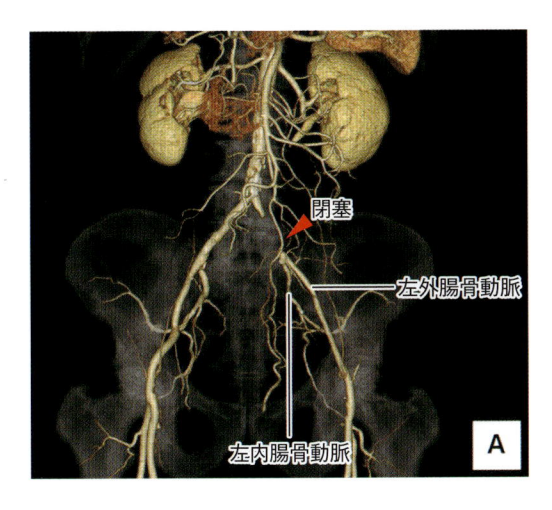

閉塞

左外腸骨動脈

左内腸骨動脈

A

左総大腿動脈シースからの造影画像（正面像）

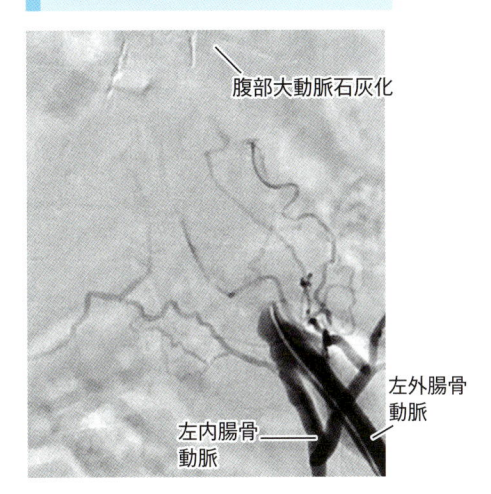

腹部大動脈石灰化

左外腸骨動脈

左内腸骨動脈

大動脈からの造影画像（正面像）

● 4F アングル型カテーテルと0.035インチガイドワイヤーで閉塞部を通過した。

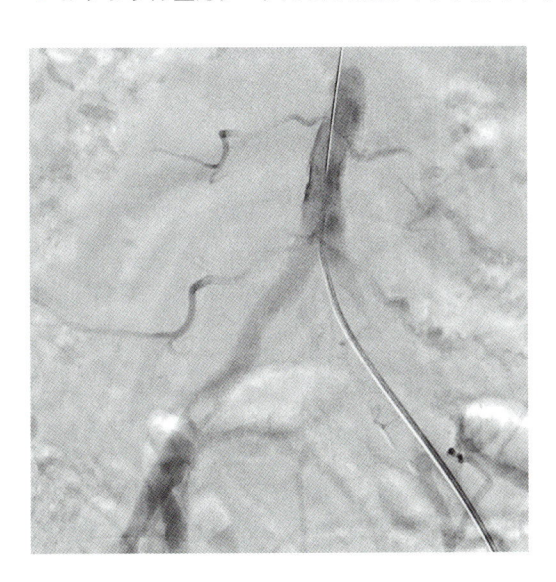

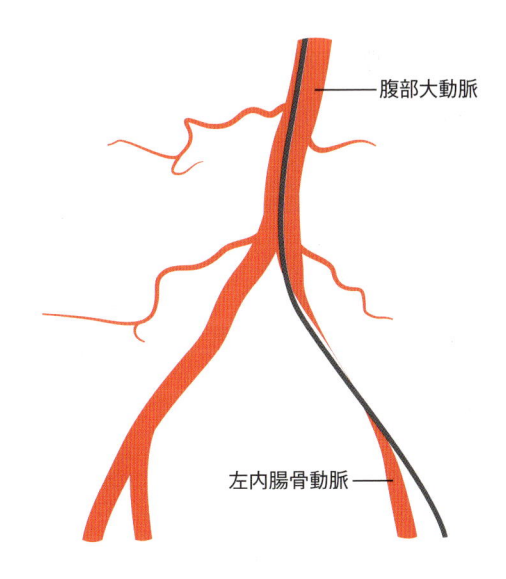

腹部大動脈

左内腸骨動脈

確認造影画像（正面像）

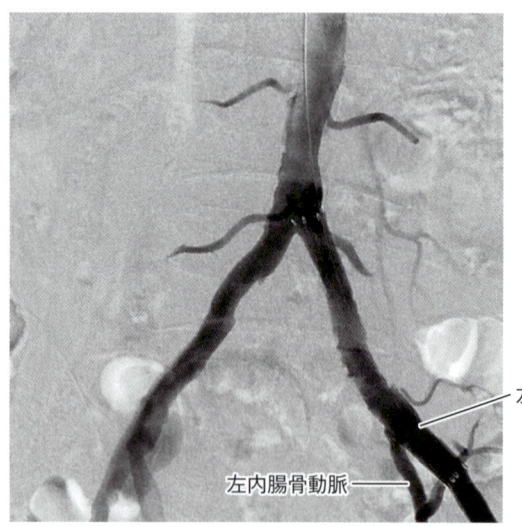

左外腸骨動脈

左内腸骨動脈

● 自己拡張型腸骨動脈ステント（8mm×80mm）留置、バルーン後拡張し、造影した。

閉塞性動脈硬化症（右総腸骨動脈〜外腸骨動脈閉塞）の撮影

右総腸骨動脈〜外腸骨動脈閉塞の術前3D-CTA（正面像）

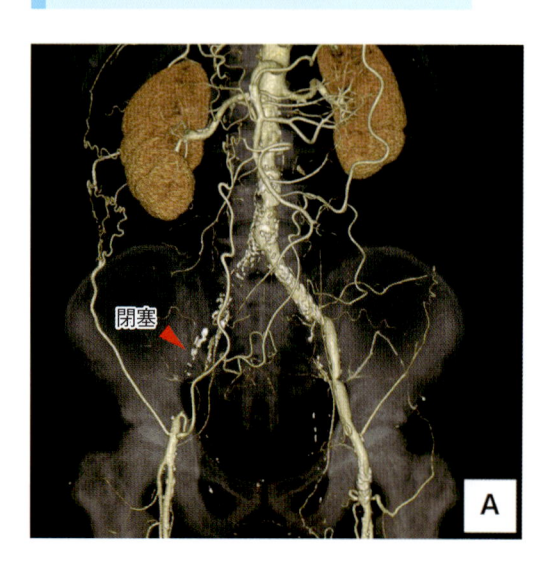

閉塞

A

大動脈分岐部の5Frフック型カテーテルからの造影画像（正面像）

● 右総大腿動脈描出されず。

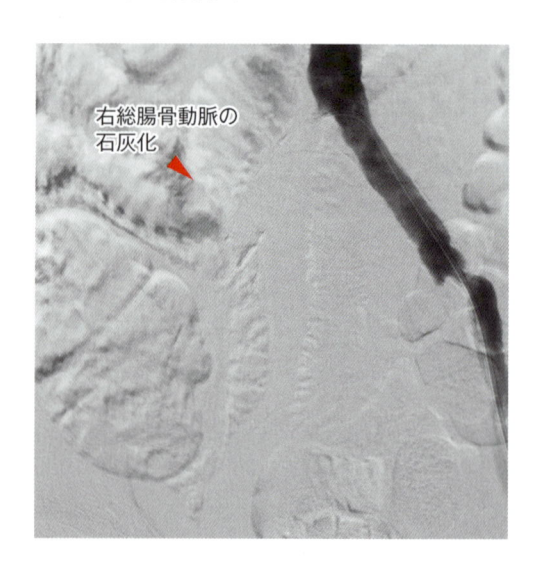

右総腸骨動脈の石灰化

右総大腿動脈シースからの造影画像（正面像）

- 右総大腿動脈造影を頼りに、左から5Frフック型カテーテルと0.035インチガイドワイヤーで通過を試みている。

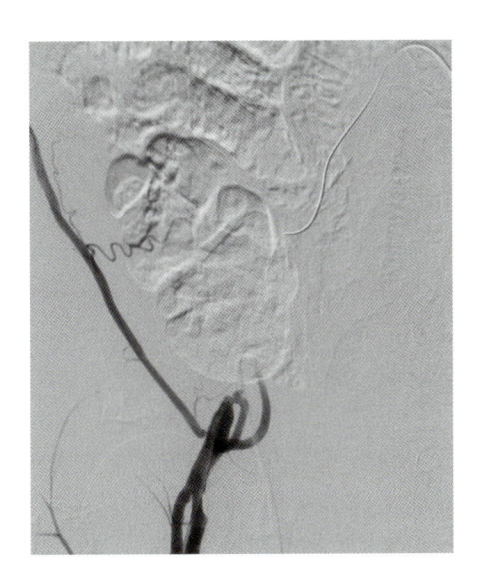

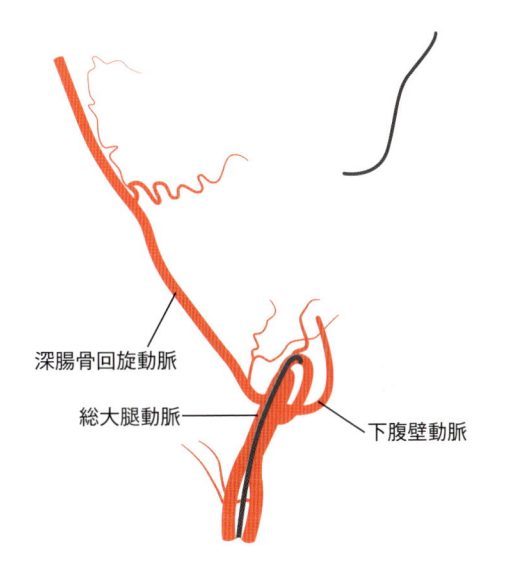

深腸骨回旋動脈

総大腿動脈

下腹壁動脈

双方向アプローチ　前拡張（正面像）

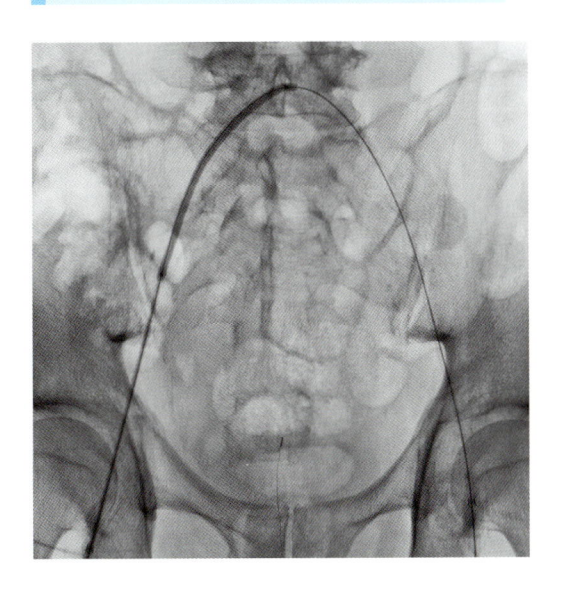

- ステント留置のため、4mmロングバルーンで前拡張。

腸骨動脈ステント　中枢の留置（正面像）

● 右腸骨動脈ステントをバルーン後拡張

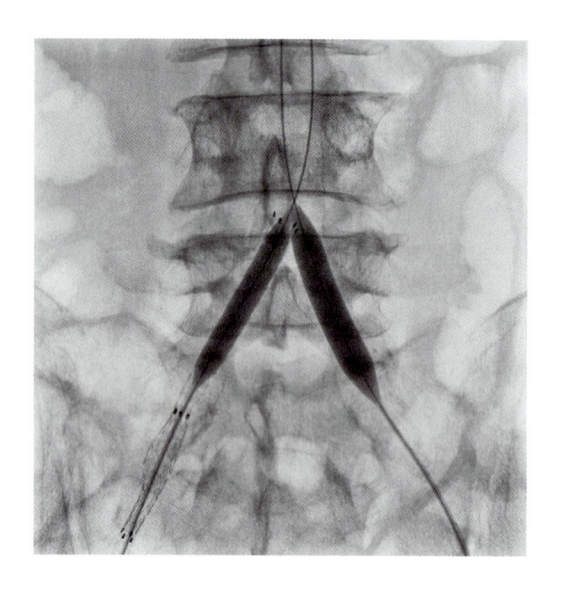

拡張後の確認造影（正面像）

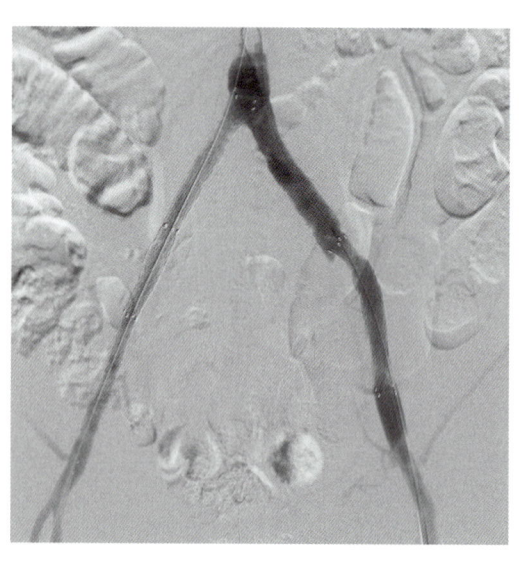

（大久保博世）

下肢の血管

1 下肢の血管のしくみと生理

①下肢の血管の解剖

- 腹部大動脈：腰椎L4/L5レベルの腹部大動脈分岐で左右の**総腸骨動脈**（common iliac artery：CIA）に分岐する。

- 総腸骨動脈：腸骨動脈分岐で、**殿筋などに分布する内腸骨動脈**（internal iliac artery：IIA）と**下肢の血管となる外腸骨動脈**（external iliac artery：EIA）に分岐する。

- 内腸骨動脈：**中直腸動脈**と**下直腸動脈**に分岐する。さらに、内腸骨動脈の枝である**下殿動脈**と**上殿動脈**はそれぞれ**深大腿動脈**と側副血行路を形成する。**閉鎖動脈**も**下腹壁動脈**と側副路を形成する。

- 内腸骨動脈の側副路により、**腸骨動脈領域に狭窄**や**閉塞病変**があったとしても自覚症状が乏しい場合がある。

- 外腸骨動脈：外腸骨動脈は、**鼠径靭帯から総大腿動脈**（common femoral artery：CFA）とよばれる。

- 総大腿動脈：**浅大腿動脈**（superficial femoral artery：SFA）と**深大腿動脈**（deep femoral artery：DFA）に分岐し、浅大腿動脈は**膝窩動脈**（popliteal artery：POP. A）となる。

- 膝窩動脈：下腿では、**膝窩動脈**から**前脛骨動脈**（anterior tibial artery：ATA）を分岐し脛骨腓骨動脈幹となり、**後脛骨動脈**（posterior tibial artery：PTA）を分岐し**腓骨動脈**（peroneal artery：PEA）へ分岐する。

- 深大腿動脈：大腿部の血流を担う**機能動脈**であるが、浅大腿動脈が狭窄・閉塞を来している場合にはこれを補う。

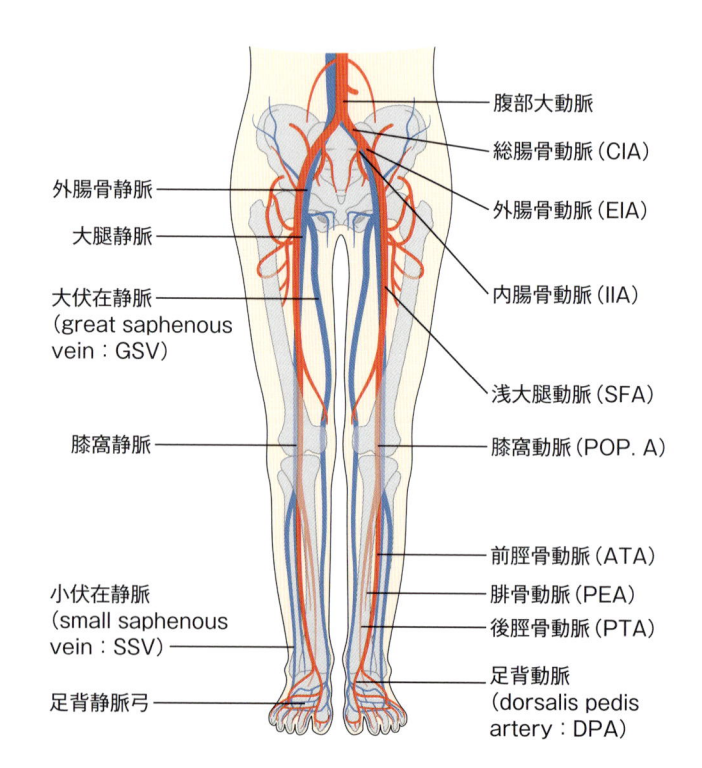

- 腹部大動脈
- 総腸骨動脈（CIA）
- 外腸骨動脈（EIA）
- 内腸骨動脈（IIA）
- 浅大腿動脈（SFA）
- 膝窩動脈（POP. A）
- 前脛骨動脈（ATA）
- 腓骨動脈（PEA）
- 後脛骨動脈（PTA）
- 足背動脈（dorsalis pedis artery：DPA）

- 外腸骨静脈
- 大腿静脈
- 大伏在静脈（great saphenous vein：GSV）
- 膝窩静脈
- 小伏在静脈（small saphenous vein：SSV）
- 足背静脈弓

②下肢の撮影

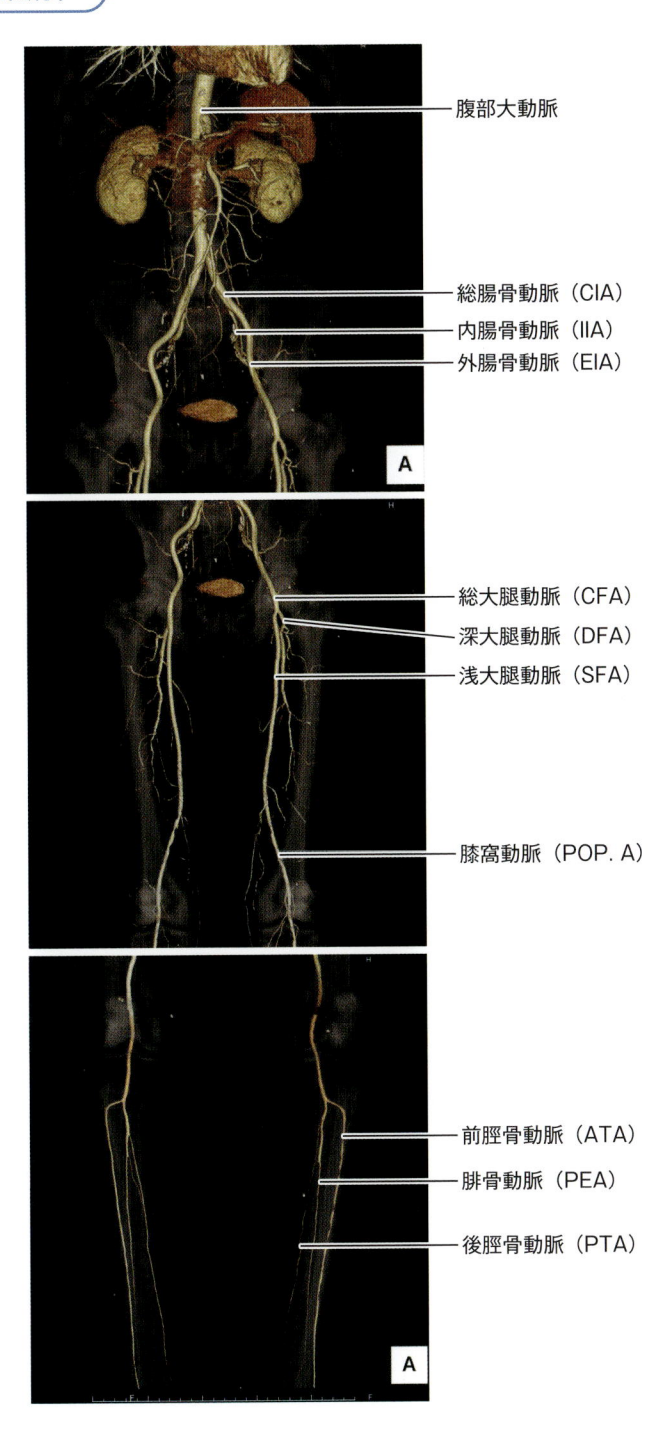

腹部大動脈

総腸骨動脈（CIA）
内腸骨動脈（IIA）
外腸骨動脈（EIA）

総大腿動脈（CFA）
深大腿動脈（DFA）
浅大腿動脈（SFA）

膝窩動脈（POP. A）

前脛骨動脈（ATA）
腓骨動脈（PEA）
後脛骨動脈（PTA）

4章

1

下肢の血管のしくみと生理

③下肢の血流障害

- 下肢の血流障害には、**急性閉塞**と**慢性閉塞**がある。

急性動脈閉塞

急性動脈閉塞の原因

- 原因のほとんどが**心原性の塞栓**によるものであり、心房細動などの**不整脈**によるものである。
- 治療は観血的な**血栓除去**がスタンダードであり、簡便な手術である。

急性動脈閉塞の症状

- 急性動脈閉塞の症状は、**疼痛**（pain）、**脈拍消失**（pulselessness）、**蒼白**（pallor/paleness）、**知覚鈍麻**（paresthesia）、**運動麻痺**（paralysis/paresis）のそれぞれの**頭文字からPをとって5P**、またはこれらに**虚脱**（prostration）を加えた**6P**がよく知られている。

慢性動脈閉塞

慢性動脈閉塞の原因

- 原因のほとんどが**動脈硬化性**によるものであり、50歳以上の**高齢男性**に好発し、喫煙、糖尿病、高血圧、脂質異常症などの**動脈硬化の危険因子**を有しているものが多い。
- 慢性閉塞では、**腸骨動脈**や**大腿動脈**が侵されやすいが、糖尿病患者や透析患者では**下腿動脈**も侵されるため、より治療は複雑なものとなる。そのため、外科治療のみならず血管内治療は必要不可欠である。

慢性動脈閉塞の症状

- 慢性動脈閉塞の症状には、虚血の重症度を示す**Fontaine分類**が知られており、Ⅰ度（**無症状もしくはしびれ感**）、Ⅱ度（**間歇性跛行**）、Ⅲ度（**安静時痛**）、Ⅳ度（**潰瘍・壊疽**）に分けられる。

下肢静脈分野における血管内治療

- 下肢静脈の分野において、血管内治療はあまり推奨度の高い治療ではないため、本章では動脈についてのみ解説している。**大伏在静脈**に関しては、**レーザーやラジオ波**などによる**静脈瘤の血管内焼灼術**があるが、CTではなく**超音波画像**で確認しながら行う。

（大久保博世）

2 大腿動脈／膝窩動脈

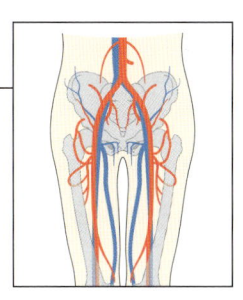

①大腿動脈／膝窩動脈の解剖

- **鼠径靭帯**を境に**外腸骨動脈**は**総大腿動脈**とよばれる。
- 総大腿動脈：鼠径部で**浅大腿動脈**と**深大腿動脈**に分岐する。
- 浅大腿動脈：大腿骨内側を末梢へ進み、大腿部遠位で大腿骨と交叉後に**膝窩動脈**となる。
- 膝窩動脈：**P1**（内転筋腱裂孔から大腿骨顆部上縁まで）、**P2**（大腿骨顆部上縁から結合部まで）、**P3**（結合部から前脛骨動脈および後脛骨動脈の分岐部まで）に分類される。

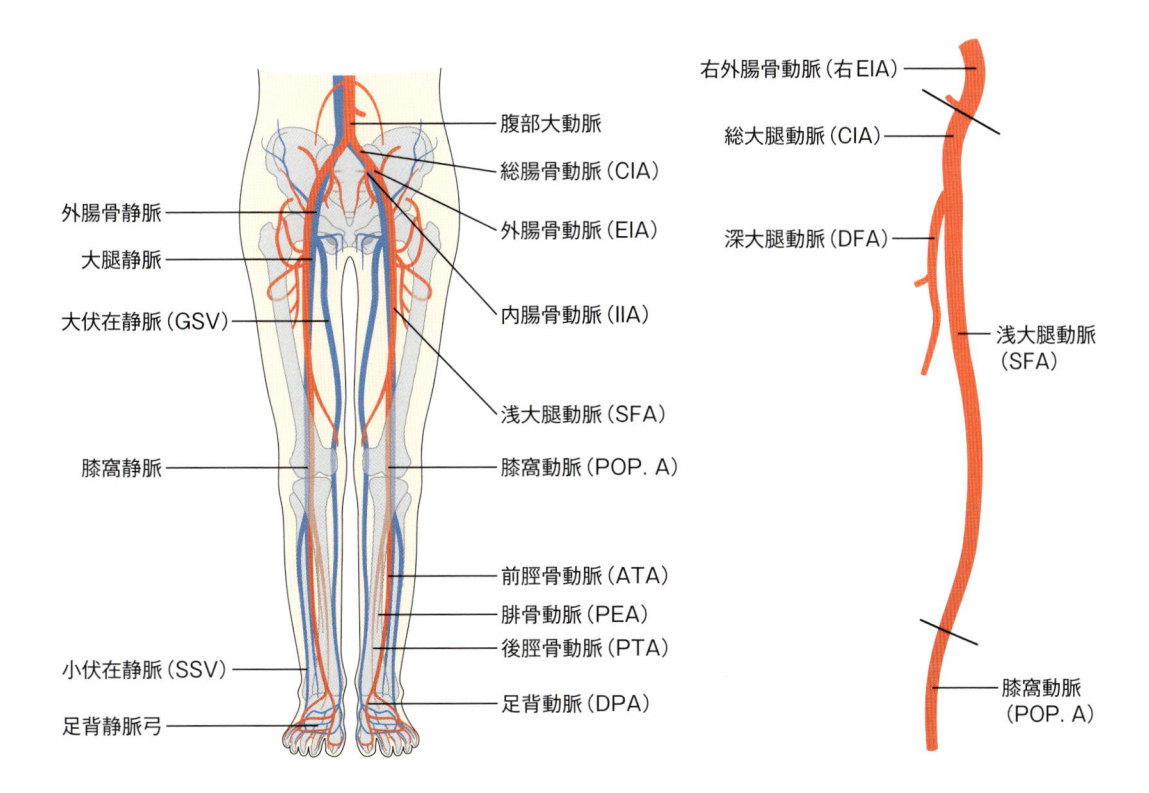

腸骨動脈と大腿動脈の見分け方

- 血管内治療においては、鼠径靭帯の高さには深腸骨回旋動脈が外側に分岐するため、**鼠径靭帯の高さ**を目安として**腸骨動脈**か**大腿動脈**を区別する。

②大腿動脈の分岐部の撮影

- 正面像では浅大腿動脈の分岐部がわかりづらい。

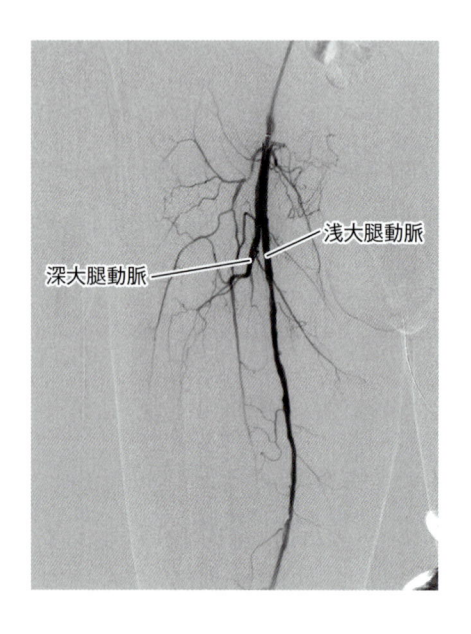
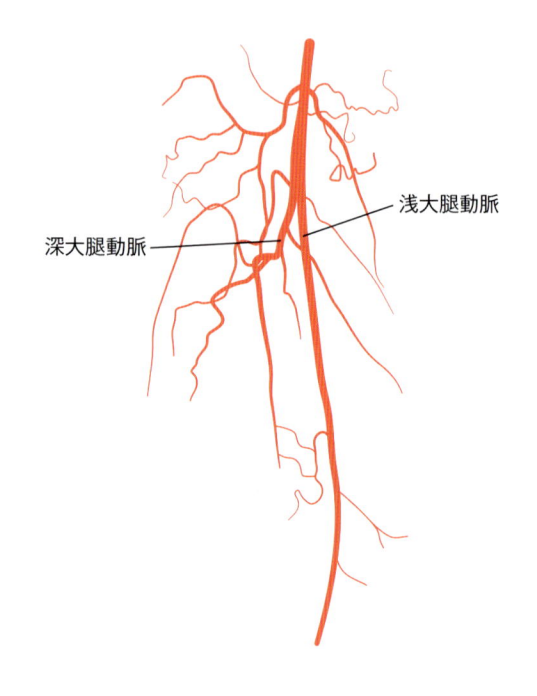

深大腿動脈　　浅大腿動脈

深大腿動脈　　浅大腿動脈

大腿動脈（斜位像、RAO 20°）

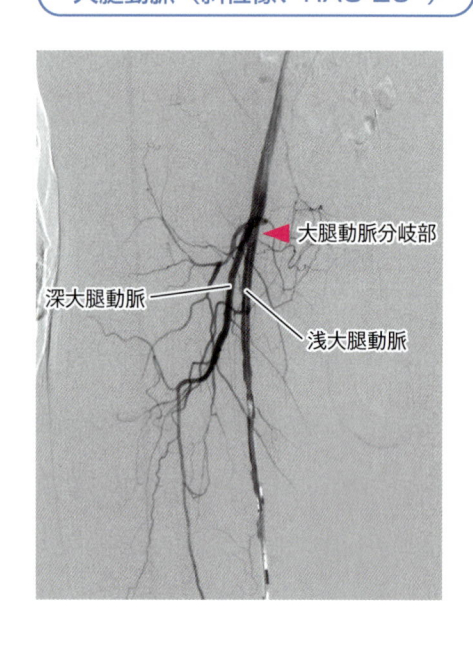

大腿動脈分岐部

深大腿動脈

浅大腿動脈

- 斜位では、大腿動脈分岐部（矢頭）がわかりやすく、浅大腿動脈を選択しやすい。

造影のポイント

- **深大腿動脈**は外側後方に進むため、**正面**からの透視では浅大腿動脈と重なってしまう。そのため、**同側斜位**から透視を入れたほうが、浅大腿動脈の起始部がわかりやすい。

③大腿動脈の血管内治療

穿刺部位

- 穿刺は原則として治療側（同側）の総大腿動脈を順行性に穿刺する。しかし、病変が総大腿動脈に近い場合には、対側の総大腿動脈の逆行性穿刺を要する。
- ガイドワイヤーの通過の困難が予想されるような場合：ガイドワイヤーやカテーテルの剛性やトルクを生かすためにも同側順行性穿刺が推奨される。

病変へのアプローチ

同側順行性アプローチ

- 一般的に**浅大腿動脈病変が中間部から遠位部の場合に行う**が、近位部でも長区間に及ぶ閉塞病変の場合には、ガイドワイヤーの操作性の観点から同側順行性アプローチを行うことがある。
- 穿刺部位を**大腿骨頭上**にすると、**術後の圧迫止血**が容易となる。

対側逆行性アプローチ

- **近位部の浅大腿動脈病変の場合に行う**。通常、病変側の腸骨動脈へガイドワイヤーを誘導するためには、フック型（RIM）やコブラ型のカテーテルを用いることが多い。
- 大腿動脈分岐角が鋭角である場合：シェファードフック型を用いることもある。

病変部の通過方法

- シースを挿入し、病変部の辺縁までガイドワイヤーとカテーテルを用いて到達させる。

大腿動脈・膝窩動脈領域の閉塞性動脈硬化症に対する血管内治療

- 腸骨動脈領域と比較して長期成績は悪いが、**末梢動脈ステントグラフト**や**薬剤コーティングバルーン**（drug-coated balloon：**DCB**）、**薬剤溶出性ステント**（drug eluting stent：**DES**）、**膝窩動脈用のステント**などの新規デバイスに注目が集まっている。
- 総大腿動脈、膝窩動脈は、**ノンステントゾーン**（鼠径部や膝の病変が短く、ステントを置くことができない部位）であると同時に、**バイパス吻合部**となるため血管内治療については注意が必要である。

④大腿動脈の血管内治療の撮影

浅大腿動脈長区間閉塞（87歳男性、間歇性跛行、TASC C）

同側順行性穿刺でアプローチ（正面像）

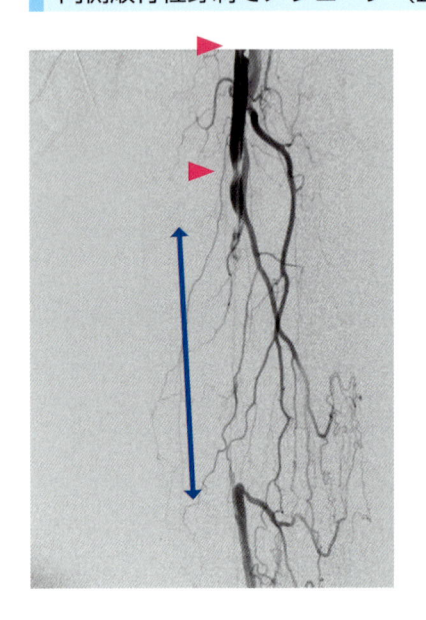

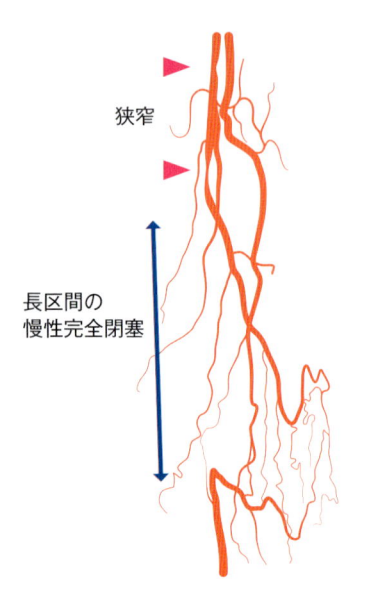

狭窄

長区間の
慢性完全閉塞

- 右総大腿動脈シース
  から0.035インチ
  ガイドワイヤーと4F
  アングル型カテーテ
  ルで病変部の中枢側
  へ誘導。造影し、病
  変を確認した。

CTOガイドワイヤーを通過（正面像）

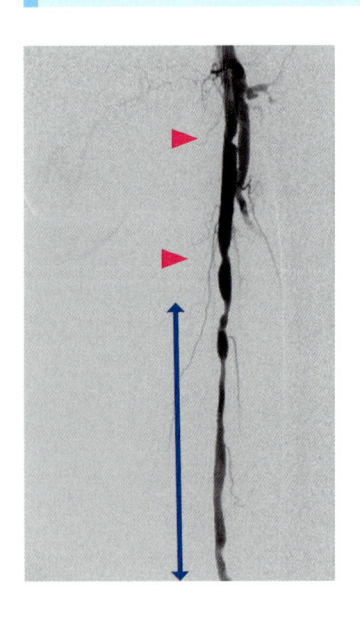

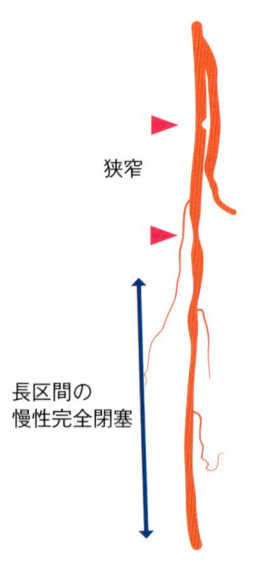

狭窄

長区間の
慢性完全閉塞

- ガイドワイヤーを0.014インチ
  CTOガイドワイヤーに変更し容易
  に通過した。4mmバルーンカテー
  テルで前拡張を行った。

浅大腿動脈ステント留置後（正面像）

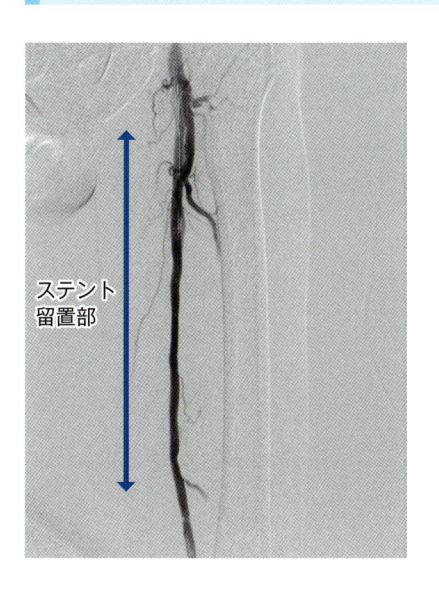

ステント
留置部

- 末梢に浅大腿動脈ステント6mm×150mmを留置し、中枢に6mm×120mmを留置した。
- 後拡張は6mmロングバルーンカテーテルで行った。

カテーテル中のトラブル

- 浅大腿動脈の**病変は長く、通過困難**な場合がある。
- 先端が硬いCTOワイヤーを用いて通過を試みるため、**偽腔に迷入**したり、**血管を穿通**したりすることがある。
- **バルーン拡張**や**ステント留置**の際には、できる限り**血管超音波**で確認する必要がある。

（大久保博世）

3 下腿動脈

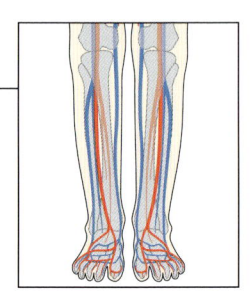

①下腿動脈の解剖

● 下腿動脈：**前脛骨動脈**と**後脛骨動脈**、**腓骨動脈**がある。

● 膝窩動脈：下腿では、**膝窩動脈**から**前脛骨動脈**を分岐し脛骨腓骨動脈幹となり、**後脛骨動脈**を分岐し**腓骨動脈**へ分岐する。

● 腓骨動脈：腓骨の後側に沿って下行し、腓骨の近くの筋を栄養している。

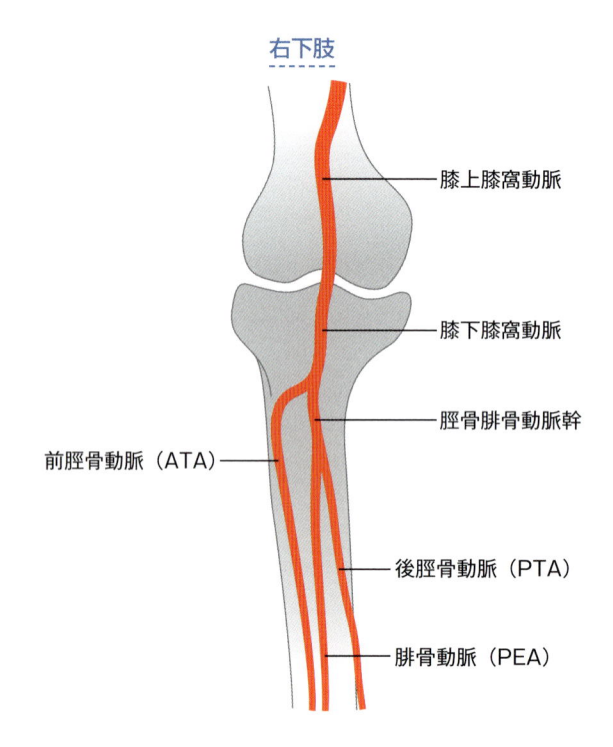

右下肢

膝上膝窩動脈

膝下膝窩動脈

脛骨腓骨動脈幹

前脛骨動脈（ATA）

後脛骨動脈（PTA）

腓骨動脈（PEA）

血管のトラブル

● **糖尿病患者**や**透析患者**は下腿動脈（前脛骨動脈、後脛骨動脈、腓骨動脈）が侵されやすく、**重症下肢虚血**（critical limb ischemia：**CLI**）となる。わが国では、糖尿病有病者が1,000万人、透析患者数が33万人に増加していることから、大きな問題となっている。

● 膝窩動脈以遠の単独病変でCLIを起こす場合：**血行再建**が必要である。血行再建については、**下腿動脈バイパス術**（distal bypass）を検討しなければならないが、全身状態が悪く耐術能がない場合が多く、血管内治療を優先する傾向がある。

下腿動脈領域の閉塞性動脈硬化症治療

- 下腿動脈領域の血管内治療は**バルーン拡張術**のみとなる。そのため**長期開存**は難しく、繰り返しの治療となるため、今後はDCBなどの新規デバイスの登場が待たれる。

カテーテル中のトラブル

- 下腿動脈は、**石灰化が強い動脈**である一方、ガイドワイヤーで容易に**血管穿通**を起こしやすい。
- 穿通が軽い場合：**バルーンカテーテルによる圧迫**もよいが、**用手圧迫**も有効である。

②下腿動脈の撮影

後脛骨動脈閉塞（80歳男性 右足部壊疽、糖尿病）

右総大腿動脈シースからの下腿動脈造影画像（正面像）

- 造影剤が薄く病変がはっきり描出されないが病変を確認。

下腿上部

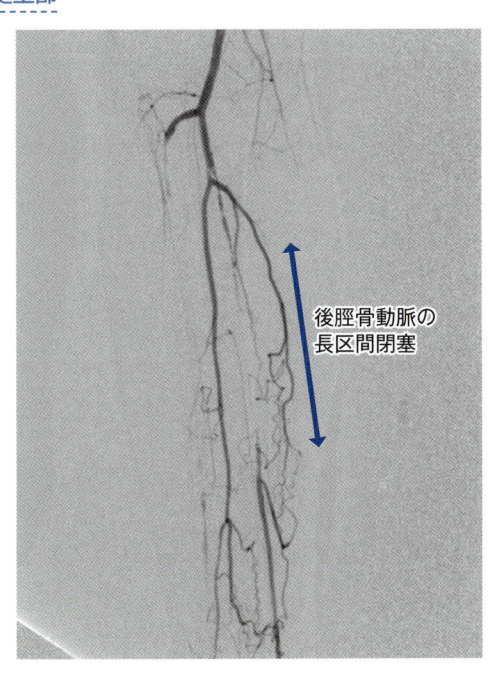

後脛骨動脈の
長区間閉塞

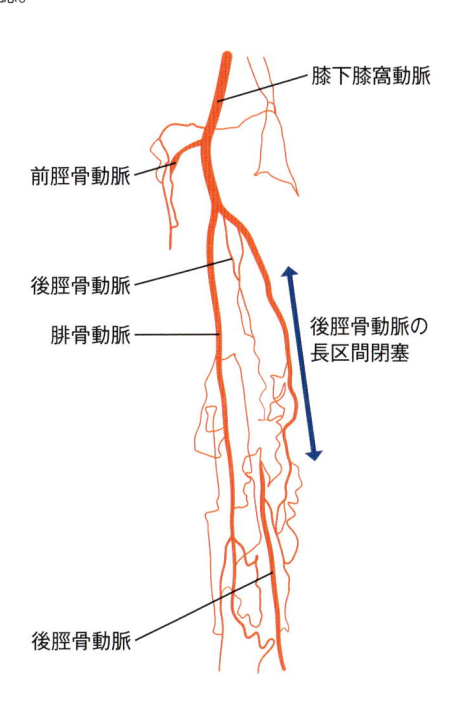

膝下膝窩動脈

前脛骨動脈

後脛骨動脈

腓骨動脈

後脛骨動脈の
長区間閉塞

後脛骨動脈

右膝下膝窩動脈カテーテルからの下腿動脈造影画像（上・中：正面像、下：LAO 26°）

- 0.035インチガイドワイヤーと4Fアングル型カテーテルを用いて**膝窩動脈**へ誘導し造影。**前脛骨動脈は中枢側から途絶**（矢頭）し、**腓骨動脈は側副血行路**となり**後脛骨動脈**へ流入する。

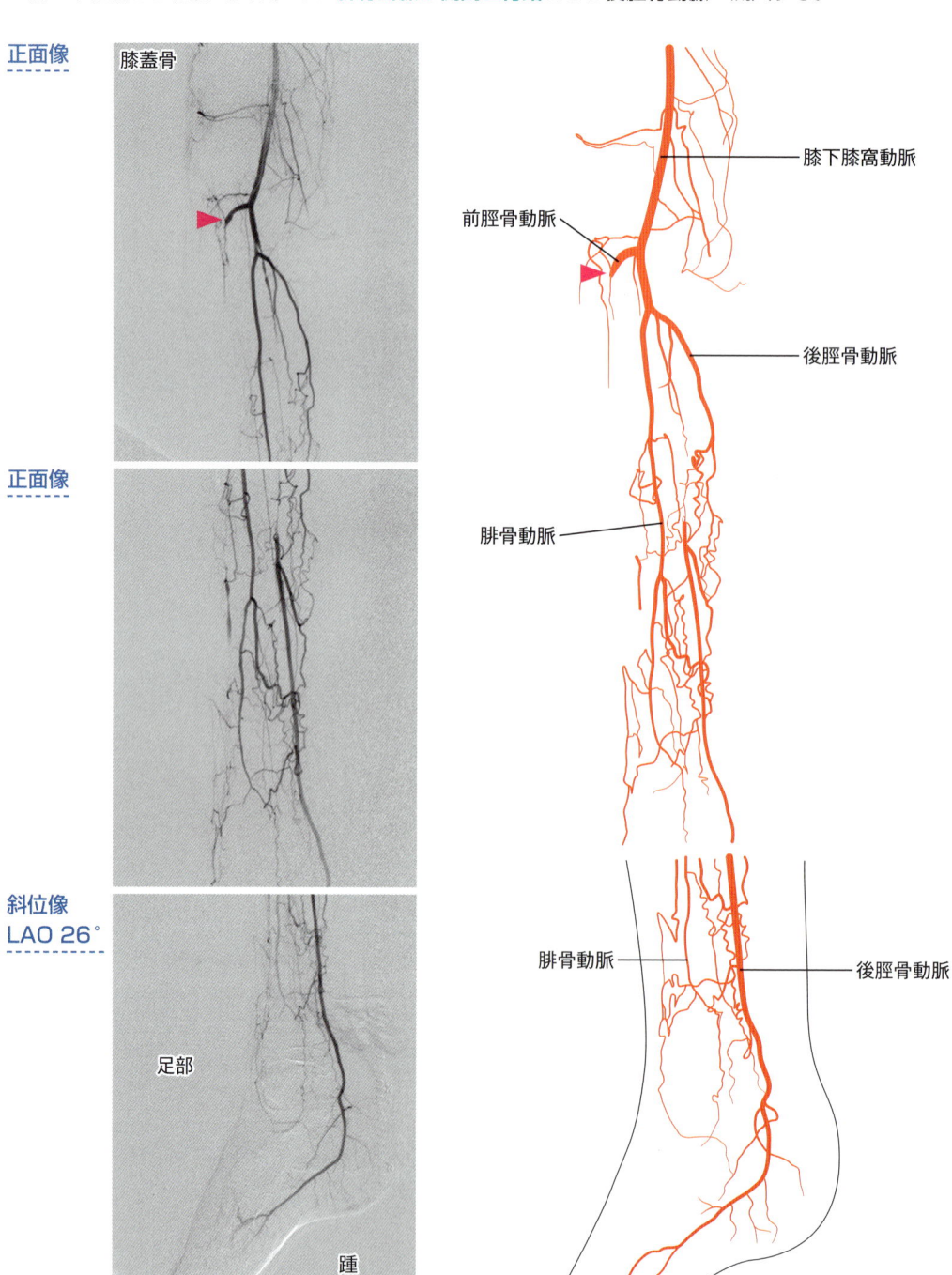

正面像

正面像

斜位像
LAO 26°

膝蓋骨

足部

踵

膝下膝窩動脈

前脛骨動脈

後脛骨動脈

腓骨動脈

腓骨動脈

後脛骨動脈

③下腿動脈の血管内治療の撮影

後脛骨動脈閉塞（80歳男性 右足部壊疽、糖尿病）

右膝下膝窩動脈カテーテルからの下腿動脈造影画像（上：正面像、下LAO 26°）

正面像

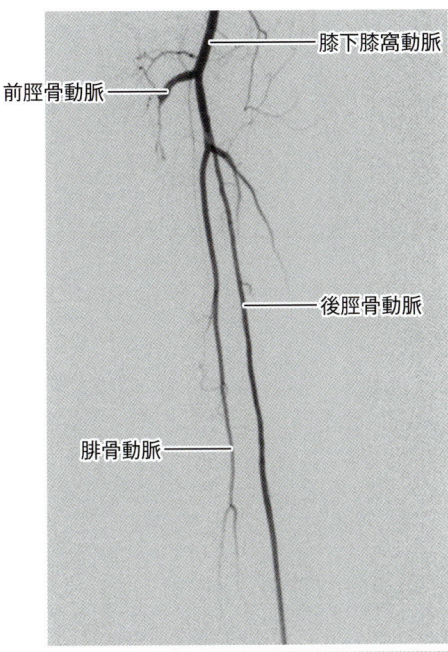

膝下膝窩動脈

前脛骨動脈

後脛骨動脈

腓骨動脈

- 後脛骨動脈の血流が早くなり、腓骨動脈の側副血行路が描出しにくくなった。

斜位像
LAO 26°

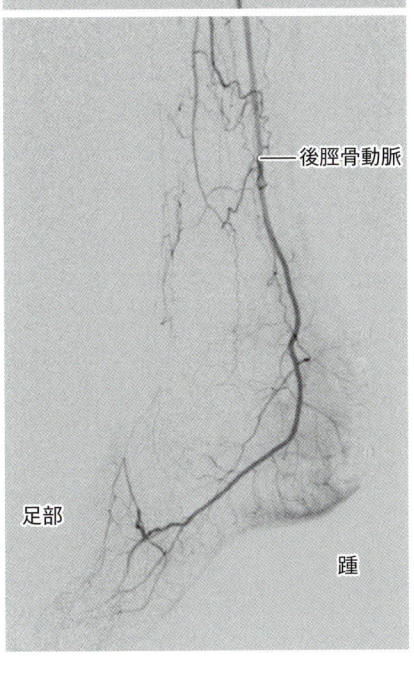

後脛骨動脈

足部

踵

- さらに足部の造影で、より末梢の動脈が造影されるようになった。

4章
3
下腿動脈

右膝下膝窩動脈からの造影画像（正面像）

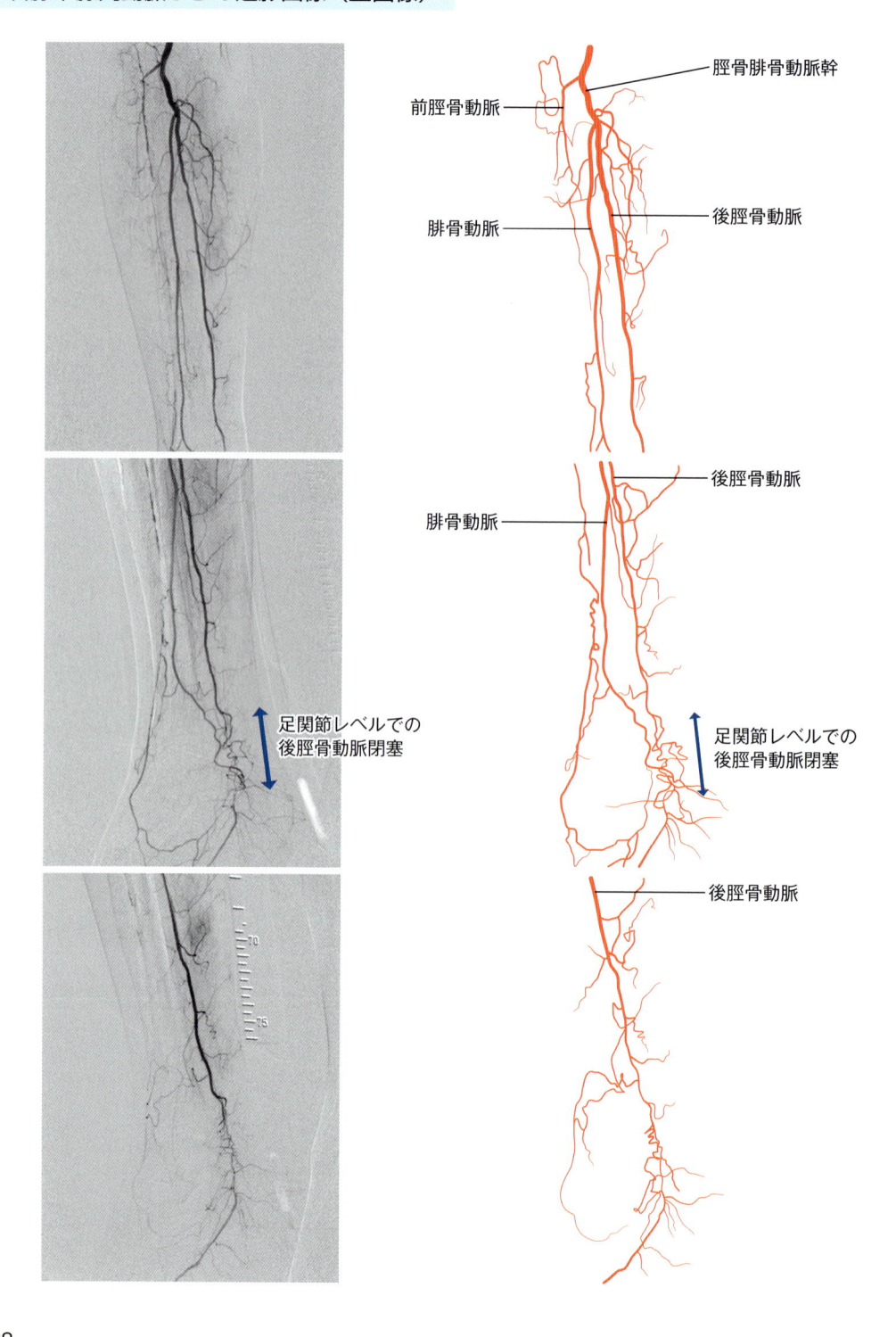

胫骨腓骨動脈幹

前脛骨動脈

腓骨動脈

後脛骨動脈

後脛骨動脈

腓骨動脈

足関節レベルでの後脛骨動脈閉塞

足関節レベルでの後脛骨動脈閉塞

後脛骨動脈

膝下膝窩動脈のガイディングシースからの造影画像（ロングバルーン拡張後）

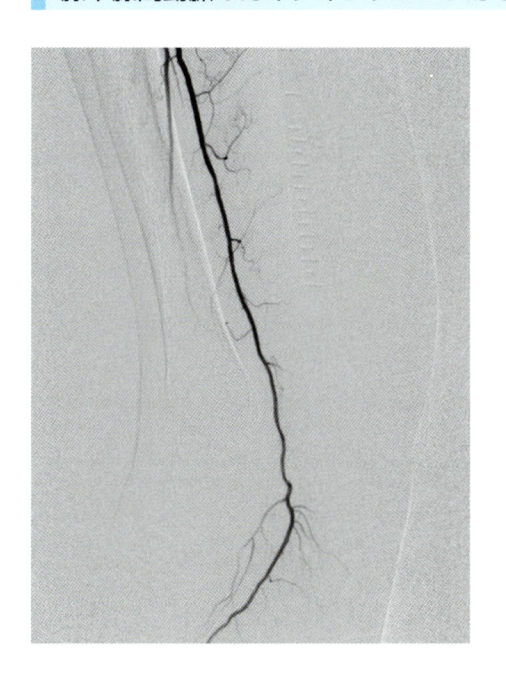

- 病変部は良好に拡張が得られ、**腓骨動脈**よりも早く**後脛骨動脈**が描出された。

カテーテル中のトラブル

下腿動脈のバルーン拡張
- 下腿動脈のバルーン拡張については、慎重に行う。**動脈解離**を起こした場合は、血流が途絶することがあり、**切断**にもつながるため、注意が必要である。

（大久保博世）

索　引

執筆者一覧

1章

山本 大輔
北里大学医学部 脳神経外科 助教

2章 1・2

石田 弘毅
北里大学 北里研究所病院 循環器内科

2章 3〜5・8

藤岡 俊一郎
北里大学医学部 心臓血管外科 助教

2章 6〜7　**3章** 12　**4章**

大久保 博世
北里大学医学部 心臓血管外科 診療講師

2章 9

池田 祐毅
北里大学医学部 循環器内科学 助教

2章 10　**3章** 6・10・11

ウッドハムス 玲子
北里大学医学部 放射線科学（画像診断学）講師

3章 1・4・8

松永 敬二
北里大学医学部 放射線科学（画像診断学）診療准教授

3章 2

原 敏将
北里大学医学部 放射線科学（画像診断学）診療講師

3章 3・5・7・9

藤井 馨
北里大学医学部 放射線科学（画像診断学）診療講師

阿古 潤哉（あこ じゅんや）

北里大学医学部 循環器内科学 主任教授

北里大学病院 副院長（危機管理・医療安全担当）

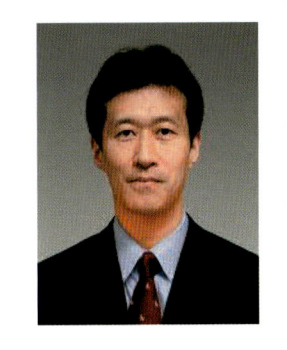

【経　歴】

1991年　東京大学医学部卒業

1991年　東京大学医学部附属病院 研修医

1992年　三井記念病院内科 循環器内科

1996年　東京大学医学部附属病院 老年病科 医員

1997年　同 技官

2000年　同 助手

2001年　スタンフォード大学 心血管コアラボ客員研究員

2006年　同大学　心血管コアラボ Director of Academic Affairs

2009年　自治医科大学附属さいたま医療センター 循環器科 教授

2013年　北里大学医学部 循環器内科学 教授

　　　　現在に至る

【専門分野】

虚血性心疾患、循環器一般

【所属学会】

日本内科学会、日本循環器学会、日本心臓病学会、日本老年医学会、日本心血管インターベンション治療学会、日本心臓リハビリテーション学会、日本肺高血圧・肺循環学会、日本心血管脳卒中学会、日本心血管協会、日本不整脈心電学会、日本高血圧学会、日本心不全学会、American College of Cardiology、American Heart Association、American Society of Internal Medicine

【資　格】

日本内科学会総合内科専門医、日本循環器学会循環器専門医、日本老年医学会老年病専門医、身体障害者福祉法指定医

メディカルスタッフのための血管内治療シリーズ メディカテ③

イラストと画像でみる血管内治療に必要な全身血管

2019年10月5日発行　第1版第1刷
2021年9月10日発行　第1版第2刷

編　者	阿古 潤哉
発行者	長谷川 翔
発行所	株式会社メディカ出版
	〒532-8588
	大阪市淀川区宮原3-4-30
	ニッセイ新大阪ビル16F
	https://www.medica.co.jp/
編集担当	西岡和江／藤井亜実
編集協力	加藤明子
装　幀	神原宏一
本文イラスト	谷村圭吾／スタジオエイト
印刷・製本	株式会社シナノ パブリッシング プレス

ISBN978-4-8404-6917-3　　　　　　　　　　　　　Printed and bound in Japan

当社出版物に関する各種お問い合わせ先（受付時間：平日9：00～17：00）
●編集内容については、編集局 06-6398-5048
●ご注文・不良品（乱丁・落丁）については、お客様センター 0120-276-591